NEUROLOGIA

PODRĘCZNIK DLA STUDENTÓW MEDYCYNY

tom 1

NEUROLOGIA

PODRĘCZNIK DLA STUDENTÓW MEDYCYNY

Redakcja naukowa   tom 1

prof. dr hab. med. WOJCIECH KOZUBSKI
prof. dr hab. med. PAWEŁ P. LIBERSKI

Wydanie II
rozszerzone i uaktualnione

PZWL

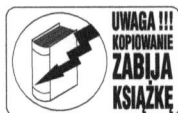

UWAGA !!! KOPIOWANIE ZABIJA KSIĄŻKĘ

Autorzy i Wydawnictwo dołożyli wszelkich starań, aby wybór i dawkowanie leków w tym opracowaniu
były zgodne z aktualnymi wskazaniami i praktyką kliniczną. Mimo to, ze względu na stan wiedzy, zmiany
regulacji prawnych i nieprzerwany napływ nowych wyników badań dotyczących podstawowych i niepożą-
danych działań leków, Czytelnik musi brać pod uwagę informacje zawarte w ulotce dołączonej do każdego
opakowania, aby nie przeoczyć ewentualnych zmian we wskazaniach i dawkowaniu. Dotyczy to także
specjalnych ostrzeżeń i środków ostrożności. Należy o tym pamiętać, zwłaszcza w przypadku nowych lub
rzadko stosowanych substancji.

Wydawnictwo Lekarskie PZWL dziękuje Polskiemu Towarzystwu Neurologicznemu
za pomoc w wydaniu podręcznika.

Wydawca: *Stella Nowośnicka-Pawlitko*
Redaktor merytoryczny: *Zespół*
Redaktor techniczny: *Lidia Michalak-Mirońska*
Korekta: *Zespół*

Projekt okładki i stron tytułowych: *Lidia Michalak-Mirońska*
Zdjęcie na okładce: Bridgeman Art Library/FotoChannels

ISBN 978-83-200-4931-2 (całość)
ISBN 978-83-200-4925-1 (tom 1)

Wydanie II rozszerzone i uaktualnione – 3 dodruk
Warszawa 2015

Wydawnictwo Lekarskie PZWL
02-460 Warszawa, ul. Gottlieba Daimlera 2
tel. 22 695-43-21; infolinia: 801 33 33 88
www. pzwl.pl

Księgarnia wysyłkowa:
tel. 22 695-44-80
e-mail: wysylkowa@pzwl.pl

Skład i łamanie: *Lidia Michalak-Mirońska*

WYKAZ AUTORÓW

prof. dr hab. n. med. **Maria Barcikowska**
Zespół Kliniczno-Badawczy Chorób
Zwyrodnieniowych CUN
Instytut Medycyny Doświadczalnej i Klinicznej
im. Mirosława Mossakowskiego PAN w Warszawie

prof. dr hab. **Anna Członkowska**
II Klinika Neurologii
Instytut Psychiatrii i Neurologii w Warszawie

dr n. med. **Izabela Domitrz**
Katedra i Klinika Neurologii
Warszawski Uniwersytet Medyczny

dr n. med. **Hanna Drac**
Klinika Neurologii
Warszawski Uniwersytet Medyczny

dr hab. med. **Tomasz Dziedzic**
Katedra i Klinika Neurologii
Uniwersytet Jagielloński, Collegium Medicum,
Kraków

prof. zw. **Irena Hausmanowa-Petrusewicz**
Instytut Medycyny Doświadczalnej i Klinicznej
im. Mirosława Mossakowskiego PAN w Warszawie

prof. dr hab. n. med. **Joanna Iłżecka**
Samodzielna Pracownia Rehabilitacji Neurologicznej
Uniwersytet Medyczny w Lublinie

dr hab. n. med. **Dariusz J. Jaskólski**
Klinika Neurochirurgii i Onkologii
Centralnego Układu Nerwowego
Uniwersytet Medyczny w Łodzi

dr hab. n. med. **Joanna Jędrzejczak**,
prof. nadzw. CMKP
Klinika Neurologii i Epileptologii CMKP
w Warszawie

prof. dr hab. n. med. **Sergiusz Jóźwiak**
Klinika Neurologii i Epileptologii
Instytut „Pomnik – Centrum Zdrowia Dziecka"
w Warszawie

prof. zw. dr hab. n. med. **Jacek Juszczyk**
emerytowany profesor Uniwersytetu Medycznego
im. Karola Marcinkowskiego w Poznaniu

dr n. med. **Alicja Kalinowska-Łyszczarz**
Katedra i Klinika Neurologii
Zakład Neurochemii i Neuropatologii
Uniwersytet Medyczny im. Karola Marcinkowskiego
w Poznaniu

dr hab. n. med. **Radosław Kaźmierski**,
prof. UM w Poznaniu
Klinika Neurologii i Chorób Naczyniowych Układu
Nerwowego
Uniwersytet Medyczny im. Karola Marcinkowskiego
w Poznaniu

dr hab. med. **Anna Kostera-Pruszczyk**
Katedra i Klinika Neurologii
Warszawski Uniwersytet Medyczny

dr hab. n. med. **Katarzyna Kotulska**
Klinika Neurologii i Epileptologii
Instytut „Pomnik – Centrum Zdrowia Dziecka"
w Warszawie

prof. dr hab. med. **Wojciech Kozubski**
Katedra i Klinika Neurologii
Uniwersytet Medyczny im. Karola Marcinkowskiego
w Poznaniu

prof. zw. dr hab. n. med. **Alicja Kurnatowska**
emerytowany profesor Uniwersytetu Medycznego
w Łodzi

prof. dr hab. med. **Paweł P. Liberski**
Zakład Patologii Molekularnej i Neuropatologii
Katedra Onkologii
Uniwersytet Medyczny w Łodzi

Klinika Neurochirurgii
Instytut „Centrum Zdrowia Matki Polki" w Łodzi

dr med. **Tomasz Litwin**
II Klinika Neurologii
Instytut Psychiatrii i Neurologii w Warszawie

prof. dr hab. med. **Jacek Losy**
Zakład Neuroimmunologii Klinicznej
Katedra i Klinika Neurologii
Uniwersytet Medyczny im. Karola Marcinkowskiego
w Poznaniu

dr hab. n. med. **Maria Łukasik**
Klinika Neurologii
Uniwersytet Medyczny im. Karola Marcinkowskiego
w Poznaniu

dr n. med. **Jan P. Mejnartowicz**
Klinika Neurologii i Chorób Naczyniowych
Układu Nerwowego z Pododdziałem
Leczenia Udarów
SP ZOZ MSW w Poznaniu
im. prof. Ludwika Bierkowskiego

dr hab. n. med. **Sławomir Michalak**
Zakład Neurochemii i Neuropatologii
Katedra i Klinika Neurologii
Uniwersytet Medyczny im. Karola Marcinkowskiego
w Poznaniu
Zespół Badawczo-Leczniczy Chorób
Neuroimmunologicznych
Instytut Medycyny Doświadczalnej i Klinicznej
im. Mirosława Mossakowskiego PAN
w Warszawie

prof. dr hab. med. **Janusz Moryś**
Zakład Anatomii i Neurobiologii
Gdański Uniwersytet Medyczny

dr n. med. **Adam Niezgoda**
Katedra Neurologii
Uniwersytet Medyczny im. Karola Marcinkowskiego
w Poznaniu

prof. dr hab. med. **Wielisław Papierz**
Instytut Nauk o Zdrowiu
Państwowa Wyższa Szkoła Zawodowa
w Płocku

dr n. med. **Mikołaj A. Pawlak**
Klinika Neurologii i Chorób Naczyniowych Układu
Nerwowego
Uniwersytet Medyczny im. Karola Marcinkowskiego
w Poznaniu

dr hab. med. **Joanna Pera**
Katedra Neurologii
Uniwersytet Jagielloński, Collegium Medicum,
Kraków

dr hab. n. med. **Halina Sińczuk-Walczak**,
prof. nadzw.
Instytut Medycyny Pracy
im. prof. dr. med. Jerzego Nofera w Łodzi

prof. dr hab. med. **Jarosław Sławek**
Zakład Pielęgniarstwa
Neurologiczno-Psychiatrycznego
Gdański Uniwersytet Medyczny
Oddział Neurologii i Oddział Udarowy
Szpital Specjalistyczny św. Wojciecha w Gdańsku

prof. dr hab. med. **Agnieszka Słowik**
Katedra Neurologii
Uniwersytet Jagielloński, Collegium Medicum,
Kraków

dr hab. **Tomasz Sobów**,
prof. nadzw. UM w Łodzi
Zakład Psychologii Lekarskiej
Uniwersytet Medyczny w Łodzi

prof. dr hab. med. **Anna Tylki-Szymańska**
Klinika Chorób Metabolicznych
Instytut „Pomnik – Centrum Zdrowia Dziecka"
w Warszawie

dr n. med. **Marcin Wnuk**
Katedra i Klinika Neurologii
Uniwersytet Jagielloński, Collegium Medicum,
Kraków

PRZEDMOWA DO II WYDANIA

Szanowni Państwo, Mili Studenci!

Oddajemy do rąk Państwa drugie już wydanie podręcznika pod bezpretensjonalnym tytułem *Neurologia* – tym razem w nowej, znacznie zmienionej szacie.

Uprzednia edycja, z 2006 roku, spełniła chyba już swoje zadanie – służyła wiernie kilku rocznikom studentów zarówno na zajęciach z neurologii, jak i – mamy nadzieję – przed egzaminem.

Czas biegnie nieubłaganie dla wszystkich; wszelako jest on wyjątkowo surowy dla autorów i redaktorów publikacji książkowych, powinni oni bowiem zdawać sobie sprawę z nieuchronnego postępu wiedzy i – jeżeli chcą w jakiejkolwiek mierze istnieć na rynku wydawniczym – muszą rewidować i unowocześniać wydawane monografie i podręczniki.

Ta konstatacja przyświecała nam, gdy przed ponad rokiem zdecydowaliśmy się na przygotowanie drugiego, znacznie zmienionego wydania *Neurologii* z odnowionym składem autorskim. Istotnym *novum* jest możliwość skorzystania ze strony internetowej: www.neurologia.pzwl.pl, zawierającej fotogramy, zdjęcia, uzupełnienia tabelaryczne oraz filmy poświęcone badaniu neurologicznemu i stanom patologicznym w neurologii klinicznej.

Podręcznik zachował uprzedni układ, jednak podzielono go na dwa tomy; tom pierwszy obejmuje część wstępną, w tomie drugim zamieszczono zasadniczą część kliniczną i część uzupełniającą – nie mniej ważną dla zainteresowanych neurologią. Podobnie jak w pierwszym wydaniu, treści uzupełniające dla danych rozdziałów – choć istotne merytorycznie – pisane są drobnym drukiem. W końcowej części drugiego tomu podręcznika znajduje się test zawierający 70 pytań jednokrotnego wyboru (dostępny również na stronie internetowej), przy którego rozwiązywaniu można zrekapitulować wiedzę wyniesioną z lektury książki. Odpowiedzi na każde z pytań testu zawarte są w treści podręcznika.

Klucz do rozwiązania zadań testowych otwiera się prostym pytaniem – zabawnie nie-medycznym.

Jak w przypadku poprzedniego wydania, także i teraz liczymy na uwagi od Czytelników – będą one podstawą do wprowadzenia zmian w potencjalnych, kolejnych wydaniach książki.

Życzymy miłej i owocnej lektury ...

prof. dr hab. med. Wojciech Kozubski   *prof. dr hab. med. Paweł P. Liberski*

Poznań, Łódź 2013

PRZEDMOWA
DO I WYDANIA

Oddajemy do rąk naszych Czytelników nowy podręcznik neurologii klinicznej. W założeniu zarówno redaktorów, autorów, jak i wydawcy ma być on wstępem do studiowania neurologii na wydziałach lekarskich uczelni medycznych.

Książka mieści w sobie dwie główne części. Pierwsza to część wstępna, propedeutyczna, zaznajamiająca Czytelnika z diagnostyką neurologiczną – zbieraniem wywiadu, badaniem fizykalnym, rolą badań laboratoryjnych, zawierająca również podstawowe wiadomości o zespołach klinicznych w neurologii, a także roli badania neuropatologicznego i neuropsychologicznego w diagnostyce chorób układu nerwowego.

W części drugiej, klinicznej, omówione są najczęstsze choroby (jednostki nozologiczne i zespoły objawowe) występujące w neurologii, w aspekcie epidemiologii, patofizjologii, objawów klinicznych, diagnostyki i leczenia.

W obu częściach wiadomości wykraczające poza zakres uznany przez redaktorów za podstawowy zaznaczono mniejszym drukiem – informacje te są równie ważne, choć nie podstawowe, przeznaczone dla bardziej zainteresowanych neurologią jako dziedziną wiedzy klinicznej.

Na końcu każdego rozdziału znajdują się wskazówki bibliograficzne – zalecane pozycje, na podstawie których zainteresowany Czytelnik może wzbogacić wiadomości zaznaczone w podręczniku.

Wśród autorów książki znajdują się neurolodzy, neuropatolodzy, psychiatrzy i psycholodzy kliniczni z terenu całego kraju, zajmujący się opisywanymi przez siebie zagadnieniami.

Ostatnią częścią podręcznika jest Addendum. Zawiera ona wiadomości dodatkowe – dla studentów zainteresowanych neurologią, stanowiące w istocie *addendum* (dodatek) do tradycyjnie rozumianych zagadnień neurologii klinicznej: działania niepożądane leków w neurologii, objawy psychopatologiczne w przypadku chorób układu nerwowego i neurologiczne w przypadku chorób narządów wewnętrznych oraz wiadomości na temat najczęściej spotykanych encefalopatii.

Do podręcznika dołączony jest test sprawdzający zdobytą wiedzę. W dobie rozpowszechnienia (zwłaszcza wśród młodych ludzi) komputerów osobistych jego forma – płyta kompaktowa – nie powinna stanowić przeszkody technologicznej. Test umożliwia, co oczywiste, samosprawdzenie nabytych w podręczniku wiadomości.

Ostatnią częścią podręcznika jest płyta kompaktowa ilustrująca wybrane stany kliniczne w neurologii, przygotowana tak, aby zainteresowany Czytelnik mógł naocznie zorientować się w obrazie klinicznym wybranych objawów.

Dziękujemy wszystkim Autorom – w szczególności młodym (i bardzo młodym) współpracownikom z Katedry i Kliniki Neurologicznej Akademii Medycznej w Poznaniu – bez których zaangażowania, talentu i pracowitości książka ta nie powstałaby.

Czekamy na wszystkie, nawet te najbardziej krytyczne uwagi od Czytelników – postaramy się je uwzględnić w następnych wydaniach tej książki.

Wojciech Kozubski, Paweł P. Liberski

SPIS TREŚCI TOMU 1

CZĘŚĆ I

WPROWADZENIE DO NEUROLOGII

ROZDZIAŁ 1

ANATOMIA CZYNNOŚCIOWA OŚRODKOWEGO UKŁADU NERWOWEGO

W rozdziale przedstawiony zostanie zarys anatomii czynnościowej ośrodkowego układu nerwowego (o.u.n.) z uwzględnieniem głównych układów, niezbędnych do zrozumienia objawów obserwowanych w schorzeniach tego układu. Szczegółowe dane dotyczące budowy struktur czytelnik z łatwością znajdzie w licznych opracowaniach, zarówno polskojęzycznych, jak i anglojęzycznych (patrz spis piśmiennictwa).

UKŁAD RUCHU

Układ ruchu złożony jest ze struktur położonych na różnych poziomach o.u.n., których wzajemne współdziałanie pozwala na prawidłowe wykonywanie dowolnej czynności, utrzymanie postawy ciała oraz koordynacji ruchów.

UKŁAD PIRAMIDOWY

Szlakami ruchowymi nazywamy zstępujące drogi ruchowe, rozpoczynające się w dużych neuronach piramidowych kory ruchowej mózgu lub pnia mózgu, a dochodzące do neuronów α ruchowych rogów przednich rdzenia kręgowego. Aksony rozpoczynające się w tych neuronach dochodzą przez korzenie przednie nerwu rdzeniowego, jego pień a następnie gałęzie do włókien mięśniowych, kontrolując postawę, napięcie mięśniowe, reakcje odruchowe i przede wszystkim ruchy dowolne ciała.

Główną częścią tych dróg jest układ piramidowy, do którego zaliczamy drogę korowo-rdzeniową i drogę korowo-jądrową. Obie drogi mają podobny przebieg w przodomózgowiu i śródmózgowiu. Rozpoczynają się głównie w korze ruchowej płata czołowego, która położona jest w zakręcie przedśrodkowym. Ma ona typową sześciowarstwową budowę kory nowej, w której szczególnie rozwinięte są warstwy piramidowe (III i V). Włókna ruchowe (aksony) biorą początek w komórkach ruchowych Betza, z których wychodzące aksony kierują się do odnogi tylnej lub kolana torebki wewnętrznej przez wieniec promienisty, a następnie biegną przez część brzuszną konaru mózgu. Lokalizują się tutaj w położonej w części przedniej odnodze; bezpośrednio za nimi położona jest **istota czarna** (*substantia nigra*). Składa się ona z dwóch części: zbitej i siatkowatej. Część zbita jest miejscem produkcji dopaminy. Grzbietowo od istoty czarnej, w nakrywce, znajduje się **jądro czerwienne** (*nucleus ruber*).

Na wysokości mostu włókna drogi piramidowej położone są w części brzusznej (podstawnej) tej struktury. Ułożone są tutaj w pęczki włókien podłużnych. Poprzedzielane są one włóknami biegnącymi poprzecznie oraz nieregularnie rozmieszczonymi między nimi komórkami nerwowymi tworzącymi jądra mostu. Włókna poprzeczne tworzą drogi dochodzące do móżdżku przez jego konar środkowy, a będące kontynuacją dróg korowo-mostowych.

W pniu mózgu od drogi piramidowej odłączają się włókna korowo-jądrowe do poszczególnych jąder ruchowych nerwów czaszkowych.

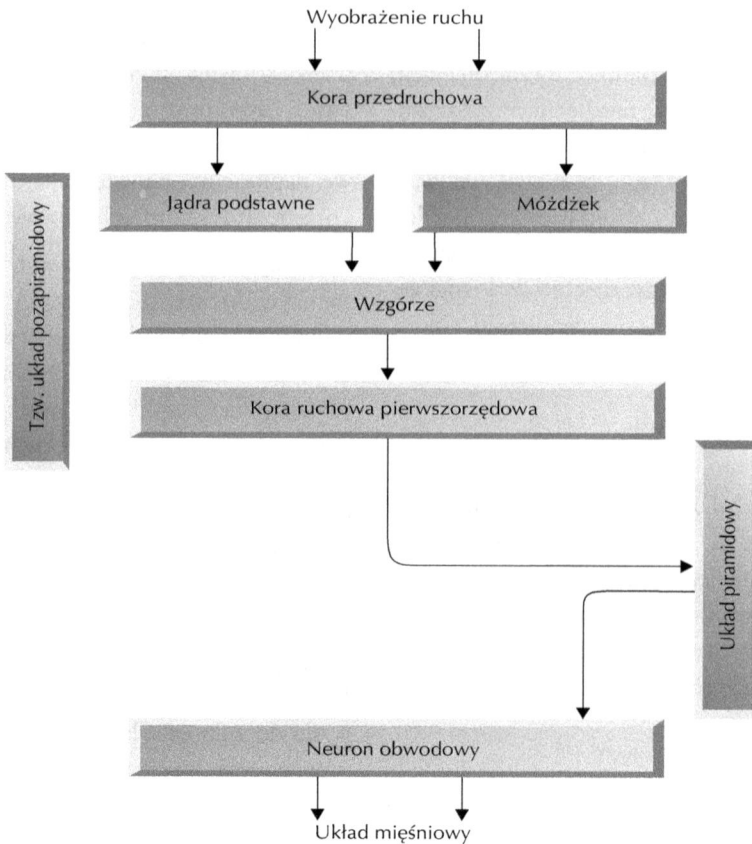

Rycina 1.1.

Schemat przedstawiający ogólną organizację układu ruchowego. (Wszystkie ryciny w tym rozdziale wykonała mgr Sylwia Ścisłowska).

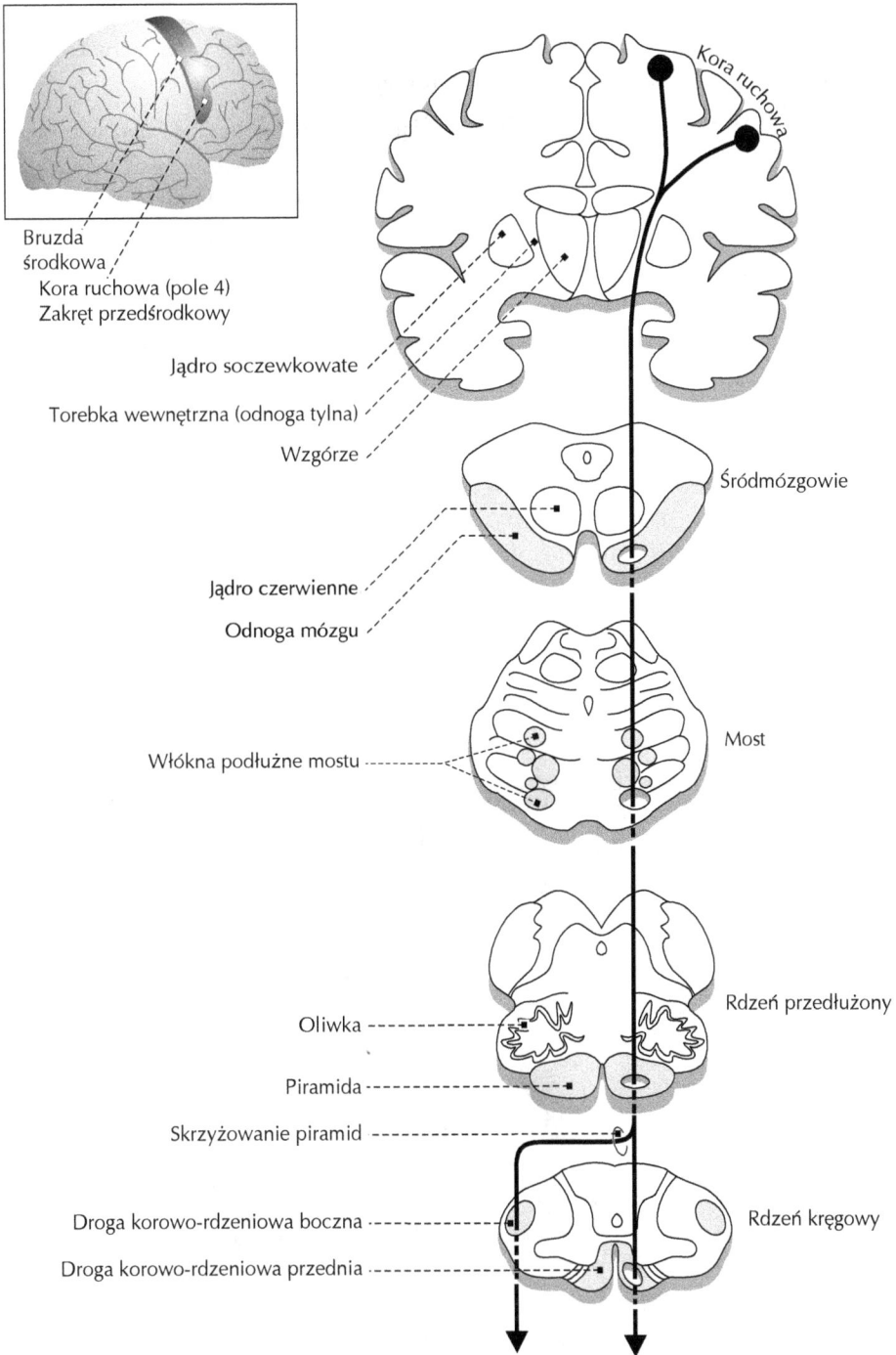

Bruzda
środkowa
  Kora ruchowa (pole 4)
  Zakręt przedśrodkowy

Jądro soczewkowate

Torebka wewnętrzna (odnoga tylna)

Wzgórze

Kora ruchowa

Śródmózgowie

Jądro czerwienne

Odnoga mózgu

Włókna podłużne mostu

Most

Rdzeń przedłużony

Oliwka

Piramida

Skrzyżowanie piramid

Droga korowo-rdzeniowa boczna

Droga korowo-rdzeniowa przednia

Rdzeń kręgowy

Rycina 1.2.

Lokalizacja ośrodków ruchowych w korze mózgu oraz przebieg drogi korowo-rdzeniowej.

W rdzeniu przedłużonym mieszczą się jądra nerwów czaszkowych: ruchowe – nerwu językowo-gardłowego (n. IX) i błędnego (n. X), wspólnie tworząc jądro dwuznaczne (*nucleus ambiguus*) oraz jądro nerwu podjęzykowego (*nucleus n. hypoglossi*; n. XII).

W części grzbietowej mostu znajdują się jądra: ruchowe – nerwu trójdzielnego (*nucleus motorius nervi trigemini*; n. V), odwodzącego (*nucleus nervi abducentis*; n. VI) i twarzowego (*nucleus nervi facialis*; n. VII). W śródmózgowiu do przodu od istoty szarej środkowej położone są jądra nerwu okoruchowego (*nucleus nervi oculomotorii*) i bloczkowego (*nucleus nervi trochlearis*) oraz pęczek podłużny przyśrodkowy (*fasciculus longitudinalis medialis*).

Rozróżnia się cztery jądra nerwu okoruchowego:

■ jądro główne nerwu okoruchowego (*nucleus principalis n. oculomotorii*), największe, jest ośrodkiem ruchowym większości mięśni zewnętrznych gałki ocznej;

■ jądro środkowe nerwu okoruchowego (*nucleus centralis n. oculomotorii*), położone w płaszczyźnie pośrodkowej między jądrami głównymi, odpowiadające prawdopodobnie za zbieżne ruchy gałek ocznych;

■ jądro ogonowe środkowe n. okoruchowego (*nucleus caudalis centralis n. oculomotorii*), położone poniżej jądra głównego;

■ jądro dodatkowe, czyli autonomiczne, nerwu okoruchowego (*nucleus accessorius s. autonomicus n. oculomotorii* jądro West-

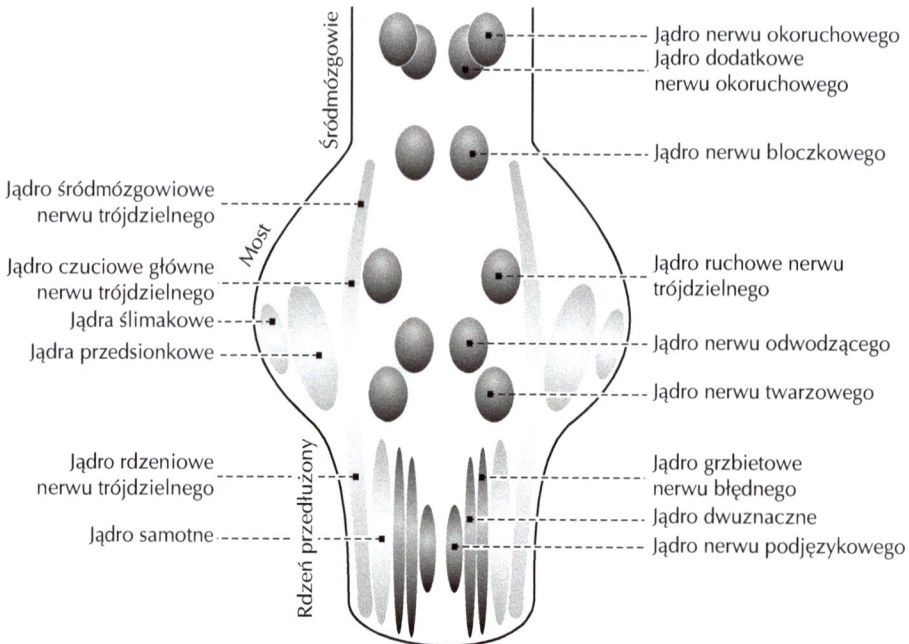

Rycina 1.3.

Lokalizacja jąder nerwów czaszkowych w pniu mózgu.

phala-Edingera), leżące ku tyłowi od jądra głównego, jest przywspółczulnym ośrodkiem związanym z czynnością mięśni wewnętrznych gałki ocznej.

Do większości jąder nerwów czaszkowych dochodzą skrzyżowane włókna z półkuli przeciwnej oraz włókna nieskrzyżowane. Do dolnej części jądra nerwu twarzowego (kontrolującego mięśnie dolnej części twarzy) oraz do jądra nerwu podjęzykowego (unerwiającego mięśnie języka) dochodzą aksony drogi korowo-jądrowej wyłącznie z przeciwstronnej półkuli mózgu, do górnej części jądra nerwu twarzowego (mięśnie mimiczne górnej części twarzy) dochodzą natomiast informacje z obu półkul mózgu.

W dolnym odcinku pnia mózgu włókna drogi korowo-rdzeniowej biegną przez piramidę rdzenia przedłużonego. Na pograniczu rdzenia kręgowego większość włókien przechodzi na drugą stronę, tworząc **skrzyżowanie piramid** (*decussatio pyramidum*). Poniżej skrzyżowania piramid obecne są dwie drogi korowo-rdzeniowe – boczna, zawierająca włókna skrzyżowane, położona w sznurze bocznym rdzenia (80––85% włókien), oraz przednia (15–20% włókien), zawierająca włókna nieskrzyżowane, biegnące w sznurze przednim.

JĄDRA PODSTAWY I TZW. UKŁAD POZAPIRAMIDOWY

Drugą ważną grupą struktur niezbędnych do prawidłowego wykonania czynności ruchowych są jądra podstawy, niektóre jądra wzgórza oraz móżdżek.

We wnętrzu półkul mózgu znajdują się struktury należące do tzw. **układu poza-piramidowego** – ciało prążkowane (*corpus striatum*). **Ciało prążkowane** zawiera dwie rozwojowo różne części – **prążkowie** (*striatum*), pochodzące z kresomózgowia, i **gałkę bladą** (*globus pallidus*) powstałą z międzymózgowia. Prążkowie składa się z **jądra ogoniastego** (*nucleus caudatus*) i **skorupy** (*putamen*). Jądro ogoniaste w swym przebiegu towarzyszy komorze bocznej; można w nim rozróżnić głowę, trzon oraz ogon. Od skorupy oddzielają je włókna torebki wewnętrznej. Skorupa tworzy wspólnie z gałką bladą jądro soczewkowate (*nucleus lentiformis*). Gałka blada podzielona jest na dwie części przez blaszkę rdzenną przyśrodkową – na gałkę bladą przyśrodkową i boczną.

Ciało prążkowane jest zasadniczą częścią tzw. układu pozapiramidowego, którego działanie opiera się na układzie pętli neuronalnych.

Pętle neuronalne występujące między strukturami półkuli mózgu tworzą złożony kompleks połączeń łączących ze sobą różne części jąder podstawy ze wzgórzem, niskowzgórzem, istotą czarną i korą mózgu.

Biorąc pod uwagę znaczenie czynnościowe struktur położonych poza półkulą mózgu, dwie z nich odgrywają kluczową rolę w regulacji napięcia mięśniowego, precyzji ruchów oraz płynności wykonywanych ruchów.

1. **Niskowzgórze** (*subthalamus*) znajduje się w międzymózgowiu ku dołowi i w bok od wzgórza. Włókna torebki wewnętrznej przechodzące w odnogę mózgu oddzielają niskowzgórze od gałki bladej. Do głównych struktur niskowzgórza zalicza się **jądro niskowzgórzowe** (*nucleus subthalamicus*) oraz tzw. **warstwę niepewną** (*zona incerta*). Warstwa niepewna jest przedłużeniem jądra

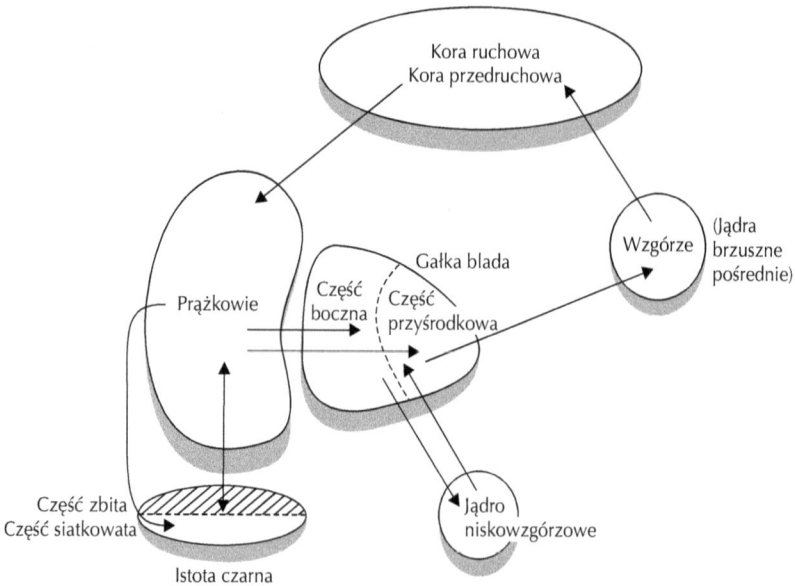

Rycina 1.4.
Struktury tworzące tzw. układ pozapiramidowy oraz pętle neuronalne umożliwiające regulację czynności ruchowych.

siatkowatego wzgórza. Włókna istoty białej tworzą tu charakterystyczne pęczki: pęczek wzgórzowy (*fasciculus thalamicus*; pole H_1 Forela) oraz pęczek soczewkowy (*fasciculus lentiformis*; pole H_2 Forela). Jądro niskowzgórzowe natomiast połączone jest z gałką bladą za pośrednictwem pęczka niskowzgórzowego.

2. **Móżdżek** (*cerebellum*) położony jest w tylnym dole czaszki, w którym połączony jest z pniem mózgu trzema konarami móżdżku – górnym, środkowym i dolnym. Łączą go one odpowiednio ze śródmózgowiem, mostem i rdzeniem przedłużonym. Móżdżek, podobnie jak i półkule mózgu, zbudowany jest z położonej zewnętrznie istoty szarej – kory móżdżku, oraz położonej wewnątrz istoty białej, w której znajdują się jądra móżdżku. Na powierzchni zewnętrznej

w linii pośrodkowej znajduje się robak z położonymi po obu stronach półkulami móżdżku. Na podstawie budowy makroskopowej w móżdżku można rozróżnić 10 płacików, oddzielonych od siebie szczelinami, z których dwie największe – pierwsza i tylno-boczna – dzielą móżdżek na płaty: przedni, tylny oraz kłaczkowo-grudkowy. Do funkcji móżdżku należy przede wszystkim zapewnienie równowagi i postawy ciała, regulacja napięcia mięśni oraz kontrola wykonywania ruchów dowolnych (zapewnienie płynności oraz koordynacji ruchu).

Ponieważ złożona budowa makroskopowa móżdżku nie znajduje odzwierciedlenia w jego czynności, obecnie stosuje się podział móżdżku uwzględniający jego połączenia i funkcje. Podstawą stosowanego obecnie podziału móżdżku na część przed-

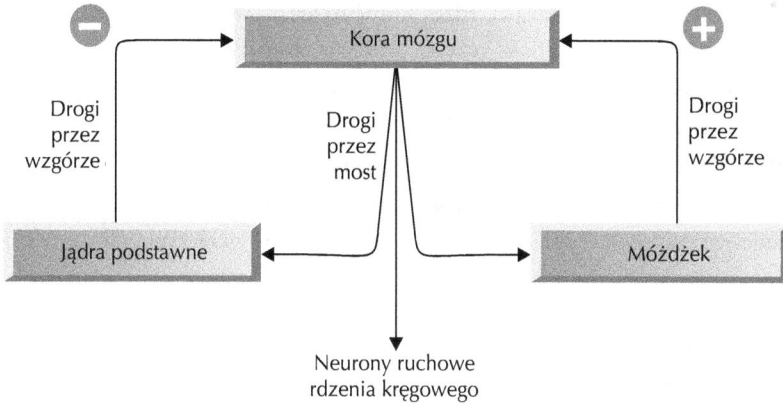

Rycina 1.5.

Wzajemne zależności między korą mózgu, jądrami podstawy oraz móżdżkiem w regulacji czynności ruchowych.

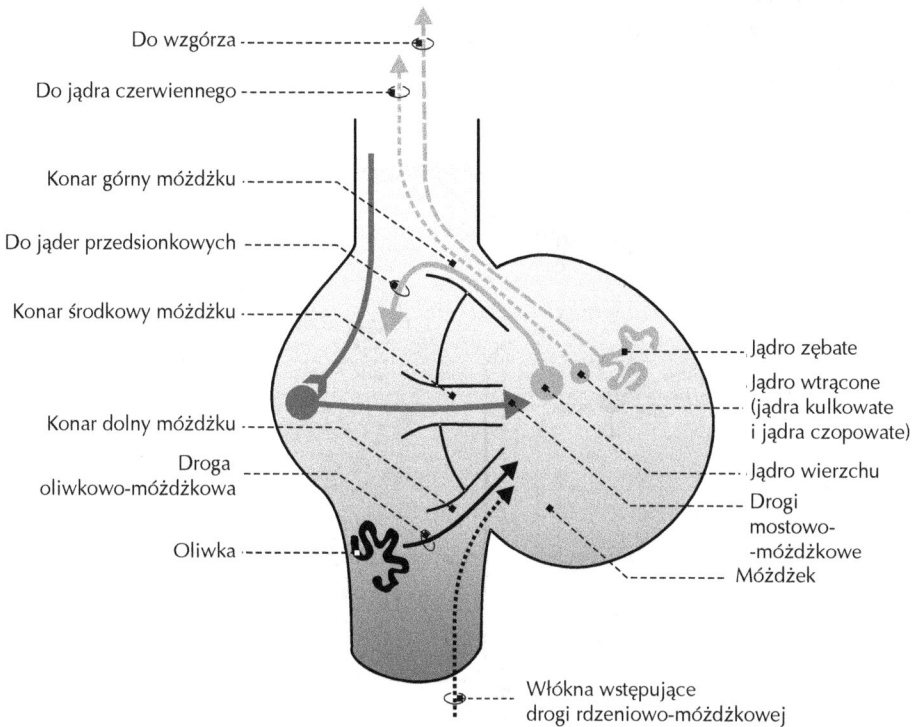

Rycina 1.6.

Schemat przedstawiający drogi od- i domóżdżkowe.

sionkową (móżdżek przedsionkowy), rdzeniową (móżdżek rdzeniowy) oraz część związaną z korą mózgu przez jądra mostu (móżdżek nowy) jest różne źródło dochodzących do niego informacji.

Móżdżek przedsionkowy otrzymuje informacje przede wszystkim z układu przedsionkowego; w rozwoju filogenetycznym powstał on najwcześniej. Tworzy go płat kłaczkowo-grudkowy, a związany jest przede wszystkim z jądrami przedsionkowymi. Móżdżek rdzeniowy otrzymuje przede wszystkim informacje somatosensoryczne z rdzenia kręgowego. Należą do niego robak oraz leżąca bezpośrednio obok tzw. strefa przyrobakowa półkul. Móżdżek rdzeniowy związany jest z jądrami czopowatym i kulkowatym oraz jądrem wierzchu. Filogenetycznie najmłodszą częścią móżdżku jest związany czynnościowo z korą mózgu

móżdżek nowy. Otrzymuje on, przez jądra mostu, informacje z kory mózgu. Należy do niego znaczna część kory obu półkul móżdżku, związana z jądrem zębatym.

Na koniec warto wspomnieć o budowie kory móżdżku, która składa się z trzech warstw: drobinowej, zwojowej oraz ziarnistej. Najbardziej powierzchowną warstwą jest warstwa drobinowa, poniżej której położona jest wąska warstwa zwojowa (komórek Purkinjego). Warstwa ta zawiera liczne gruszkowatego kształtu komórki Purkinjego. Na drzewkowato rozgałęzionych dendrytach komórek Purkinjego kończą się **włókna pnące** oraz **włókna równoległe**. Od podstawy komórki Purkinjego odchodzi akson biegnący przez warstwę ziarnistą do neuronów jąder móżdżku. W przeważającej części komórki Purkinjego zawierają neuroprzekaźnik hamujący – kwas gamma-ami-

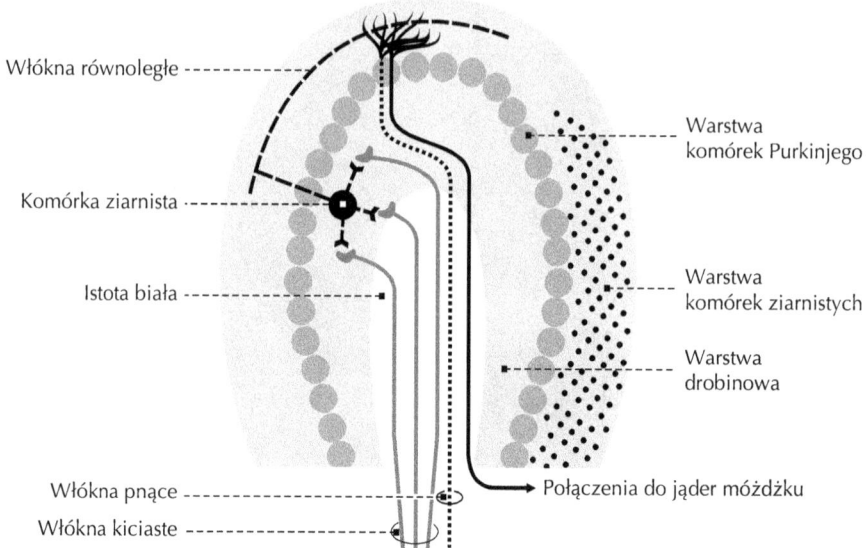

Rycina 1.7.

Schemat budowy kory móżdżku z zaznaczeniem jej dróg doprowadzających oraz odprowadzających.

nomasłowy (GABA). Najgłębiej położoną warstwą kory móżdżku jest warstwa ziarnista, w której znajdują się bardzo liczne komórki ziarniste małe oraz rzadziej występujące komórki ziarniste duże (komórki Golgiego). Neurony ziarniste małe charakteryzują się obecnością silnie rozgałęzionych dendrytów na kształt szponów. Aksony tych komórek wędrują do komórki Purkinjego.

Do kory móżdżku dochodzą dwa typy włókien: włókna pnące rozpoczynające się w jądrach oliwki oraz włókna mszyste (kiciaste) rozpoczynające się głównie w rdzeniu kręgowym oraz neuronach jąder mostu. Włókno pnące dostarcza komórce Purkinjego informacji dotyczących wzorca ruchowego wykonywanej czynności. Włókno mszyste pobudza wiele komórek ziarnistych, których aksony, po rozdwojeniu, tworzą włókna równoległe. Włókna mszyste (za pośrednictwem włókien równoległych) są dla komórek Purkinjego źródłem informacji o „poleceniach", które zostały wydane motoneuronom rogów przednich rdzenia przez korę mózgu oraz o stanie realizacji tych „poleceń" przez mięśnie.

UKŁAD CZUCIA

Informacje somatosensoryczne z tułowia oraz kończyn są przesyłane do wzgórza dwiema drogami wstępującymi:

■ sznurami tylnymi rdzenia – drogi czucia epikrytycznego,
■ sznurami przednimi i bocznymi – drogi czucia protopatycznego.

Informacje z receptorów przenoszone są włóknami dośrodkowymi, znajdującymi się w nerwach obwodowych, których ciało komórki nerwowej zlokalizowane jest w zwoju rdzeniowym korzenia tylnego nerwu rdzeniowego.

Drogi czucia epikrytycznego. To czucie, obejmujące doznania dotykowe, wibracje oraz informacje ze stawów i ścięgien, przewodzone jest przez włókna dośrodkowe neuronów pozornie jednobiegunowych zwoju rdzeniowego – czucie ułożenia, wibracji i ruchu. Dośrodkowe wypustki komórek tych zwojów wnikają do rdzenia kręgowego i biegną w sznurach tylnych, zachowując układ topograficzny. Włókna z segmentów krzyżowych, lędźwiowych i dolnych piersiowych tworzą przyśrodkowo położony pęczek smukły, natomiast włókna z górnych części klatki piersiowej oraz kończyny górnej bardziej bocznie położony pęczek klinowaty. Po dojściu do rdzenia przedłużonego włókna obu pęczków kończą się odpowiednio w jądrze smukłym i klinowatym.

Włókna wychodzące z obu jąder krzyżują się przechodząc na stronę przeciwległą, a następnie tworzą **wstęgi przyśrodkowe** (*lemniscus medialis*). Po skrzyżowaniu włókna z jąder smukłych układają się brzusznie, a włókna z jąder klinowatych bardziej grzbietowo. Na wysokości mostu do wstęgi bocznej dołączają się włókna **wstęgi trójdzielnej** (*lemniscus trigeminalis*). Włókna wstęgi przyśrodkowej kończą się w jądrze brzusznym tylnym wzgórza.

Drogi czucia protopatycznego. Wyróżnia się dwie czuciowe drogi wstępujące.
Pierwsza z nich – **droga rdzeniowo-wzgórzowa boczna** (*fractus spinothalamicus lateralis*) przewodzi czucie bólu i temperatury.

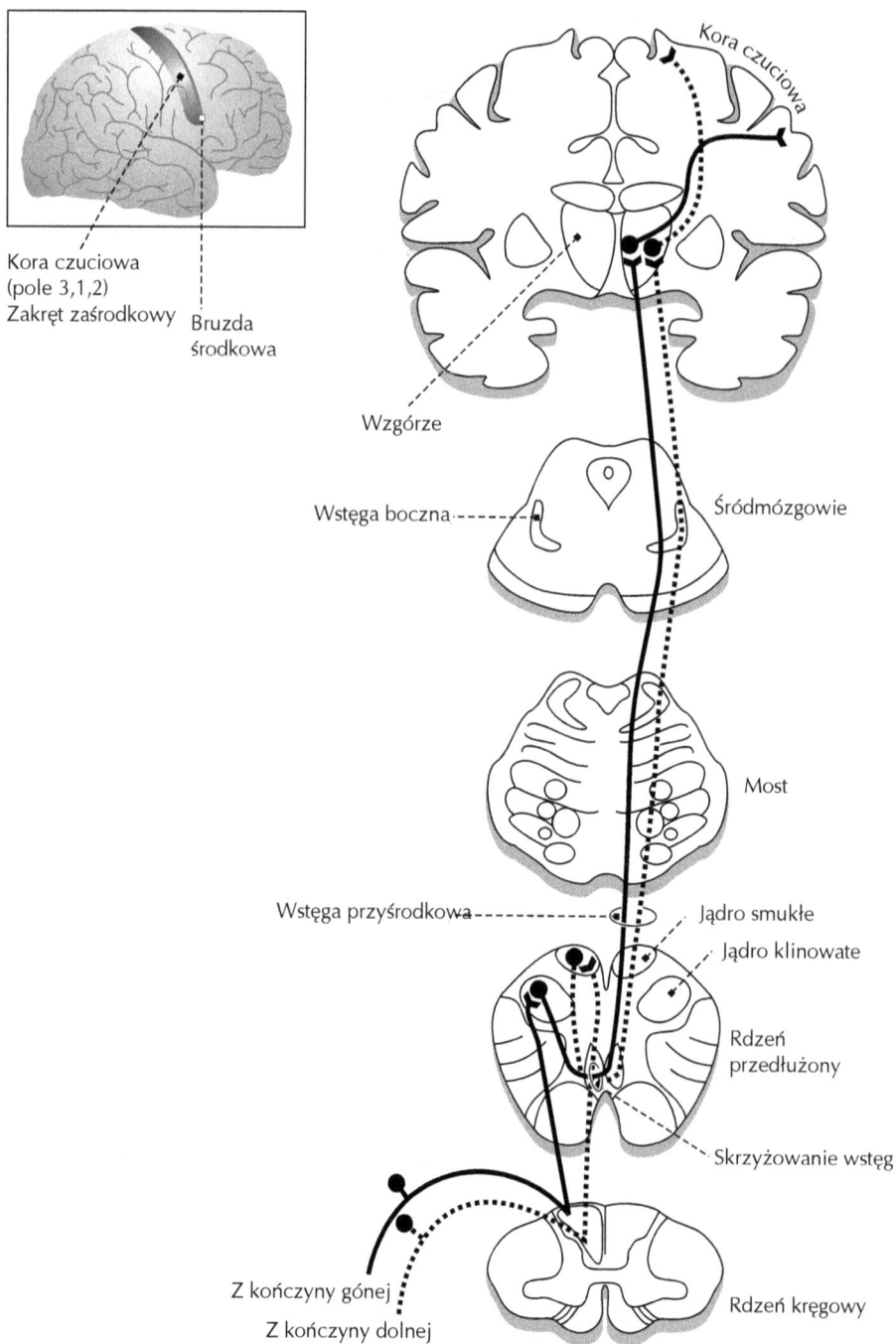

Kora czuciowa
(pole 3,1,2)
Zakręt zaśrodkowy
Bruzda środkowa

Kora czuciowa

Wzgórze

Wstęga boczna

Śródmózgowie

Most

Wstęga przyśrodkowa

Jądro smukłe
Jądro klinowate

Rdzeń przedłużony

Skrzyżowanie wstęg

Z kończyny gónej
Z kończyny dolnej

Rdzeń kręgowy

Rycina 1.8. a

Lokalizacja kory czuciowej w półkuli mózgu oraz przebieg dróg sznurów tylnych w rdzeniu kręgowym i pniu mózgu.

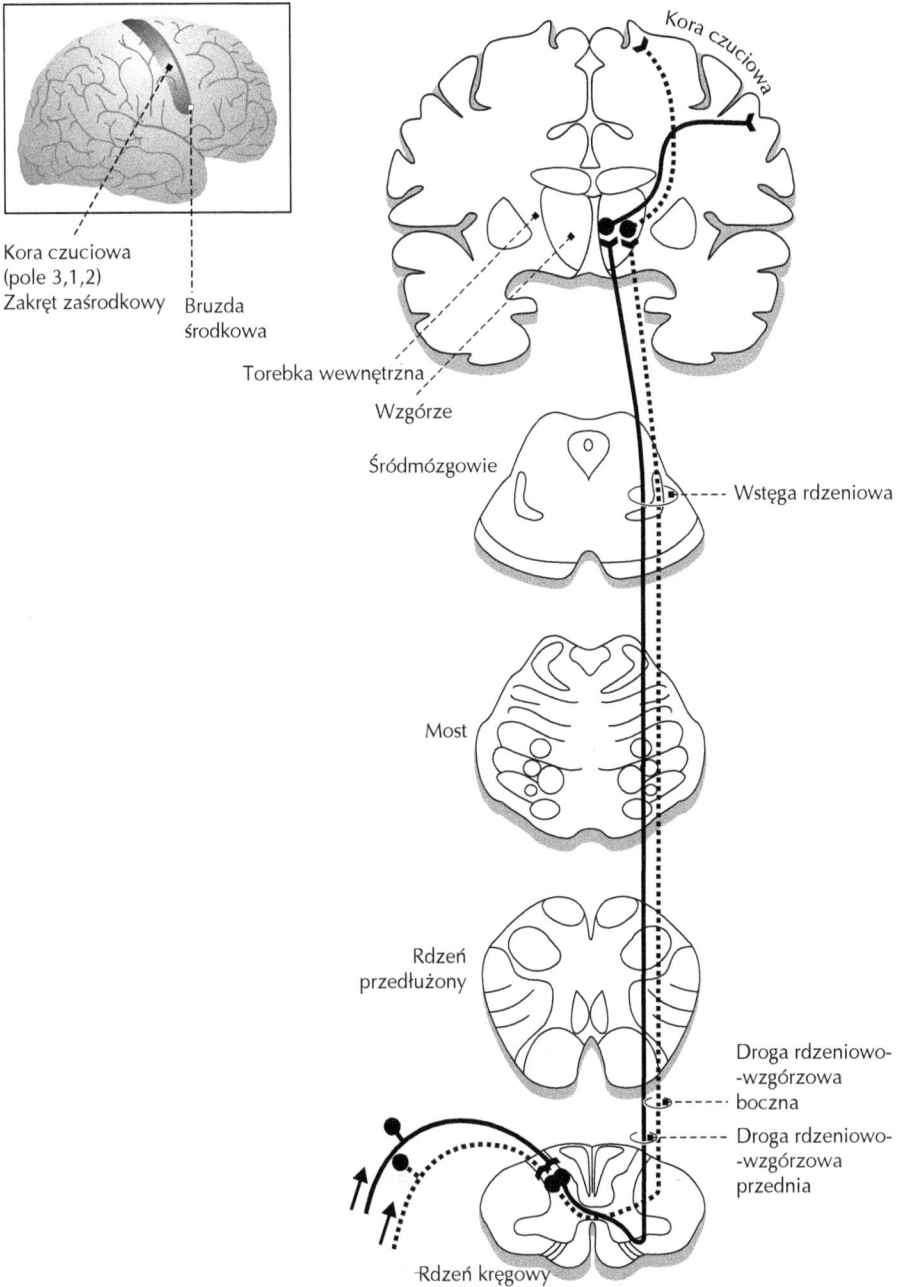

Kora czuciowa

Kora czuciowa
(pole 3,1,2)
Zakręt zaśrodkowy   Bruzda
                     środkowa

Torebka wewnętrzna

Wzgórze

Śródmózgowie

Wstęga rdzeniowa

Most

Rdzeń
przedłużony

Droga rdzeniowo-
-wzgórzowa
boczna

Droga rdzeniowo-
-wzgórzowa
przednia

Rdzeń kręgowy

Rycina 1.8. b

Lokalizacja kory czuciowej w półkuli mózgu oraz przebieg dróg czuciowych sznurów przednich i bocznych
w rdzeniu kręgowym i pniu mózgu.

Rozpoczyna się ona w neuronach istoty galaretowatej rdzenia. Włókna krzyżują się i po przejściu na stronę przeciwległą rdzenia biegną w sznurze bocznym, przy czym pęczki włókien z segmentów krzyżowych leżą powierzchownie, a wyżej wnikające włókna z segmentów lędźwiowych, piersiowych i szyjnych, zgodnie z prawem odśrodkowego ułożenia włókien nerwowych, leżą coraz głębiej. Przechodząc przez rdzeń przedłużony droga rdzeniowo-wzgórzowa boczna tworzy wstęgę rdzeniową (*lemniscus spinalis*), która w śródmózgowiu dołącza do włókien wstęgi przyśrodkowej, układając się w stosunku do niej bardziej grzbietowo i bocznie. Większa część włókien wstęgi rdzeniowej dociera do jądra brzusznego tylnego wzgórza.

Druga droga – **rdzeniowo-wzgórzowa przednia** (*tractus spinothalamicus anterior*) przewodzi informacje czucia dotyku i ucisku.

Początek drogi jest podobny do poprzedniej, z tą różnicą, iż włókna po przejściu na drugą stronę rdzenia kręgowego biegną w sznurze przednim.

Na wysokości rdzenia przedłużonego i śródmózgowia obie drogi rdzeniowo-wzgórzowe biegną wspólnie, tworząc wstęgę rdzeniową dochodzącą do wzgórza.

Bardzo ważnym elementem dróg czuciowych jest miejsce wejścia informacji do rdzenia kręgowego. Włókna po wejściu do rogu tylnego rdzenia kręgowego dochodzą do warstwy brzeżnej, istoty galaretowatej oraz znacznej części jądra własnego rogu tylnego (blaszki I – IV Rexeda). Zgodnie z licznymi obserwacjami w tej okolicy kończą się włókna przewodzące impulsy czuciowe z eksteroreceptorów skórnych, czyli czucie bólu, temperatury i powierzchownego dotyku. Wychodzą stąd włókna śród- i międzysegmentowe dla odruchów polisynap-

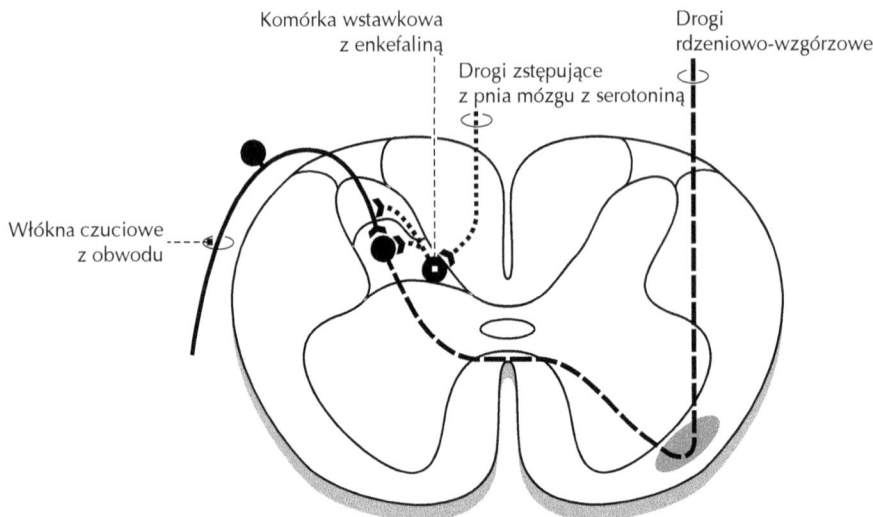

Komórka wstawkowa z enkefaliną

Drogi zstępujące z pnia mózgu z serotoniną

Drogi rdzeniowo-wzgórzowe

Włókna czuciowe z obwodu

Rycina 1.9.

Schemat rdzenia kręgowego z oznaczeniem możliwych dróg kontroli informacji czuciowych dochodzących do rogu tylnego.

tycznych, zarówno ipsi-, jak i heterolateralnych, oraz drogi rdzeniowo-wzgórzowe. Stopień odczuwania bodźców bólowych zależy od okoliczności im towarzyszących, co pozwala na modulację transmisji bólu oraz jej emocjonalne modyfikowanie.

Taka modulacja czucia bólu odbywa się w wyniku interakcji z czuciem z mechanoreceptorów lub pod wpływem zstępujących serotoninowych szlaków wychodzących z jądra szwu pnia mózgu. Ważną rolę w tej regulacji odgrywają interneurony znajdują-

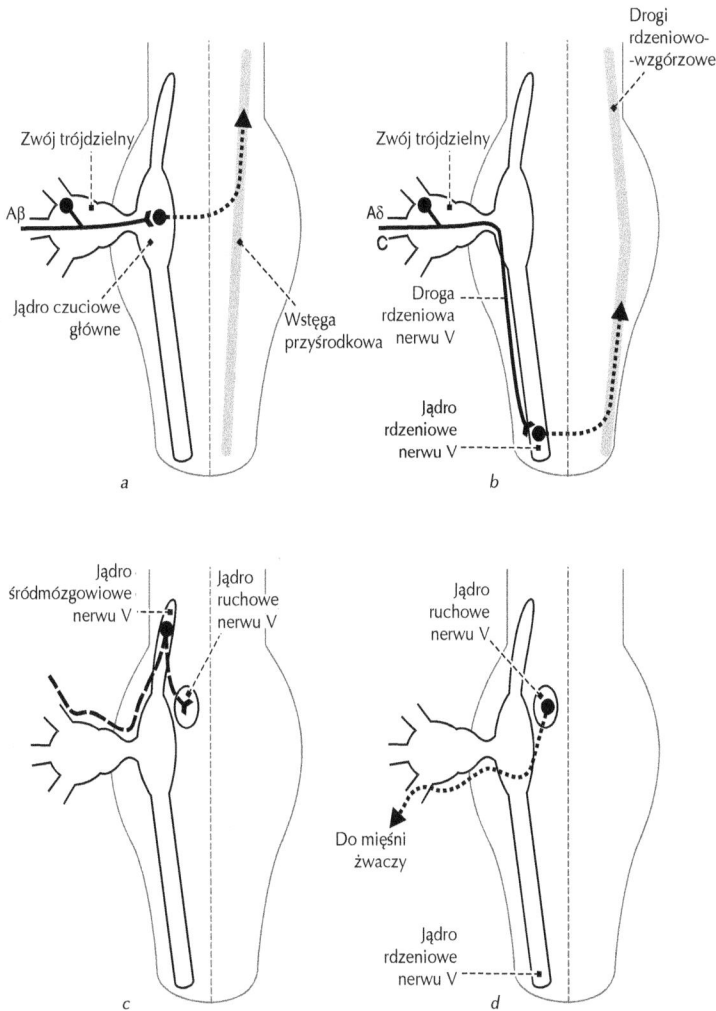

Rycina 1.10.

Schemat lokalizacyjny jąder nerwu trójdzielnego z zaznaczeniem doprowadzających dróg czuciowych dla czucia epikrytycznego (a), protopatycznego (b), czucia głębokiego z mięśni żwaczy (c) oraz włókien ruchowych do mięśni żwaczy (d).

ce się w istocie galaretowatej rogu tylnego (blaszka II Rexeda), których neuroprzekaźnikiem jest enkefalina. Hamują one aktywność neuronów przewodzących czucie bólu, znajdujących się w blaszkach I, IV oraz V.

Układ trójdzielny. Nerw trójdzielny unerwia czuciowo skórę twarzy, jamy ustnej oraz oponę twardą jamy czaszki, natomiast ruchowo – mięśnie żwacze. Ciała komórek ruchowych nerwu trójdzielnego znajdują się w jądrze ruchowym nerwu trójdzielnego położonym w moście. Ciała komórek czuciowych pozornie jednobiegunowych, z wyjątkiem neuronów przewodzących czucie proprioceptywne, znajdują się w zwoju trójdzielnym leżącym w środkowym dole czaszki.

Włókna dośrodkowe komórek czuciowych zwoju trójdzielnego dochodzą do dwóch jąder czuciowych nerwu trójdzielnego – jądra pasma rdzeniowego (odpowiednik sznurów bocznych rdzenia kręgowego – czucie bólu, temperatury) oraz jądra czuciowego głównego, będącego odpowiednikiem sznurów tylnych rdzenia, odpowiedzialnym za czucie ułożenia, ruchu, wibracji i – częściowo – głębokiego dotyku, a więc czucia epikrytycznego.

Odmiennie od opisywanych dróg odbywa się przekazywanie informacji czucia proprioceptywnego. Ciała komórek pozornie jednobiegunowych (pierwszy neuron drogi czuciowej) przewodzących te informacje znajdują się w jądrze śródmózgowiowym – jest to dla tego rodzaju czucia odpowiednik zwoju rdzeniowego.

Wszystkie aksony neuronów znajdujących się w jądrach czuciowych nerwu trójdziel-

nego kierują się następnie do wzgórza – do jądra brzusznego tylno-przyśrodkowego.

UKŁAD WZROKU

Droga wzrokowa jest układem neuronów przekazujących informacje wzrokowe z siatkówki do pierwszorzędowej kory wzrokowej (pole 17. wg Brodmanna) w płacie potylicznym za pośrednictwem **ciała kolankowatego bocznego**. Początkowym elementem tej drogi jest **nerw wzrokowy** *(nervus opticus)* rozpoczynający się w komórkach zwojowych siatkówki. Przechodzi on kolejno przez: część położoną wewnątrz oczodołu (odcinek wewnątrzoczodołowy), następnie odcinek przebiegający przez kanał wzrokowy, a w końcu odcinek wewnątrzczaszkowy, sięgający do górno-bocznego kąta skrzyżowania wzrokowego. Uszkodzenie nerwu wzrokowego po jednej stronie spowoduje całkowitą ślepotę oka po tej samej stronie.

Kolejnym etapem drogi wzrokowej jest **skrzyżowanie nerwów wzrokowych**, znajdujące się w obrębie międzymózgowia, gdzie włókna biorące początek w przyśrodkowych (nosowych) połowach siatkówek przechodzą do przeciwległego pasma wzrokowego. Włókna z bocznych (skroniowych) części siatkówek nie ulegają w nim skrzyżowaniu, lecz z nerwu wzrokowego kierują się do pasma wzrokowego po tej samej stronie. W przypadku ucisku lub przerwania ciągłości środkowej części skrzyżowania wzrokowego, gdzie znajdują się włókna przechodzące do pasm wzrokowych stron przeciwnych, wystąpi niedowidzenie połowicze dwuskroniowe, obserwowane np. w guzach przysadki mózgowej.

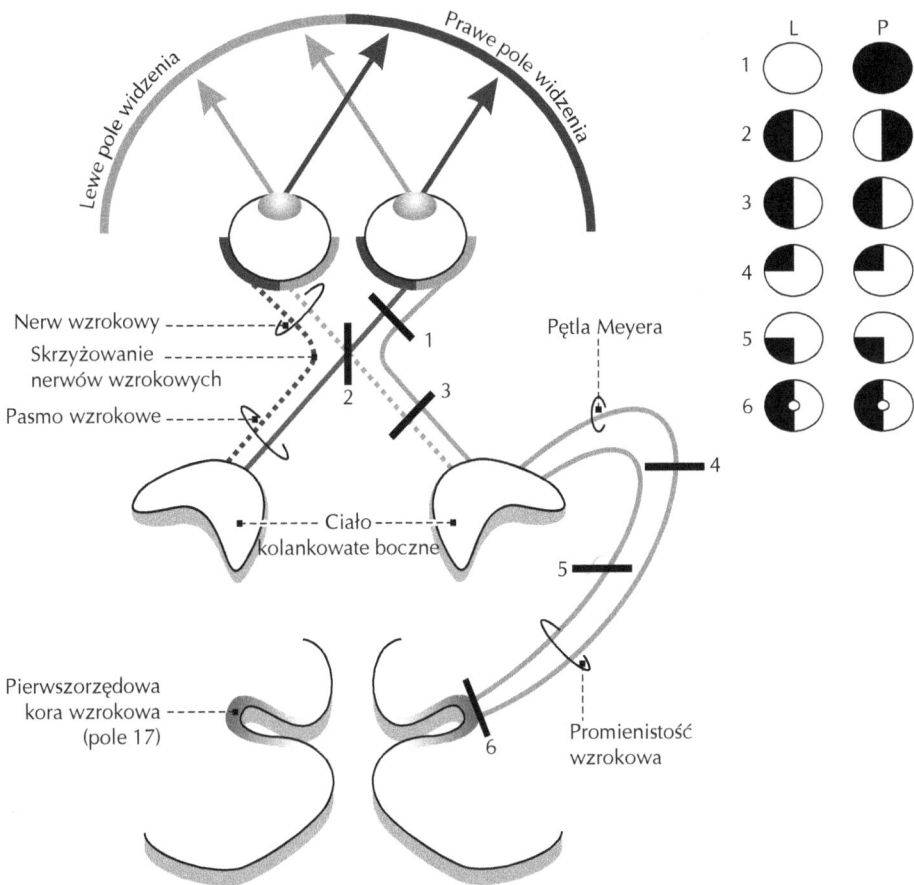

Rycina 1.11.

Przebieg drogi wzrokowej oraz zaburzenia w polu widzenia występujące po uszkodzeniu w jej różnych częściach (opis w tekście).

Ku tyłowi, w przedłużeniu skrzyżowania wzrokowego, bocznie od guza popielatego biegnie kolejny element drogi wzrokowej, tj. **pasmo wzrokowe** *(tractus opticus)*. Zawiera ono włókna wzrokowe ze skroniowej połowy siatkówki po tej samej stronie oraz z przeciwstronnej nosowej połowy siatkówki, czyli prowadzi informacje wzrokowe z jednoimiennych połówek pola widzenia obu oczu. Uszkodzenie tej części prowadzi do niedowidzenia połowiczego jednoimiennego po przeciwnej stronie. Włókna

pasma wzrokowego docierają do ciała kolankowatego bocznego, gdzie dochodzi do przełączenia informacji na czwarty neuron. Jak wykazano, aksony dochodzące do tego ciała ze skroniowej połowy siatkówki tej samej strony kończą się w jego warstwach 2., 3. i 5., natomiast włókna z przeciwstronnej nosowej połowy siatkówki kończą się w warstwie 1., 4. i 6.

Po przełączeniu z trzeciego neuronu (aksonów komórek zwojowych siatkówki) na

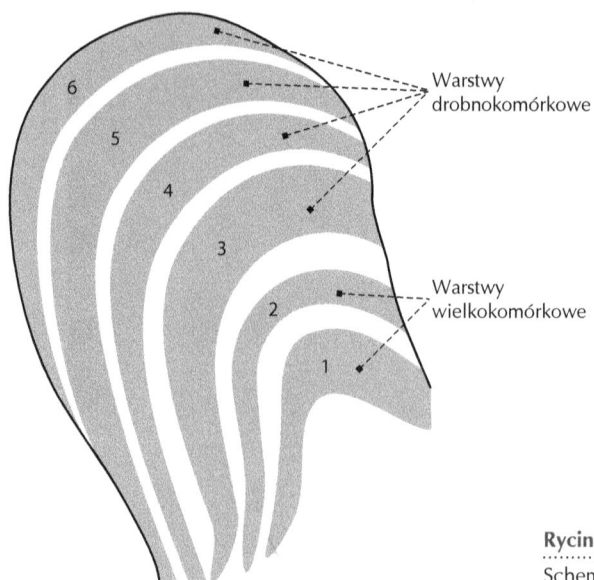

Rycina 1.12.
Schemat warstwowej budowy ciała kolankowatego bocznego.

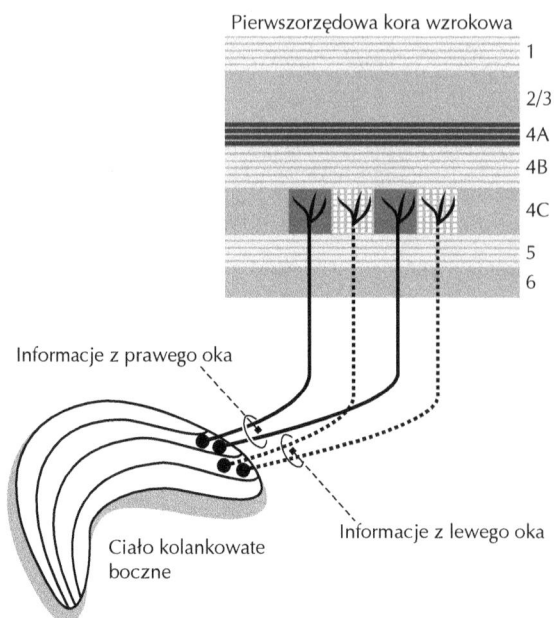

Rycina 1.13.
Schemat połączeń ciała kolankowatego z głębokimi warstwami kory wzrokowej.

neuron czwarty, którym są komórki głównego jądra ciała kolankowatego bocznego, aksony wychodzące z ciała kolankowatego bocznego tworzą **promienistość wzrokową** (Gratioleta). Ta ostatnia przechodzi przez część zasoczewkową i podsoczewkową torebki wewnętrznej, a następnie kończy się w korze wzrokowej położonej wokół bruzdy ostrogowej (pole 17. wg Brodmanna). Uszkodzenie tej części drogi wzrokowej prowadzi do niedowidzenia połowiczego jednoimiennego po stronie przeciwnej. Promienistość wzrokowa dzieli się na dwie części: górną, która dochodzi do ściany górnej bruzdy ostrogowej – klinka, oraz dolną, która po wyjściu z ciała kolankowatego bocznego tworzy pętlę skierowaną do przodu (pętla Meyera), a następnie wygina się ku tyłowi, kończąc się w dolnej ścianie bruzdy ostrogowej – zakręcie językowym.

Pierwsza część przewodzi informacje z górnych kwadrantów siatkówki, odpowiadających dolnym kwadrantom pola widzenia. Jej uszkodzenie prowadzi do niedowidzenia kwadrantowego jednoimiennego dolnego po stronie przeciwnej. Druga związana jest z przewodzeniem informacji wzrokowych z dolnych kwadrantów siatkówki, reprezentujących górne kwadranty pola widzenia. Uszkodzenie części dolnej promienistości prowadzi do jednoimiennego niedowidzenia kwadrantowego górnego po stronie przeciwnej.

Reakcje odruchowe związane ze wzrokiem. Część włókien nerwu wzrokowego nie kończy się w ciele kolankowatym bocznym, ale przebiega bezpośrednio do wzgórków górnych (*colliculi superiores*) oraz do jąder okolicy przedpokrywkowej (*area pretectalis*), a ostatecznie do neuronów jądra Westphala-Edingera. Włókna te stanowią przede wszystkim drogę dośrodkową dla odruchu źrenicy na światło. Z jądra dodatkowego nerwu okoruchowego wychodzą aksony tworzące odśrodkowe ramię odruchu źrenic na światło.

Dochodzą one drogą nerwu III do zwoju rzęskowego i do mięśnia zwieracza źrenicy. Dzięki temu, że informacja o sile natężenia światła z jednego oka dochodzi do jąder dodatkowych nerwów okoruchowych obu stron, jest możliwa **konsensualna** (skrzyżowana) **reakcja źrenic na światło**, tzn. oświetlenie jednego oka prowadzi do zwężenia źrenicy w obu oczach.

Odruch na konwergencję i akomodację związany jest z aktywnym udziałem kory wzrokowej. Informacje docierające drogami wzrokowymi do kory zostają następnie wysłane do pola przedpokrywowego, przez które bodziec dociera do jądra nerwu okoruchowego. W zależności od typu reakcji odruchowej włókna wychodzące z pola przedpokrywowego docierają do innej części jąder nerwu okoruchowego. I tak:

▪ dla zbieżności – włókna dochodzą do części jądra ruchowego n. III, unerwiającej mięśnie proste przyśrodkowe;

▪ dla akomodacji – włókna docierają do dolnej części jądra autonomicznego n. III (Westphala-Edingera), a później przez przywspółczulny zwój rzęskowy do mięśnia rzęskowego;

▪ dla zwężenia źrenic – włókna docierają do górnej części jądra autonomicznego n. III, następnie do przywspółczulnego zwoju rzęskowego i w końcu do mięśnia zwieracza źrenicy.

Z innych reakcji odruchowych warto wspomnieć o **odruchu mrugania** (odruch rogówkowy), w którym nagłe pojawienie się przedmiotu bezpośrednio przed okiem powoduje wystąpienie odruchowego zamknięcia powiek. Dośrodkowe impulsy tego odruchu przebiegają od siatkówki bezpośrednio do pokrywy śródmózgowia i stąd dalej przez drogę pokrywowo-jądrową do jąder nerwu twarzowego, z których pochodzi obustronne unerwienie mięśnia okrężnego oka.

OŚRODKI RUCHOWE GAŁEK OCZNYCH

Korowy ośrodek skojarzonego spojrzenia w bok. Położony jest on w tylnej części zakrętu czołowego środkowego (pole

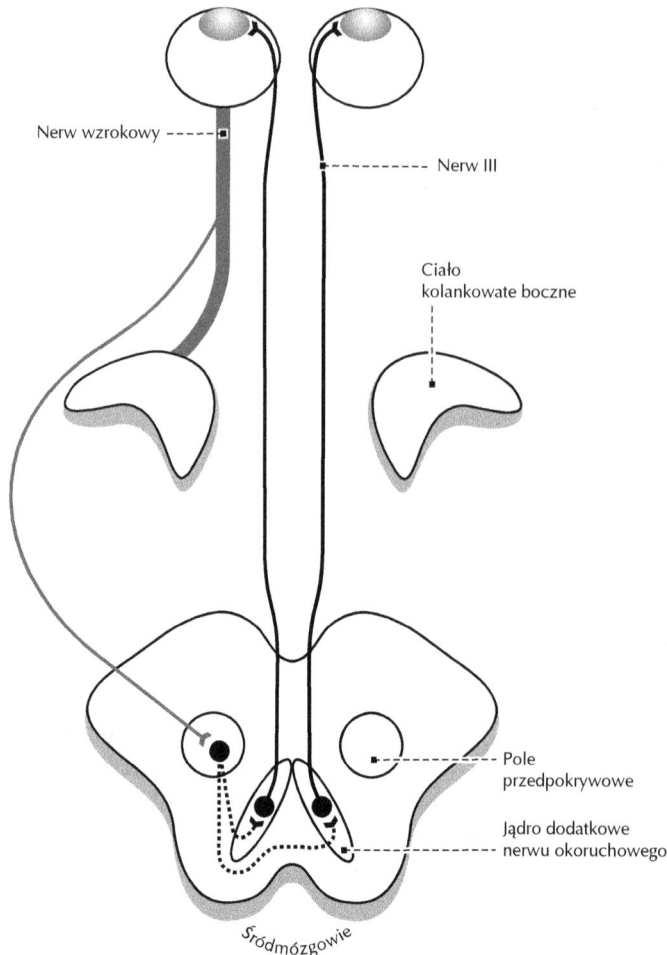

Nerw wzrokowy

Nerw III

Ciało kolankowate boczne

Pole przedpokrywowe

Jądro dodatkowe nerwu okoruchowego

Śródmózgowie

Rycina 1.14.
Schemat reakcji odruchu źrenicy na światło.

8. wg Brodmanna). Jest to korowy ośrodek świadomych ruchów gałek ocznych. Jego pobudzenie (uszkodzenie drażniące) wywołuje skojarzone spojrzenie gałek ocznych w stronę przeciwną do uszkodzenia. Zniszczenie tego ośrodka wywołuje przejściowe skojarzone spojrzenie gałek ocznych w stronę uszkodzenia.

Podkorowy ośrodek skojarzonego spojrzenia w bok. Położony jest on w okołomostowym tworze siatkowatym, w jądrze poprzedzającym (*nucleus prepositus*), znajdującego się w bliskim sąsiedztwie jądra nerwu odwodzącego (n. VI). Otrzymuje informacje z przeciwstronnego korowego ośrodka skojarzonego spojrzenia w bok. Włókna wychodzące z tego ośrodka krzyżują się w moście, a następnie biegną w pęczku podłużnym przyśrodkowym i pobudzają przeciwległe jądra nerwu mięśnia prostego przyśrodkowego, znajdującego się w zespole jąder nerwu okoruchowego, oraz równocześnie jądra dla mięśnia prostego bocznego po tej samej stronie.

Stymulacja podkorowego ośrodka skojarzonego spojrzenia w bok po jednej stronie powoduje skojarzony ruch gałek ocznych w tę samą stronę.

Podkorowy ośrodek skojarzonego spojrzenia do góry lub w dół. Położony jest on na poziomie spoidła tylnego. Obejmuje przednią część jądra śródmiąższowego pęczka podłużnego przyśrodkowego, która wysyła połączenia do jądra nerwu okoruchowego i jądra nerwu bloczkowego. Ośrodek ten ulega uszkodzeniu w zespole Parinauda, który jest najczęściej następstwem obecności szyszyniaka lub zaburzeń naczyniowych w tej okolicy.

UKŁAD SŁUCHU I RÓWNOWAGI

Układy słuchu i równowagi, choć czynnościowo niezależne, omawiane są zwykle łącznie ze względu na ich ścisłe związki morfologiczne. Dotyczy to przede wszystkim przewodzenia dośrodkowych informacji z komórek zmysłowych, znajdujących się w uchu wewnętrznym przez VIII nerw czaszkowy, zwany **nerwem przedsionkowo-ślimakowym.**

UKŁAD SŁUCHU

Informacje słuchowe z receptorów w narządzie ślimakowym przekazywane są do **zwoju spiralnego,** a następnie wypustką dośrodkową komórek dwubiegunowych drogą nerwu VIII wędrują do leżących po tej samej stronie **jąder ślimakowych.** Z jąder tych wychodzą aksony drugiego neuronu drogi słuchowej tworząc szeroką płytę, zawierającą zarówno włókna, jak i komórki nerwowe, tzw. **ciało czworoboczne.** Włókna biegnące w prawym i lewym ciele czworobocznym krzyżują się przechodząc na stronę przeciwną i wnikają do **wstęg bocznych** (*lemniscus lateralis*); dochodzą one do wzgórków dolnych blaszki pokrywy.

Informacja z jąder ślimakowych brzusznych dociera również do **jąder górnych oliwki,** znajdujących się w tylnej części mostu, bocznie od wstęgi przyśrodkowej. Odgrywają one rolę w lokalizacji dźwięków i analizie obuusznej. Z jądra górnego oliwki oraz z neuronów znajdujących się w jego sąsiedztwie wychodzi projekcja wsteczna do ślimaka przebiegająca przez nerw przedsionkowo-ślimakowy.

Ten odśrodkowy szlak nazywany jest **pęcz-kiem oliwkowo-ślimakowym**, a zadaniem jest regulacja przepływu informacji słuchowych docierających do mózgu przez wpływ na wrażliwość receptorów.

Ze wzgórków dolnych informacja słuchowa dochodzi do **ciała kolankowatego przyśrodkowego**, a następnie przez **promienistość słuchową**, do **pierwszorzędowej kory słuchowej** w płacie skroniowym.

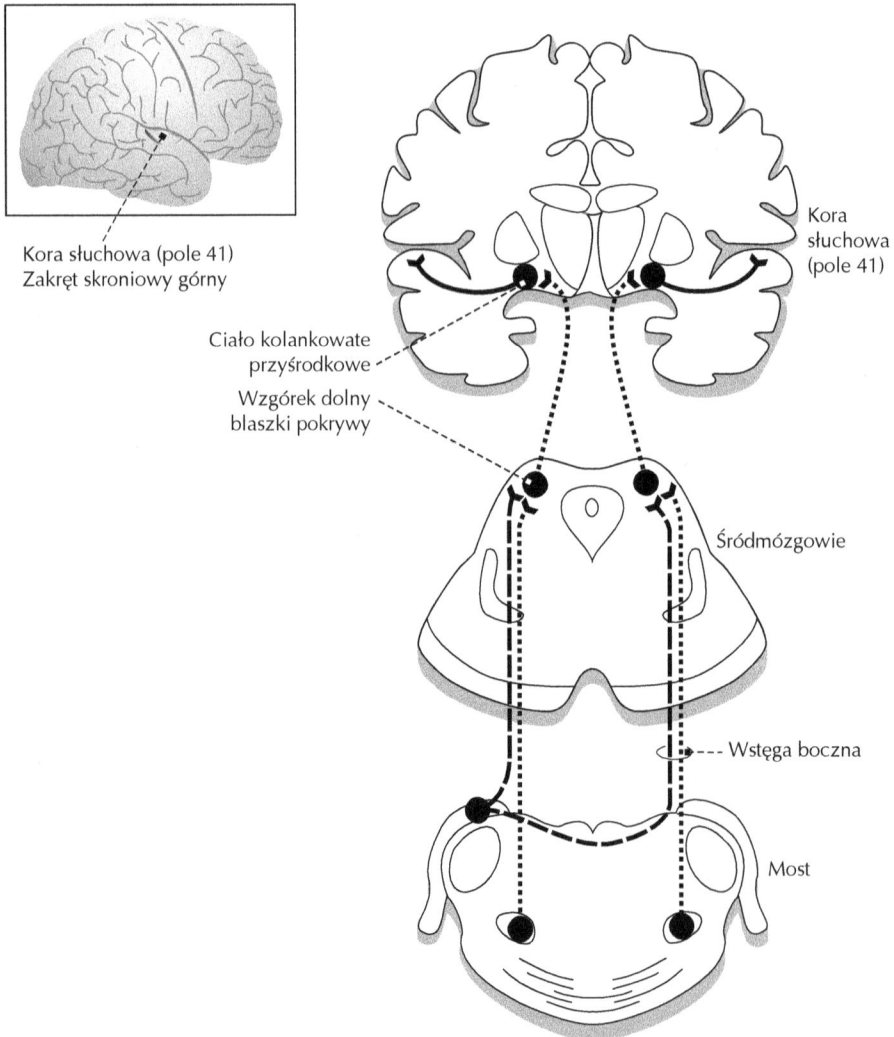

Kora słuchowa (pole 41)
Zakręt skroniowy górny

Kora słuchowa (pole 41)

Ciało kolankowate przyśrodkowe

Wzgórek dolny blaszki pokrywy

Śródmózgowie

Wstęga boczna

Most

Rycina 1.15.

Lokalizacja ośrodków słuchowych w korze płata skroniowego oraz przebieg dróg słuchowych od jąder ślimakowych pnia mózgu.

Pierwszorzędowa kora słuchowa zlokalizowana jest w **zakrętach skroniowych poprzecznych Heschla** (pole 41. wg Brodmanna), które znajdują się w głębi bruzdy bocznej i także wykazują tonotopową organizację. Zakręty te wysyłają połączenia do asocjacyjnej kory słuchowej (pole 22.), położonej w tylnej części zakrętu skroniowego górnego. **Asocjacyjna kora słuchowa** w półkuli dominującej zawiera **ośrodek czuciowy mowy Wernickego**. Ośrodek czuciowy mowy łączy się za pomocą pęczka łukowatego z **ośrodkiem ruchowym mowy Broki** w zakręcie czołowym dolnym (pole 44.). Uszkodzenie ośrodka czuciowego mowy powoduje **afazję czuciową** (zwaną także afazją odbiorczą). W jej wyniku pacjent słabo rozumie mowę, mówi nawet szybciej niż normalnie (zachowana jest płynność mowy), ale niewłaściwie wypowiada słowa, tworzy słowa nieistniejące, nie przestrzega zasad gramatyki, wskutek czego mowa staje się niezrozumiała i sprawia wrażenie języka obcego. Pacjent nie jest często świadomy swojej choroby.

Zasadniczą cechą odróżniającą drogę słuchową od drogi czuciowej i wzrokowej jest jej **skrzyżowanie na różnych poziomach**, co w efekcie prowadzi do tego, że droga słuchowa przewodzi informację z obu uszu. **Jednostronna głuchota** występuje przy uszkodzeniu części ślimakowej nerwu VIII, ucha lub jąder ślimakowych. Jednostronne uszkodzenie drogi słuchowej powyżej jąder ślimakowych nie powoduje głuchoty w jednym uchu, ale może dawać objawy w postaci zaburzeń lokalizacji dźwięków, szumów w uszach (*tinnitus*) i częściowej utraty słuchu w zakresie pewnych częstotliwości.

UKŁAD RÓWNOWAGI

Układ przedsionkowy umożliwia utrzymanie postawy ciała i zachowanie równowagi. Koordynuje także ruchy głowy i gałek ocznych, współdziałając z móżdżkiem i układem wzrokowym. Receptory tego układu, podobnie jak receptory układu słuchowego, znajdują się w błędniku, a właściwie w trzech **przewodach półkolistych**, **woreczku** i **łagiewce**. Układ trzech przewodów półkolistych, leżących we wzajemnie prostopadłych płaszczyznach (błędnik kinetyczny), reaguje na przyspieszenie i opóźnienie kątowe ruchów głowy. Ruch śródchłonki powoduje odginanie się osklepków, co pociąga za sobą zmianę pozycji rzęsek i wyzwolenie pobudzenia. Na przykład jeżeli wykonamy obrót głowy w stronę lewą, to w pierwszej fazie śródchłonka w przewodach półkolistych bocznych nie ulega poruszeniu, co wiąże się z jej bezwładnością. Dochodzi jednak do względnego ruchu osklepków w stronę przeciwną niż wykonany ruch głową. Dopiero po tej zmianie dochodzi do przemieszczenia się śródchłonki. Woreczek i łagiewka (błędnik statyczny) reagują głównie na przyspieszenie liniowe, (odczuwane na przykład podczas zwiększania prędkości przez samochód) i siłę grawitacyjną.

Komórki receptorowe pobudzają komórki dwubiegunowe **zwoju przedsionkowego** (zwoju Scarpy), przekazując pobudzenie przez **część przedsionkową** nerwu przedsionkowo-ślimakowego do **jąder przedsionkowych** pnia mózgu. Kolejnym etapem są drogi wychodzące z jąder przedsionkowych (np. **droga przedsionkowo-rdzeniowa)**, która odgrywa rolę w zachowaniu równowagi i utrzymywaniu postawy ciała przez kontrolę mięśni antygrawitacyjnych i mięśni kończyn.

Kolejnym ważnym ogniwem są połączenia biegnące z jąder przedsionkowych do **pęczka podłużnego przyśrodkowego**. Pęczek ten łączy szereg jąder pnia mózgu, współ-

działających w kierowaniu ruchami mięśni gałki ocznej (przez jądra nerwów: odwodzącego, bloczkowego, okoruchowego) oraz mięśniami głowy i szyi (przez neurony ruchowe segmentów szyjnych i górnych piersiowych). Pęczek ten bierze udział w przywodzeniu gałek ocznych w skojarzonym spojrzeniu do boku, a także w powstawaniu oczopląsu przedsionkowego.

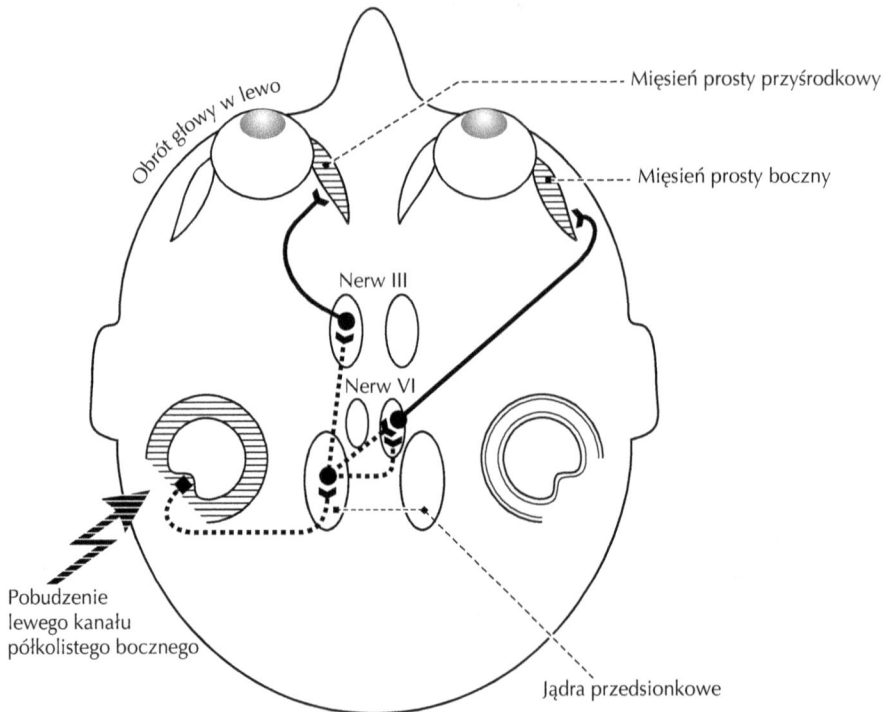

Rycina 1.16.

Zasada działania odruchu gałek ocznych na ruch obrotowy głowy. Obrót głowy w lewo prowadzi do pobudzenia kanałów półkolistych bocznych po stronie przeciwnej do wykonywanego ruchu. Informacja zostaje przekazana do jąder przedsionkowych po stronie pobudzonego kanału półkolistego, a następnie do jądra nerwu III po tej samej stronie oraz jądra n. VI po stronie przeciwnej. Jądra te pobudzają odpowiednio mięsień prosty przyśrodkowy (po tej samej stronie co pobudzony kanał półkolisty) oraz po stronie przeciwnej mięsień prosty boczny. Pozwala to na skojarzone przesuwanie gałek ocznych w stronę prawą, czyli utrzymanie wzroku na przedmiocie pomimo zmiany położenia głowy.

UKŁAD LIMBICZNY

Do układu limbicznego zalicza się wiele struktur należących do różnych pięter o.u.n., z kresomózgowia – korę limbiczną, ciało migdałowate i przegrodę, oraz z międzymózgowia – niektóre jądra wzgórza i podwzgórze. Najważniejszymi jego elementami są ciało migdałowate i hipokamp. Układ związany z hipokampem odpowiada przede wszystkim za pamięć (konsolidację pamięci krótkotrwałej w długotrwałą oraz pamięć przestrzenną), natomiast ciało migdałowate – głównie za procesy emocjonalne. Czynność układu limbicznego wyraża się przez wpływ na układy wewnątrzwydzielniczy, autonomiczny i ruchowy. Ponadto do układu tego zalicza się korę limbiczną, położoną na przyśrodkowej powierzchni płatów czołowego, ciemieniowego oraz skroniowego. Do kory tej docierają informacje z jąder limbicznych wzgórza (jąder przednich). Z kory limbicznej informacje docierają do hipokampa i ciała migdałowatego. W obrębie płata skroniowego, na powierzchni przyśrodkowej, widoczny jest zakręt przyhipokampowy. Jest on przedłużeniem zakrętu obręczy, tworzącym z nim wspólnie płat limbiczny (*lobus limbicus*). Zakręt przyhipokampowy zagina się w części przedniej, która tworzy charakterystyczny hak (*uncus*). Pozostałe części zespołu hipokampa, obejmującego zakręt zębaty, hipokamp właściwy i podkładkę, położone są w głębi zakrętu przyhipokampowego. Hipokamp (*hippocampus*) wpukla się do światła rogu dolnego komory bocznej. Wzdłuż długiej osi hipokampa wyróżnia się trzy jego charakterystyczne części: głowę (widoczną jako tzw.

stopę hipokampa ze szponami), trzon i ogon. Ten ostatni ku tyłowi przechodzi w wąskie pasmo istoty szarej, zwanej nawleczką szarą (*indusium griseum*), która otacza ciało modzelowate.

Hipokamp właściwy, zwany również rogiem Ammona (*hippocampus proper*), i zakręt zębaty (*gyrus dentatus*) charakteryzują się trójwarstwową budową. Na ich powierzchni odkomorowej położone jest pasmo istoty białej zwane korytem (*alveus*), w którym przebiegają włókna wychodzące hipokampa. Najwięcej danych doświadczalnych oraz obserwacji klinicznych przemawia za udziałem hipokampa w procesach związanych z zapamiętywaniem. Oddzielające się od powierzchni hipokampa włókna istoty białej tworzą strzępek hipokampa przechodzący w odnogi sklepienia.

Kontynuacją odnóg jest trzon sklepienia przechodzący do przodu w okolicy otworów międzykomorowych w słupy sklepienia. W swoim przebiegu sklepienie sąsiaduje początkowo ze ścianą komory bocznej, a następnie już jako trzon sklepienia stanowi jeden z elementów „potrójnego stropu komory trzeciej". Sklepienie w postaci słupów dochodzi w pobliże spoidła przedniego i kończy się w przegrodzie oraz ciałach suteczkowatych.

Na powierzchni zewnętrznej hipokampa przechodzi w zespół sklepienia dochodzący do położonej na powierzchni wypukłej zakrętu przyhipokampowego, kory śródwęchowej (kory entorynalnej; *cortex entorhinalis*). Kora ta ma swoistą budowę warstwową, stanowiącą element pośredni między korą starą (*archicortex*) a korą nową. Wyróżnia się w niej pięć wyraźnie widocznych warstw,

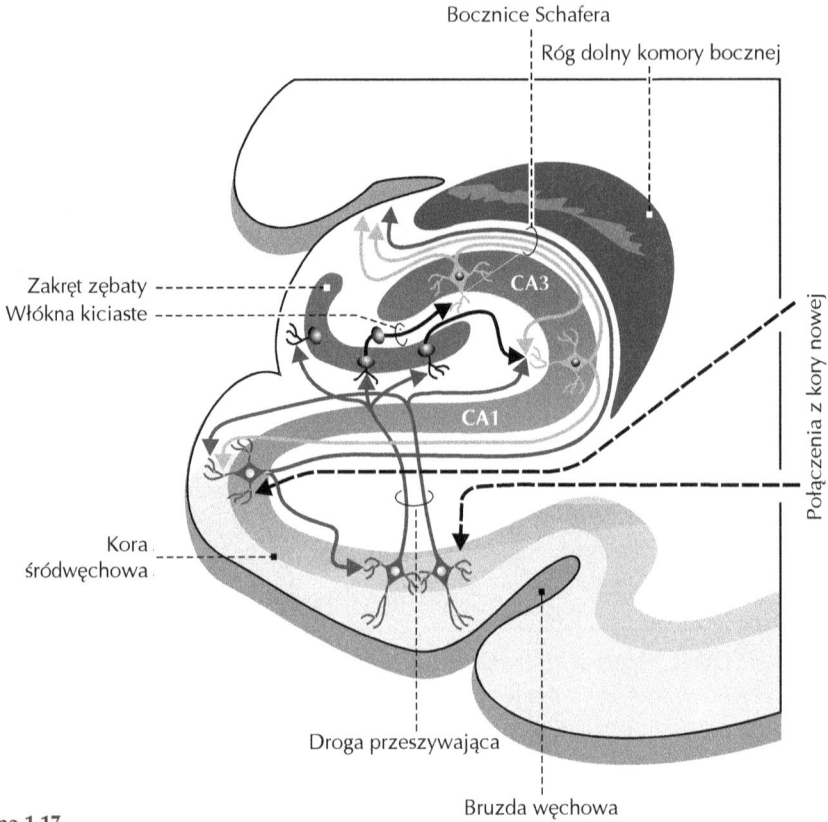

Rycina 1.17.

Przekrój czołowy przez trzon hipokampa z uwidocznieniem dróg nerwowych przeprowadzających informacje z kory śródwęchowej do zakrętu zębatego (droga przeszywająca), a następnie włóknami kiciastymi do hipokampa właściwego.

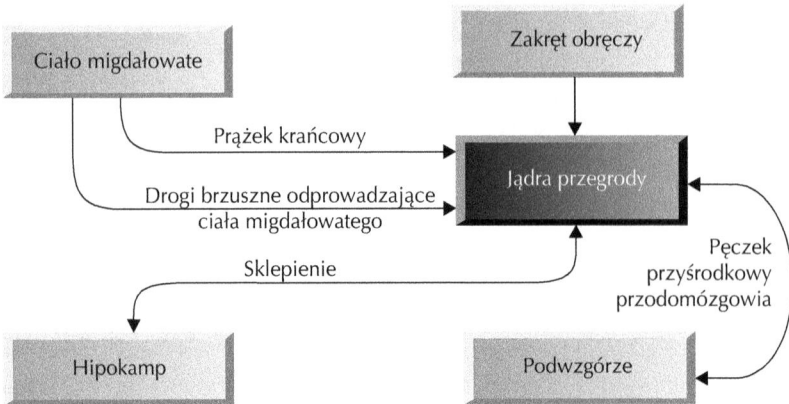

Rycina 1.18.

Złożony schemat połączeń struktur układu limbicznego z umiejscowieniem hipokampa w obrębie tego układu.

z których najbardziej charakterystyczna jest II warstwa komórek gwiaździstych tworzących skupiska, określane jako wyspy komórkowe. Widoczne są one na powierzchni zakrętu przyhipokampowego pod postacią grzybkowatych uwypukleń powierzchni tej kory. Kora śródwęchowa stanowi stację przekaźnikową między korą nową a hipokampem, umożliwiając przenoszenie informacji z praktycznie wszystkich okolic kory nowej do zespołu hipokampa.

Hipokamp ma obukierunkowe połączenia z przegrodą, a poprzez tę strukturę z ciałem migdałowatym, podwzgórzem oraz korą limbiczną.

Przegroda (*septum*) u człowieka składa się z dwóch części – przegrody prawdziwej

z głównymi jądrami znajdującymi się w zakręcie przykrańcowym oraz przegrody przezroczystej – struktury oddzielającej od siebie rogi przednie komór bocznych. Jądra przegrody można podzielić na dwie zasadnicze części – przyśrodkową i boczną. Do części bocznej przez sklepienie biegną włókna z hipokampa właściwego; jej aksony dochodzą do części przyśrodkowej. Część przyśrodkowa jest punktem wyjścia włókien dochodzących do hipokampa, jąder uzdeczki i śródmózgowia.

Przegroda jest strukturą mającą obustronne połączenia z innymi ośrodkami układu limbicznego (z ciałem migdałowatym, hipokampem, korą obręczy); może to wskazywać na jej modulujący wpływ na aktywność struktur układu limbicznego. Jednym z pod-

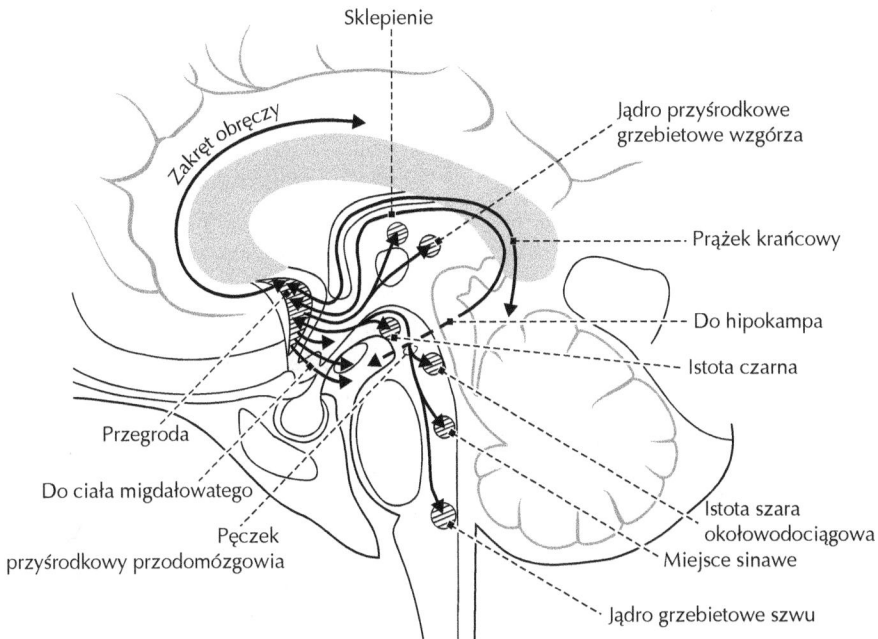

Rycina 1.19.

Schemat przedstawiający drogi wychodzące z przegrody.

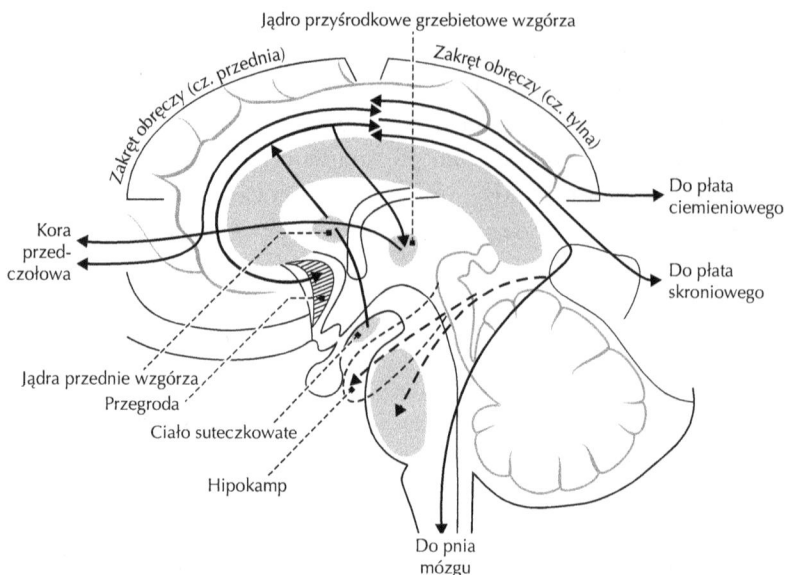

Rycina 1.20.
Schemat połączeń układu limbicznego z zaznaczeniem zależności między przegrodą, hipokampem a zakrętem limbicznym.

stawowych neuroprzekaźników układu przegrody (jej części przyśrodkowej) jest acetylocholina.

Neurony cholinergiczne występują w kilku wyraźnych grupach komórkowych, oznaczonych Ch_1–Ch_4. Przegrodę tworzy grupa komórek Ch_1; kolejne grupy cholinergiczne tworzą neurony Ch_2 – komórki pasma przekątnego Broki (ramię pionowe), Ch_3 – komórki pasma przekątnego Broki (ramię poziome) oraz Ch_4 – jądro podstawne wielkokomórkowe Meynerta. Neurony tej ostatniej struktury odgrywają znaczącą rolę jako źródło acetylocholiny praktycznie dla całej kory mózgu.

Ciało migdałowate jest strukturą położoną w przednio-przyśrodkowej części płata skroniowego. Odgrywa ważną rolę w procesach emocjonalnych i ich ekspresji oraz kontrolowaniu czynności narządów wewnętrznych, a także odbieraniu bodźców węchowych. Ciało migdałowate przylega do części przedniej rogu dolnego komory bocznej. Składa się z jąder, które tworzą dwa zespoły: filogenetycznie starszy – korowo-przyśrodkowy oraz filogenetycznie młodszy – podstawno-boczny. Rolą zespołu podstawno-bocznego jest nadawanie emocjonalnego znaczenia bodźcom ze środowiska zewnętrznego przez liczne połączenia korowe z ośrodkami czuciowymi

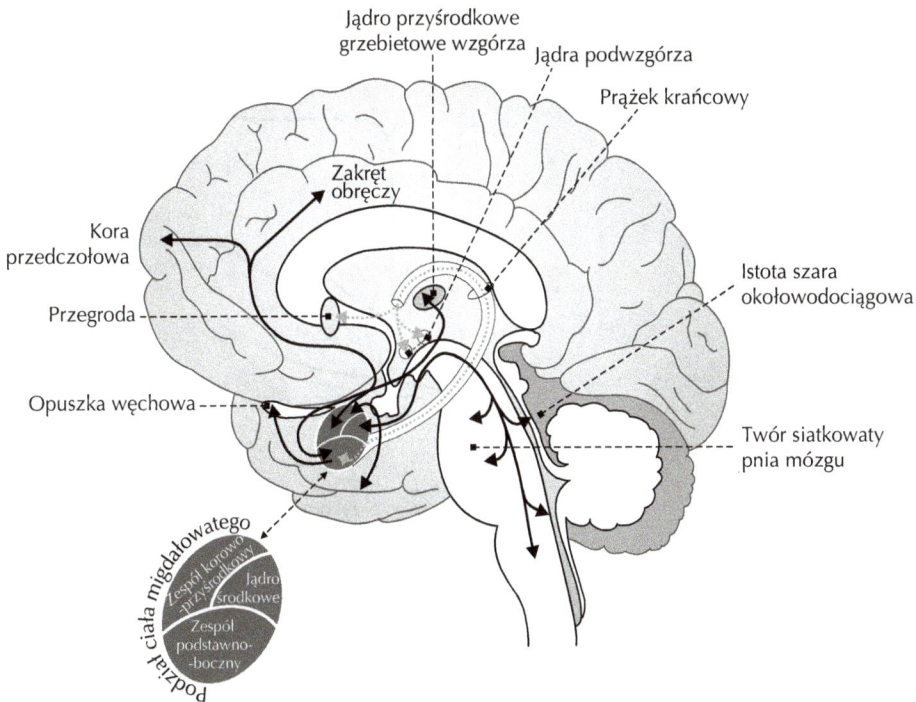

Rycina 1.21.
Schemat ciała migdałowatego i jego połączeń z innymi strukturami układu nerwowego.

i asocjacyjnymi, jak również uczenie się i zapamiętywanie emocji przez połączenia z hipokampem.

Natomiast zespół korowo-przyśrodkowy odpowiada za ekspresję emocji dzięki licznym połączeniom z ośrodkami wykonawczymi międzymózgowia i pnia mózgu. Włókna neuronów projekcyjnych ciała migdałowatego wychodzą z tej struktury przez prążek krańcowy (przede wszystkim z zespołu korowo-przyśrodkowego) oraz przez drogę migdałową brzuszną (przede wszystkim z zespołu podstawno-bocznego).

Podwzgórze tworzy część ściany bocznej oraz dno komory trzeciej. Na jego powierz-

chni podstawnej można wyodrębnić widoczne w kierunku od przodu ku tyłowi skrzyżowanie wzrokowe, guz popielaty wraz z lejkiem oraz ciała suteczkowate.

W podwzgórzu rozróżnia się trzy zasadnicze części:
- suteczkową,
- guzową,
- wzrokową, która przechodzi ku przodowi w tzw. okolicę przedwzrokową.

Na całym obszarze podwzgórza można rozróżnić okolicę boczną, jaśniejszą, zawierającą znaczną liczbę włókien mielinowych, i okolicę przyśrodkową, bogatą w ciała komórek nerwowych. W podwzgórzu znajdują

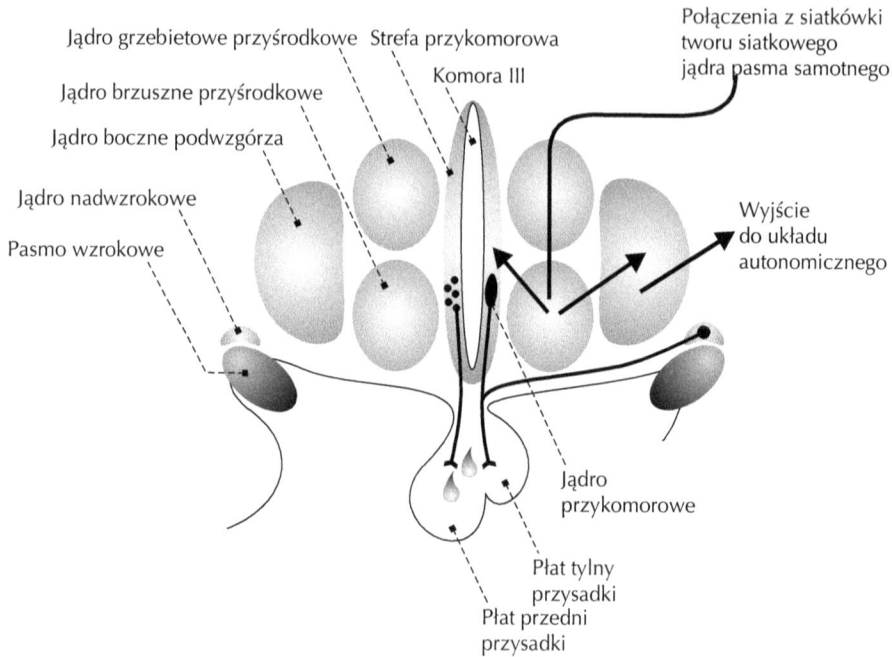

Rycina 1.22.

Schemat przekroju czołowego przez podwzgórze z zaznaczeniem uproszczonego łuku przepływu informacji w tej strukturze.

się liczne zgrupowania komórek tworzących wyraźnie odgraniczone jądra: jądra ciała suteczkowatego, nadwzrokowe i przykomorowe. Te ostatnie wysyłają aksony do tylnego płata przysadki mózgowej. Jądra ciała suteczkowatego otrzymują informacje z hipokampa przez dochodzące do nich słupy sklepienia, a wysyłają informacje do jąder przednich wzgórza przez pęczek suteczkowo-wzgórzowy. Jądro lejka ma połączenia z przednim płatem przysadki mózgowej.

Podwzgórze jest zespołem ośrodków integrujących czynność układu autonomicznego i wpływającym w znacznym stopniu na układ neuroendokrynny. Informacje docie-

rające do podwzgórza wnikają do niego przez wejściowe jądra grzbietowe przyśrodkowe i brzuszne przyśrodkowe, a następnie zostają przekazywane bądź do innych jąder podwzgórza położonych w linii przyśrodkowej, bądź poprzez strefę boczną podwzgórza dochodzą do struktur układu autonomicznego.

Z podwzgórzem ściśle związana jest przysadka położona w siodle tureckim. Wyróżnia się dwie podstawowe jej części: przednią – gruczołową oraz tylną – nerwową. Na czynność obu części przysadki oddziałują odrębne grupy neuronów podwzgórza. Na przysadkę gruczołową wpływają hormony uwalniające i hamujące, docierające do niej przez krążenie wrotne przysadki. Neurony podwzgórza, które wpływają na przednią część przysadki, rozmieszczone są głównie w strefie przyśrodkowej podwzgórza, zwłaszcza w jądrze lejka. Hormony tylnego płata przysadki uwalniane są z zakończeń nerwowych neuronów jąder wielkokomórkowych podwzgórza (nadwzrokowego i przykomorowego) bezpośrednio do światła naczyń krwionośnych krążenia układowego.

Piśmiennictwo uzupełniające

Bear M.F., Connors B.W., Paradisco M.A.: *Neuroscience. Exploring the brain*. Lippincott Williams & Wilkins, Baltimore 2001.

Felten D.L., Józefowicz R.F.: *Netter's atlas of human neuroscience*. Icon Learning Systems, Teterboro, New Jersey 2003.

FitzGerald M.J.T., Folan-Curran J.: *Clinical neuroanatomy and related neuroscience*. WB Saunders, Edinburgh 2002.

Fix J.D.: *Neuroanatomia*. Urban & Partner, Wrocław 1997.

Górska T., Grabowska A., Zagrodzka J.: *Mózg a zachowanie*. Wydawnictwo Naukowe PWN, Warszawa 2000.

Kingsley R.E.; *Concise text of neuroscience*. Lippincott Williams & Wilkins, Philadelphia 2000.

Narkiewicz O., Moryś J.: *Neuroanatomia czynnościowa i kliniczna. Podręcznik dla studentów i lekarzy*. Wydawnictwo Lekarskie PZWL, Warszawa 2001.

Snell R.S.: *Clinical neuroanatomy for medical students*. Lippincott Williams & Wilkins, Philadelphia 2001.

RADOSŁAW KAŹMIERSKI ■ ADAM NIEZGODA

ROZDZIAŁ 2

BADANIE NEUROLOGICZNE

OGÓLNA OCENA ZACHOWANIA SIĘ PACJENTA, WYGLĄDU I SPOSOBU PORUSZANIA

Badanie neurologiczne rozpoczyna się w chwili wejścia pacjenta do gabinetu lekarskiego – wtedy lekarz ma możliwość obserwowania zachowania się chorego, a więc: sposobu chodzenia, wykonywania ruchów dowolnych, możliwego występowania ruchów mimowolnych, mimiki, mowy, reagowania na pytania, prośby czy polecenia.

WYWIAD CHOROBOWY
Radosław Kaźmierski, Adam Niezgoda

Niezwykle istotną częścią badania neurologicznego jest wywiad. Specyfika schorzeń układu nerwowego powoduje, że w części przypadków rozpoznanie – i w konsekwencji tego leczenie – w dużej mierze zależne będzie od prawidłowo zebranego wywiadu chorobowego.

Istnieje grupa chorób, w przypadku których praktycznie cała wiedza lekarza pochodzi z zebranego wywiadu. Szczególnie ma to znaczenie, gdy objawy występują napadowo, kiedy to pacjent zgłasza się do lekarza po wystąpieniu epizodu choroby lub między takimi epizodami.

W tych przypadkach badanie przedmiotowe może nie wykazywać żadnych odchyleń od stanu prawidłowego. Jako przykład można tutaj wymienić niektóre samoistne bóle głowy (np. migrenę, klasterowy ból głowy), epizody utraty przytomności (padaczka, omdlenia), niedowład czy zaburzenia mowy w przypadku przemijającego niedokrwienia mózgu i inne.

> **Schemat przeprowadzania wywiadu neurologicznego**
> - Obecne dolegliwości i ich przebieg w czasie
> - Choroby przebyte
> - Wywiad środowiskowy
> - Wywiad rodzinny
> - Podsumowanie wywiadu

W zależności od potrzeb lekarz może jednak powyższy schemat modyfikować.

OBECNE DOLEGLIWOŚCI

W pierwszej części wywiadu istotne jest, aby pacjent miał możliwość swobodnej wypowiedzi na temat występujących obecnie dolegliwości, które skłoniły go do wizyty u lekarza. Jednak już na tym etapie często konieczne są pytania precyzujące wypowiedzi pacjenta. Obejmują one z reguły następujące problemy:

■ Początek zachorowania – nagły czy stopniowo nasilający się; w drugim przypadku należy ustalić, czy proces nasilał się w ciągu minut, godzin, dni, miesięcy.

■ Występowanie innych dolegliwości towarzyszących objawom głównym, np. poprzedzających wystąpienie zgłaszanych objawów (np. aura przed migrenowym bólem głowy, objawy napadu częściowego złożonego lub prostego poprzedzające napad padaczkowy wtórnie uogólniony), czy też jednoczesne ich występowanie z objawami (np. zawrotom głowy towarzyszą nudności, szum w uszach lub zaburzenia widzenia).

■ Czas trwania objawów.

■ Dynamika występowania objawów – np. czy objawy występują napadowo i ustępują samoistnie, czy też po podjęciu leczenia (jakiego?); czy objawy pojawiły się w przeszłości, utrzymują się do chwili badania i nie nasilają się; czy objawy ulegają nasileniu (lub zmniejszeniu); czy objawy wystąpiły tylko jeden raz, czy podobne stany występowały już w przeszłości.

■ Częstość, z jaką występują objawy – kilka razy dziennie, codziennie, raz na tydzień, raz w miesiącu, kilka razy w roku itd.; czy można zauważyć cykliczność występowania objawów.

■ Występowanie czynników wyzwalających objawy – istotne jest też, czy wystąpienie objawów było poprzedzone chorobą zakaźną.

■ Występowanie czynników przynoszących ulgę.

Inne dodatkowe pytania zadawane są na bieżąco, dzięki czemu wywiad modyfikowany jest w zależności od rodzaju i charakteru schorzenia.

Przydatne może być tutaj usystematyzowanie skarg pacjenta polegające na zadawaniu pytań dotyczących poszczególnych ważnych zagadnień:

■ Stan psychiczny – należy zapytać o zmiany nastroju, zaburzenia pamięci, zmniejszenie zdolności do radzenia sobie w życiu codziennym (zakupy, sprawy finansowe), trudności w porozumiewaniu się (rozumienie mowy i mówienie, trudności z nazywaniem przedmiotów, doborem słów itd.).

■ Wywiad dotyczący urazów czaszki, kręgosłupa, bólów głowy, bólów kręgosłupa i/lub kończyn.

■ Wywiad dotyczący nerwów czaszkowych – należy zapytać o zaburzenia widzenia, słuchu, węchu, smaku, trudności w połykaniu lub fonacji, drętwienia twarzy, porażenia mięśni twarzy, opadanie powiek.

■ Czynności ruchowe – należy zapytać o występowanie osłabienia siły kończyn, drżenie, ruchy mimowolne, trudności w poruszaniu się, ustalić, czy pacjent zauważył zaniki mięśniowe.

■ Funkcje czuciowe – należy ustalić, czy występowały drętwienia, mrowienia (szczególnie utrzymujące się dłużej, np. kilka dni), czy pacjent zauważył zmiany w odczuwaniu bodźców dotykowych, bólowych itd.

■ Koordynacja i chód – należy ustalić, czy nie występowały zaburzenia chodu (zataczanie się, chwiejność), czy pacjent lub jego otoczenie zauważyli, że sposób chodzenia zmienił się, a także czy występuje lub występowała niezdolność do wykonywania bardziej złożonych ruchów i w związku z tym trudności w jeździe samochodem lub na rowerze.

■ Inne objawy – epizody utraty przytomności, zawroty głowy, zaburzenia świadomości, zaburzenia w zakresie zwieraczy.

Na tym etapie zbierania wywiadu należy zwrócić szczególną uwagę na właściwe porozumienie się z pacjentem. Istotne jest ustalenie, co pacjent rozumie pod konkretnymi pojęciami:

■ Zawroty głowy – należy ustalić, czy pacjent odczuwa wirowanie, ruch otoczenia „jak na karuzeli" (zawrót układowy), czy też odczuwa niepewność, chwiejność podłoża, bez poczucia ruchu (zawrót nieukładowy). Czy zawrotom towarzyszą zaburzenia słuchu, szumy uszne, inne objawy neurologiczne (podwójne widzenie), czy ruch głowy wywołuje zawroty lub je nasila.

■ Bóle głowy – czy mają charakter pulsujący czy stały, jaki był charakter bólów: kłujące, ściskające lub inne, jakie było ich nasilenie, miejsce ich odczuwania.

■ Zaburzenia czucia: drętwienia, mrowienia, osłabienie czucia bólu i temperatury – czasem chorzy pod pojęciem drętwienia czy osłabienia czucia opisują także niewielkiego stopnia osłabienie siły mięśniowej, ważne jest więc ustalenie, czy jednocześnie występował deficyt siły mięśniowej, np. czy ręka była słabsza, czy chory mógł podnieść kończynę górną ponad głowę, czy przedmioty wypadały mu z ręki, czy chory był w stanie sprawnie chodzić itp.

■ Utrata przytomności – należy ustalić, co pacjent rozumie pod tym pojęciem, czy rzeczywiście nastąpiła utrata przytomności, czy też było to zasłabnięcie i pacjent pamięta szczegóły całego epizodu lub jego części, czy też epizod pokryty był niepamięcią. Czy po odzyskaniu przytomności pacjent był zorientowany co do miejsca, w którym się znajdował, oraz co do swojej osoby. Czy występowały objawy stanu pomrocznego – jeśli tak, to jak długo się on utrzymywał.

PRZEBYTE CHOROBY

W dalszej kolejności zbierany jest wywiad dotyczący występowania objawów neurologicznych w przeszłości. Szczególnie należy zwrócić uwagę na epizody osłabienia siły mięśniowej, zaburzenia czucia powierzchniowego, zaburzeń widzenia, w tym podwójnego widzenia, zaburzeń oddawania moczu lub stolca, utraty przytomności oraz na zaburzenia snu, funkcji seksualnych i stanu psychicznego.

Na tym etapie zbierania wywiadu z reguły ustala się, czy i jakie choroby neurologiczne rozpoznawano lub tylko podejrzewano dotychczas u chorego.

Następnie należy ustalić, na jakie inne choroby pacjent choruje, uwzględniając szczególnie czynniki ryzyka miażdżycy (nadciśnienie, cukrzyca, dyslipidemie), choroby układu krążenia, choroby autoimmunologiczne, endokrynologiczne, nowotworowe, zakaźne oraz schorzenia psychiczne.

Istotne jest ustalenie, czy i jakie hospitalizacje pacjent przebył. Jeżeli pacjent był hospitalizowany, należy zapoznać się z kartami informacyjnymi leczenia szpitalnego.

Należy także ustalić, jakie leki pacjent dotychczas stosował, w jakich dawkach, czy przyjmował leki regularnie. Warto zwrócić uwagę na wszystkie stosowane leki, nie tylko te związane z aktualną chorobą. Równie ważne są leki dostępne bez recepty, leki uspokajające itp.

WYWIAD ŚRODOWISKOWY

Należy ustalić, jaki zawód (zawody) wykonywał pacjent, czy wykonywana praca mogła mieć związek ze stwierdzanymi objawami. Ważne jest ustalenie ewentualnego narażenia na środki toksyczne i czynniki zakaźne.

Konieczne jest ustalenie, jakie używki pacjent stosuje lub stosował (alkohol, tytoń, środki narkotyczne).

WYWIAD RODZINNY

Bardzo ważne jest ustalenie występowania chorób dziedzicznych, przy czym należy zwrócić uwagę nie tylko na choroby układu nerwowego. Istotne jest ustalenie, czy podobne jak u badanego pacjenta choroby występowały w rodzinie (rodzice, dziadkowie, rodzeństwo, kuzynostwo).

Trzeba ustalić, czy pacjent ma dzieci i czy są one zdrowe, czy też chorują i na jakie schorzenia, jaki jest stan zdrowia rodziców, rodzeństwa. Jeżeli rodzice lub rodzeństwo nie żyją, należy dowiedzieć się z jakiego powodu i w jakim wieku zmarli. Kobiety należy także zapytać o przebyte poronienia.

W przypadku stwierdzenia schorzeń występujących w rodzinie chorego lub mogących mieć podłoże genetyczne:

■ przydatne jest narysowanie rodowodu rodziny z uwzględnieniem osób chorych i ich pokrewieństwa z badanym przez nas pacjentem,

■ należy rozróżnić osoby bez objawów chorobowych w rodzinie i osoby, co do stanu zdrowia których jest mało danych,

■ należy dążyć do precyzyjnego określenia chorób i objawów, o których rozmawia się z pacjentem.

WYWIAD OD RODZINY I OPIEKUNÓW

W części przypadków bardzo istotne jest zebranie wywiadu od osób towarzyszących choremu, jak członkowie rodziny czy opiekun. Jest to szczególnie ważne, gdy mamy do czynienia z epizodami utraty przytomności lub innymi stanami przebiegającymi z zaburzeniami świadomości, a także u pacjentów po urazach czaszkowo-mózgowych. Problem ten dotyczy także chorych z otępieniem. W danych sytuacjach nieodzowne może okazać się zebranie wywiadu od świadków epizodów utraty przytomności, jeśli wystąpił on w miejscu publicznym, lub współpracowników, jeśli epizod wystąpił w miejscu pracy itp.

W czasie całego badania należy taktownie, lecz konsekwentnie dążyć do możliwie precyzyjnego ustalenia faktów. Często spotykane w gabinetach odpowiedzi w rodzaju „od jakiegoś czasu", „co jakiś czas" niewiele pomogą zarówno pacjentowi, jak i lekarzowi.

Niekiedy już w czasie badania przedmiotowego stwierdza się objawy wymagające uzupełnienia wywiadu – należy wtedy wrócić do tych zagadnień lub zrobić to po badaniu przedmiotowym.

PODSUMOWANIE WYWIADU

Po zebraniu wywiadu przydatne jest krótkie podsumowanie przez lekarza ustalonych w czasie wywiadu faktów. Pozwoli to upewnić się, czy przedstawiony przez pacjenta problem został dobrze zrozumiany, ponadto pacjent lub opiekun może skorygować źle zrozumiane elementy wywiadu.

Wywiad powinien być zebrany na tyle dokładnie, aby po jego zakończeniu można już było sformułować wstępną hipotezę odnośnie do miejsca uszkodzenia układu nerwowego.

Często na tym etapie można ustalić także prawdopodobny patomechanizm uszkodzenia układu nerwowego (uszkodzenie naczyniowe, zakaźne, zapalne – w tym autoimmunologiczne, pourazowe, nowotworowe, zwyrodnieniowe itd.).

Hipoteza wypracowana w czasie zbierania wywiadu poddana zostanie weryfikacji, modyfikacji lub odrzuceniu w wyniku badania przedmiotowego i/lub badań laboratoryjnych.

BADANIE PRZEDMIOTOWE
Radosław Kaźmierski, Adam Niezgoda

W czasie zbierania wywiadu można także wstępnie ocenić stan psychiczny i świadomość pacjenta. Możliwe jest także zauważenie zaburzeń o charakterze afazji, dysfazji lub dyzartrii.

Na początku badania ambulatoryjnego lekarz z reguły ogranicza się do orientacyjnego badania stanu psychicznego i sprawności umysłowej.

Ocena stanu psychicznego. Oceniając stan psychiczny pacjenta, należy zwrócić szczególną uwagę na:
■ wygląd i zachowanie,
■ nastrój (podwyższony, prawidłowy, obniżony),
■ występowanie objawów wytwórczych,
■ orientację autopsychiczną – należy sprawdzić, czy pacjent wie, jak się nazywa, gdzie mieszka, kim jest z zawodu, czy pracuje, czy jest na emeryturze itp.,
■ orientację allopsychiczną – należy sprawdzić, czy pacjent wie, gdzie się w tej chwili znajduje, na którym piętrze, w jakim jest

szpitalu (poradni), na jakiej ulicy, w jakim mieście oraz jaki dzisiaj jest dzień tygodnia, jaki miesiąc, pora roku, rok kalendarzowy),
■ pamięć – stosuje się testy na pamięć krótkoterminową i długoterminową,
■ występowanie akalkulii – stosuje się zadania rachunkowe,
■ orientację przestrzenną – stosuje się test zegara, test pięcioramiennej gwiazdy,
■ myślenie abstrakcyjne – wyjaśnianie treści przysłów, wyjaśnianie różnic, np. stół a krzesło, rzeka a jezioro, schody a drabina,
■ zaburzenia gnozji, czyli zaburzenia odbioru wrażeń czuciowych przy braku uszkodzenia dróg i receptorów czuciowych – można tutaj zbadać rozpoznawanie znanych twarzy (prozopagnozja), percepcji własnego ciała, rozpoznawanie przedmiotów tylko za pomocą dotyku, figur rysowanych na skórze,
■ zaburzenia praksji, czyli upośledzenie wykonywania złożonych czynności przy zachowanej sprawności ruchowej – badając praksję, należy poprosić pacjenta, aby wykazywał (naśladował) czynności złożone, np. gra na fortepianie, lub aby powtarzał sekwencję ruchów za badającym, np. położenie zwiniętej w pięść ręki na biurku z kciukiem skierowanym ku górze, następnie ze schowanym kciukiem, a w końcu położenie ręki płasko powierzchnią dłoniową na blacie.

W warunkach ambulatoryjnych przesiewowym badaniem pozwalającym na wstępne wysunięcie podejrzenia zmian otępiennych (lub umożliwiającym ocenę postępu choroby) jest badanie z wykorzystaniem testu MMSE (Mini Mental State Examination).

Na początku badania przedmiotowego (szczególnie podczas badania pierwszorazowego) należy odpowiednio wiele czasu poświęcić oglądaniu ciała pacjenta.

Gabinet lekarski powinien stwarzać warunki do rozebrania się chorego, gdyż bardzo duże znaczenie ma ocena postawy pacjenta, w tym występowania skrzywień kręgosłupa i wad postawy, ocena mięśni – szczególnie pod kątem ich zaników lub przerostów oraz ocena występowania ruchów mimowolnych i oględziny skóry.

Zaburzenia postawy. U części chorych występują typowe dla danej jednostki chorobowej zaburzenia postawy. Dla choroby Parkinsona lub zespołu parkinsonowskiego charakterystyczna jest postawa pochylona. W rwie kulszowej najczęściej występuje boczne skrzywienie kręgosłupa w odcinku lędźwiowym i pozycja zgięciowa kończyny dolnej po stronie zgięcia bocznego. U chorych ze spastycznym niedowładem połowiczym występuje tzw. postawa Wernickego-Manna.

Zmiany skórne w chorobach układu nerwowego. Następnie ocenia się występowanie zmian skórnych, które w pewnych przypadkach mogą mieć znaczenie w diagnostyce neurologicznej. Bardziej istotne przykłady tych zmian to:
- Zmiany barwnikowe i liczne guzy skórne oraz ostro odgraniczone plamy barwnikowe (fr. café au lait) na tułowiu i kończynach – stwierdzane w nerwiakowłókniakowatości Recklinghausena. Stosunkowo stałym objawem w tej chorobie są piegi w zagięciach skóry (w pachwinach, pod pachami).
- Naczyniaki twarzy z reguły umiejscowione na czole, powiece i owłosionej skórze czaszki, czasem schodzące na szyję – typowe dla choroby Sturge'a-Webera.
- Drobne, gładkie, twarde guzki barwy szaro-żółtej lub czerwonej, przemieszczające się

wraz ze skórą, występujące na nosie, policzkach i bródce (tzw. znamię Pringle'a) – typowe dla stwardnienia guzowatego (choroby Bourneville'a).
- Blizny po oparzeniach na tułowiu i kończynach, zmiany troficzne skóry, jak obrzęknięta i cienka skóra rąk (glossy skin) lub skóra pokryta owrzodzeniami i pęcherzami – może świadczyć o jamistości rdzenia.
- Zmiany skórne w przebiegu półpaśca (niejednokrotnie poprzedzane są bólami w tej okolicy) często rozwijają się na tułowiu, choć mogą obejmować twarz, w tym oko (gałąź I nerwu trójdzielnego) lub ucho. W chorobie tej drobne pęcherzyki wypełnione surowiczą treścią pojawiają się na skórze w miejscach odpowiadających zajętym dermatomom.
- Rumień policzkowy, często w kształcie motyla – występuje u chorych na toczeń rumieniowaty układowy (lupus erythematodes).
- Rumień wędrujący, czyli czerwona plama lub grudka stopniowo rozszerzająca się i tworząca zmianę obrączkowatą otoczoną czerwonym pierścieniem (obwódką), pierwotnie zlokalizowany w okolicy ukąszenia przez kleszcza – typowy dla boreliozy.
- Aftowate owrzodzenia błony śluzowej jamy ustnej i okolic narządów płciowych – może świadczyć o występowaniu choroby Behçeta.

U leżących pacjentów należy stwierdzić, czy nie występują odleżyny.

W następnej kolejności przeprowadza się **badanie internistyczne**, które bezwzględnie obejmuje pomiar ciśnienia tętniczego (w przypadku podejrzenia zespołu podkradania tętnicy podobojczykowej konieczny jest pomiar na obu kończynach górnych), osłuchiwanie serca, tętnic szyjnych, płuc, a w razie potrzeby także czaszki.

Osłuchiwanie tętnic szyjnych i ocena występowania szmerów naczyniowych nad tętnicą jest jedną z metod identyfikacji występowania hemodynamicznie istotnego zwężenia (stenozy) tętnicy szyjnej wewnętrznej.

Osłuchiwanie czaszki może też być przydatne we wstępnej diagnostyce w przypadku podejrzenia przetoki tętniczo-żylnej zatoki jamistej.

Następnie przechodzi się do badania nerwów czaszkowych.

BADANIE NERWÓW CZASZKOWYCH
Adam Niezgoda, Radosław Kaźmierski

Nerw I – nerw węchowy

Jedną z częstszych skarg chorych, nie tylko w gabinecie neurologicznym, ale również w poradni lekarza ogólnego, jest zaburzenie powonienia. Nie są to zwykle dolegliwości wymieniane przez chorych na pierwszym planie i rzeczywiście najczęściej, kiedy sam pacjent nie informuje o zniesieniu powonienia, nie ma ono wielkiego znaczenia klinicznego. Najczęstszym bowiem powodem upośledzenia węchu jest nieżyt błony śluzowej nosa. Upośledzenie węchu o charakterze przytępienia powonienia nazywane jest **hyposmią**, całkowity brak węchu – **anosmią**, a spaczony węch – **parosmią**. Odmianą szczególnie silnie spaczonego węchu jest **kakosmia**, w przypadku której chory opisuje silne, zwykle nieprzyjemne wrażenia węchowe.

W sytuacji, gdy chory zgłasza zaburzenia powonienia przy zupełnie drożnym nosie, należy brać pod uwagę przyczynę pochodzącą z układu nerwowego. Uwaga ta dotyczy szczególnie chorych z jednostronnym ubytkiem powonienia. Należy pamiętać, że prawidłowy węch jest niezbędny do odczuwania smaku i dlatego nierzadko chorzy z ubytkami powonienia skarżą się raczej na spaczone odczuwanie smaku potraw.

Rutynowo do badania węchu poleca się zwykle olejek miętowy lub olejek goździkowy (nie należy do badania węchu używać amoniaku, ponieważ substancja ta, mimo że ma silną nieprzyjemną woń, bardziej pobudza zakończenia nerwowe nerwu V w obrębie błony śluzowej nosa, wywołując kichanie, niż komórki zmysłowe nabłonka węchowego). Wystarczy nasączyć kilkoma kroplami wymienionych substancji wacik i przyłożyć go do każdego nozdrza osobno, upewniając się, że dany przewód nosowy jest drożny oraz zamykając przeciwstronne nozdrze. Badanie takie pozwala stwierdzić jednostronny ubytek węchu, który ma większe znaczenie patologiczne niż na przykład obustronne przytępienie powonienia. Amoniak natomiast bardzo się przydaje w przypadkach podejrzenia symulacji: pacjent, który, czując drażnienie amoniakiem, neguje istnienie jakiegokolwiek bodźca, najprawdopodobniej symuluje.

Węch fizjologicznie ulega przytępieniu u osób w podeszłym wieku, co może przyczyniać się do spadku łaknienia w tej grupie wiekowej.

Nerw II – nerw wzrokowy

Nerw wzrokowy jest – podobnie jak nerw węchowy – wyjątkowym nerwem czaszkowym, gdyż histologicznie stanowi niejako wypustkę ośrodkowego układu nerwowego (o.u.n.).

Badanie podmiotowe pacjenta powinno uwzględniać pytania o ostrość widzenia, mroczki w polu widzenia obecnie lub w przeszłości, inne osobliwe wrażenia wzrokowe, jak na przykład wrażenie zwielokrotnionych i nieruchomych obrazów przedmiotu rzeczywiście poruszającego się (*pallinopsia*), czy też drganie obrazu, który powinien być nieruchomy (*oscillopsia*).

Palinopsję spotyka się w przypadkach uszkodzeń korowych płata ciemieniowego, oscylopsja towarzyszy niektórym rodzajom oczopląsu.

W neurologii badanie przedmiotowe nerwu wzrokowego obejmuje:

- ocenę ostrości wzroku,
- ocenę pola widzenia,
- badanie dana oka.

Ocena ostrości wzroku. Orientacyjne badanie ostrości wzroku można ograniczyć do próby czytania dowolnego tekstu na przykład z gazety (jest ona o tyle dobrym narzędziem pracy, że zwykle dostępne są czcionki różnej wielkości).

W warunkach gabinetu lekarskiego do oceny ostrości wzroku używane są tablice Snellena z rzędami znaków, czyli optotypów (cyfr, liter lub piktogramów dla dzieci), których wielkość jest tak dobrana, aby rząd najwyższy był widoczny pod kątem 10° z odległości 5 m, a rząd najniższy pod kątem 1° z tej samej odległości.

Ostrość wzroku (V = *visus*) pacjenta rozpoznającego prawidłowo najmniejsze znaki wynosi wówczas 1,0, a gdy rozpoznaje on tylko najwyższy rząd znaków, ostrość wzroku wynosi 0,1. W przypadku chorych, którzy nie rozpoznają nawet najwyższego rzędu znaków, stosuje się próbę liczenia palców, które badający pokazuje badanemu. W skrajnych przypadkach choremu poleca się liczyć palce z odległości 3 m przed okiem. Jeśli chory prawidłowo podaje liczbę palców z tej odległości, ostrość wzroku wynosi według podanych wyżej reguł około 0,06. Jeżeli nie rozróżnia palców nawet z odległości kilkudziesięciu centymetrów, stosuje się badanie zdolności widzenia ruchu – chory ma określić, czy ręka badającego się porusza i w którą stronę. W przypadku braku zdolności widzenia ruchu stosuje się badanie poczucia światła.

Ocena pola widzenia. Przedmiotowe badanie pola widzenia można przeprowadzić na dwa sposoby (oba z nich opierają się na metodzie konfrontacji).

Pierwszy sposób polega na ocenie pola widzenia przy widzeniu jednoocznym – jedno oko pacjenta oraz badającego (np. lewe oko pacjenta i prawe oko badającego) jest zasłonięte, badający siedzi naprzeciw badanego w odległości wyciągniętego ramienia, badany patrzy w oko badającego lub na przedmiot (długopis, palec badającego) umieszczony w połowie drogi między okiem badanego i badającego.

Drugi sposób polega na badaniu przy patrzeniu obuocznym. Umożliwia on ocenę funkcji wyższych ośrodków wzrokowych kojarzeniowych, głównie ciemieniowych, i pozwala wykryć niedowidzenie połowicze z pomijania (*hemianopsia ex inattentione*). Tu również warunkiem jest fiksacja (tym razem obuoczna) wzroku badanego na jednym punkcie twarzy badającego. Badający pokazuje jednocześnie po obu stronach pola widzenia palce, którymi rusza najpierw tylko po jednej stronie (raz po lewej, raz po prawej), następnie jednocześnie po obu stronach. Chory za każdym razem powinien bezbłędnie rozpoznawać ruch palców i wskazać stronę, po której palec badającego się rusza. Jeśli pacjent dostrzega jednostronny ruch i po lewej stronie, i po prawej, a w przypadku obustronnego ruchu nie dostrzega za każdym razem ruszającego się palca po (swojej) lewej stronie, świadczyć to może o korowym uszkodzeniu prawego płata ciemieniowego. Jest to ważny objaw lokalizacyjny.

Oczywiście warunkiem poprawnego przeprowadzenia badania jest zachowanie prawidłowego pola widzenia u osoby badającej.

Inną metodą orientacyjnego badania pola widzenia jest polecenie choremu, aby podzielił na dwie równe części linkę (przewód stetoskopu) umieszczoną przed nim. W przypadku niedowidzenia połowiczego pacjent dzieli linkę na dwie nierówne części – dłuższa część znajdzie się po stronie niedowidzenia.

W razie wykrycia ubytków pola widzenia u pacjenta, należy uzupełnić badanie dokładniejszą oceną pola widzenia, czyli przeprowadzić perymetrię (nie jest to metoda obiektywna *sensu stricto*, ponieważ od współpracy pacjenta zależy, kiedy zgłosi, że widzi bodziec, a kiedy nie). Do przeprowadzenia tego badania służą perymetry (polomierze) klasyczne (np. Maggiorego) oraz automatyczne (komputerowe). Przewagą polomierzy klasycznych nad komputerowymi jest dokładniejsza ocena widzenia obwodowego. Przewagą polomierzy komputerowych jest wysoka czułość i swoistość dla widzenia centralnego oraz to, że można obiektywnie ocenić stopień współpracy pacjenta. Dokładny opis badania perymetrycznego znajdzie Czytelnik w podręcznikach okulistyki.

Badanie dna oka. Do przedmiotowego badania neurologicznego należy również badanie dna oka. W neurologii dno oka bada się za pomocą oftalmoskopu bezpośredniego, zwykle bez farmakologicznego rozszerzenia źrenicy. W odróżnieniu od okulisty, neurologa najbardziej interesuje centralna część dna oka, to jest tarcza nerwu wzrokowego oraz jej najbliższe sąsiedztwo.

Nerwy III, IV i VI – nerwy gałkoruchowe

Nerw okoruchowy, nerw bloczkowy i nerw odwodzący stanowią czynnościową całość, unerwiają zewnętrzne i wewnętrzne mięśnie gałki ocznej i dlatego bada się je razem.

Pierwszym etapem badania jest oglądanie. Należy ocenić osadzenie gałek ocznych oraz ich ustawienie (powinno być dowolne). Osie gałek ocznych przy spojrzeniu w dal powinny być równoległe. Oglądaniem ocenia się również szerokość szpar powiekowych oraz średnicę źrenic i ich kształt.

Chory ma wodzić wzrokiem za palcem badającego, który kreśli w powietrzu zarys koperty. W ten sposób bada się ruch oczu w czterech głównych kierunkach (dwóch poziomych i dwóch pionowych) oraz w kierunkach pośrednich (ukośnych). Trzeba zwrócić uwagę, czy w żadnym ze skrajnych ustawień gałek ocznych chory nie informuje o podwójnym widzeniu, a także, czy oczy chorego wykonują ruchy w sposób skojarzony.

Należy też w skrajnych ustawieniach gałek ocznych poszukiwać oczopląsu (*nystagmus*) – mimowolnych rytmicznych ruchów gałek ocznych. Czasami, gdy gałki oczne są w ustawieniu skrajnym, pojawia się ruch oscylacyjny (nystagmoidalny) imitujący oczopląs, ale ulegający samoistnemu wygaszeniu po kilku sekundach, zwłaszcza gdy badający wycofa nieco palec z położenia skrajnego. Nie należy takiego zjawiska traktować jako patologię. Ruchy nystagmoidalne są częściej obserwowane u osób z bardzo żywymi odruchami ścięgnistymi bez objawów patologicznych i nie mają wówczas znaczenia klinicznego.

Nerw III – nerw okoruchowy

Nerw okoruchowy zaopatruje wszystkie mięśnie zewnętrzne gałki ocznej poza mięśniem prostym bocznym oraz mięśniem skośnym górnym, a także prowadzi włókna przywspółczulne do mięśnia zwieracza źrenicy oraz mięśnia rzęskowego.

Badanie gałek ocznych obejmuje również ocenę wielkości, symetrii, kształtu źrenic oraz ich reakcji na światło, zbieżność i nastawność.

Źrenice powinny być okrągłe i równej wielkości. Wielkość źrenic określa się w milimetrach.

Reakcję na światło najlepiej zbadać, oświetlając bezpośrednio źrenice latarką.

Badanie odruchu na światło należy przeprowadzić, oświetlając źrenice zarówno od kąta zewnętrznego oka, jak i kąta wewnętrznego w celu ewentualnego wykrycia bloku przewodzenia w drodze wzrokowej, np. na poziomie części pośrodkowej skrzyżowania wzrokowego, gdzie przerwanie włókien pochodzących z donosowych części siatkówki spowoduje, że odruch na światło będzie osłabiony przy oświetlaniu z bocznej części pola widzenia (niedowidzenie dwuskroniowe). Odruch ten będzie tylko osłabiony, a nie zniesiony, ze względu na naturalny proces dyspersji światła w częściach przeziernych oka i oddziaływanie na skroniowe (odpowiadają za wrażenia świetlne z donosowej części pola widzenia) części siatkówki.

Reakcja konsensualna to reakcja zwężenia źrenicy po stronie przeciwnej do oświetlanej, np. prawej na oświetlanie źrenicy lewej. Należy badać ją obustronnie, gdyż tylko wtedy daje ona informację, czy ramię dośrodkowe lub odśrodkowe odruchu na światło jest zajęte i po której stronie.

Reakcja źrenic na zbieżność badana jest za pomocą oceny zwężania się źrenic w czasie, gdy chory patrzy na zbliżający się do jego nosa przedmiot – dochodzi wówczas do ruchu konwergencyjnego (zbieżnego) gałek ocznych oraz zwężenia źrenic. Za oba komponenty odpowiedzialne są ośrodki w śródmózgowiu. Podobny mechanizm ma odruch na nastawność – dotyczy jednak tylko jednego oka: choremu pokazuje się odległy przedmiot, a następnie bardzo blisko oka i obserwuje, czy przy zmianie fiksacji na przedmiot bliższy źrenica ulega spodziewanemu zwężeniu.

Symetria szpar powiekowych może być zachwiana pozornym zwężeniem szpary po jednej stronie, spowodowanym – o czym trzeba pamiętać – patologicznym poszerzeniem szpary powiek po przeciwnej stronie. Nieprawidłowo poszerzona szpara powiek znajduje się po tej stronie, po której chory nie jest w stanie w pełni zamknąć oka. Jeśli więc obustronnie pacjent może oczy zamknąć, to mamy do czynienia z nieprawidłowo zwężoną szparą powiek.

Nierówność źrenic (anizokoria) wymaga oceny, która źrenica jest patologicznie poszerzona lub która patologicznie zwężona. Źrenica, która w ciemności nie ulega rozszerzeniu, jest patologicznie zwężona, źrenica, która nie ulega zwężeniu przy oświetlaniu latarką, jest patologicznie poszerzona.

Należy pamiętać o możliwej fizjologicznej wrodzonej asymetrii źrenic u niektórych osób, szczególnie tych, które mają tęczówki o różnych kolorach – *heterochromia* (np. jedna niebieska, druga brązowa) lub tęczówki nakrapiane. Aby symetria źrenic oraz zabarwienie tęczówek były pełne, konieczne jest prawidłowe obustronne unerwienie współczulne oka w czasie pierwszego roku życia – wówczas kształtuje się ostatecznie warstwa barwnikowa tęczówki oraz równowaga między mięśniem zwieraczem i mięśniem rozwieraczem źrenicy. Dlatego też zespół Hornera (patrz dalej) widywany jest w przypadkach heterochromii po stronie tęczówki jaśniejszej.

Rozszerzenie źrenicy świadczy o niedowładzie nerwu okoruchowego. Trzeba pamiętać, że włókna przywspółczulne tego nerwu są najbardziej ze wszystkich jego włókien wrażliwe na wszelki ucisk z powodu powierzchownego położenia w nerwie. W związku z tym rozszerzenie źrenicy będzie często pierwszym objawem uszkodzenia nerwu okoruchowego.

Wyróżnia się porażenie wewnętrzne nerwu okoruchowego, kiedy to źrenica nie reaguje na światło przy zachowanych ruchach gałki ocznej i symetrycznych szparach powiekowych (podobne objawy wystąpią także w zapaleniu zwoju rzęskowego – *ganglionitis ciliaris*), oraz porażenie zewnętrzne nerwu okoruchowego – reakcja źrenic na światło jest zachowana przy upośledzonej funkcji mięśni gałkoruchowych. Natomiast w przypadku całkowitego porażenia nerwu okoruchowego stwierdza się opadnięcie powieki, źrenica jest szeroka i nie reaguje na światło, a gałka oczna jest odwiedziona na zewnątrz i nieco ku dołowi (zez rozbieżny) (ryc. 2.1).

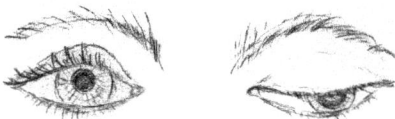

Rycina 2.1.
Niedowład nerwu okoruchowego. (Ryciny od 2.1 do 2.3 wykonała Małgorzata Niezgoda według koncepcji Adama Niezgody).

Współistnienie zwężenia szpary powiek, zwężenia źrenicy (*miosis*) oraz wrażenie wpadnięcia gałki ocznej (*enophthalmus*) po jednej stronie świadczy o **zespole Hornera**. Zwężenie źrenicy w zespole Hornera wymaga badania w ciemnym pomieszczeniu – nierówność źrenic jest najlepiej widoczna w ciągu pierwszych 5 sekund adaptacji do ciemności. Zespół Hornera jest spowodowany uszkodzeniem drogi współczulnej dla oka.

W celu upewnienia się, że mamy do czynienia z uszkodzeniem włókien współczulnych dla oka, a nie uszkodzeniem nerwu okoruchowego, poza stwierdzeniem zwężenia źrenicy po tej samej stronie (może ono być trudne do wykrycia, np. u osób starszych, które mają tendencję do obustronnej miozy, a ponadto opadnięcie powieki górnej może być u nich trudne do weryfikacji ze względu na zwiotczenie skóry powiek – *blepharochalasis*), należy sprawdzić, czy dyskretnemu opadnięciu powieki górnej towarzyszy dyskretne uniesienie dolnej powieki – objaw Kearnsa. W tym celu należy polecić pacjentowi wodzenie wzrokiem za palcem badającego poruszającym się od dołu ku górze, tak aby tęczówka oka zdrowego dotknęła swym skrajem „na godzinie 6.00" krawędzi dolnej powieki. Wtedy należy porównać położenie dolnego skraju tęczówki oka po zajętej stronie – w zespole Hornera dolny brzeg tęczówki będzie jeszcze przysłonięty przez dolną powiekę.

Zespół Hornera może wynikać z uszkodzenia drogi współczulnej w dowolnym miejscu, najczęściej jednak uszkodzony jest II i III neuron współczulny w wyniku chorób toczących się w klatce piersiowej oraz szyi (operacje, urazy, guzy). Przerwanie drogi współczulnej od poziomu podwzgórza do poziomu rozdwojenia tętnicy szyjnej powoduje zniesienie wydzielania potu na twarzy po tej samej stronie. Natomiast jeżeli uszkodzenie jest bardziej obwodowe i zachodzi powyżej rozdwojenia tętnicy szyjnej wspólnej, pot na twarzy wydzielany jest prawidłowo.

Nerw IV – nerw bloczkowy

Nerw bloczkowy jest nerwem „podwójnie" nietypowym: jego jądro ruchowe znajduje się nietypowo w grzbietowej części śródmózgowia i sam nerw opuszcza pień mózgu po stronie grzbietowej. Dodatkowo prawy nerw bloczkowy pochodzi z jądra lewego i na odwrót. Należy o tym pamiętać, kojarząc objawy kliniczne u chorego z danymi z badań obrazowych sugerujących proces patologiczny na poziomie śródmózgowia. Nerw bloczkowy zaopatruje tylko mięsień skośny górny.

Porażenie nerwu bloczkowego powoduje zbaczanie oka chorego ku górze i nieco dośrodkowo. Chory z jednostronnym niedowładem tego nerwu charakterystycznie

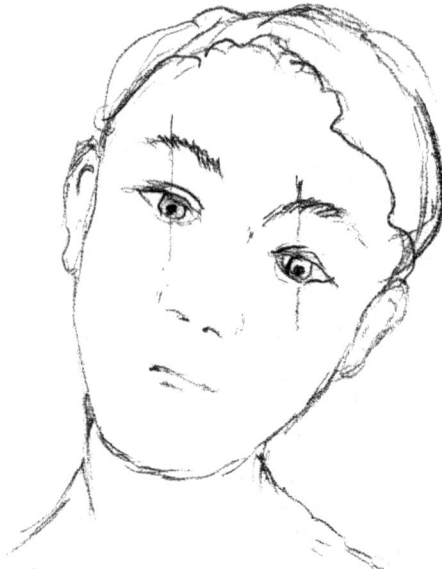

Rycina 2.2.
Niedowład nerwu bloczkowego.

skarży się na podwójne widzenie przy schodzeniu po schodach, patrzeniu w dół i w kierunku nosa. Przy patrzeniu na wprost chory, żeby uniknąć dwojenia, będzie: przekrzywiał głowę w płaszczyźnie czołowej w stronę zdrową, pochylał głowę ku przodowi i skręcał ją nieco osiowo w stronę porażonego nerwu (ryc. 2.2).

Nerw VI – nerw odwodzący

Nerw odwodzący zaopatruje jedynie mięsień prosty boczny oka. Niedowład tego nerwu będzie skutkował zezem zbieżnym (ryc. 2.3), a chory będzie zgłaszał podwójne widzenie przy patrzeniu w kierunku działania niedowładnego mięśnia (np. przy porażeniu lewego nerwu odwodzącego i niedowładzie lewego mięśnia prostego bocznego oka chory będzie widział podwójnie, patrząc w lewo). W celu kompensacji dwojenia (które jest najsilniejsze przy próbie spojrzenia w kierunku działania niedowładnego mięśnia) będzie zwracał głowę w stronę porażonego nerwu.

Jest to zresztą zasada odnosząca się do wszystkich nerwów gałkoruchowych i ruchów kompensacyjnych głową w celu uniknięcia dwojenia: chory zwraca kompensacyjnie głowę w tę stronę, w którą prawidłowo mięsień (w tym wypadku mięsień niedowładny) wykonuje ruch gałką oczną.

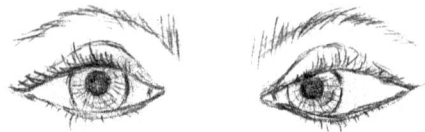

Rycina 2.3.
Niedowład nerwu odwodzącego.

W przypadku wgłobień wewnątrzczaszkowych można obserwować niedowład, zwykle obustronny, mniej lub bardziej symetryczny nerwu VI oraz III.

Warto dodać, że mogą występować izolowane zaburzenia czynności mięśni lub uszkodzenia pojedynczych gałązek nerwów doprowadzających do nich włókna ruchowe lub złącza nerwowo-mięśniowego, co daje obraz niepełnego uszkodzenia nerwu III (np. w miastenii rzekomoporaźnej).

Nerw V – nerw trójdzielny

Z praktycznych uwag dotyczących funkcji nerwu trójdzielnego należy zapamiętać, że nerw ten zaopatruje czuciowo twarz.

Badanie czynności czuciowej nerwu trójdzielnego najlepiej przeprowadzać, dotykając symetrycznie i jednocześnie obu połówek twarzy na poziomie: (1) czoła, (2) policzków i (3) gałęzi żuchwy.

Jest to istotna uwaga, szczególnie jeśli chodzi o pacjentów, u których podejrzewa

> Należy pamiętać, że szpara powiek jest granicą unerwienia między gałęzią V_1 a V_2, a szpara ust między gałęzią V_2 a V_3. Jednak boczna powierzchnia nosa, mimo że znajduje się poniżej poziomu szpary powiek, jest zaopatrzona czuciowo przez nerw oczny (V_1), a nie nerw szczękowy, oraz okolica kąta żuchwy, mimo swojego położenia w obrębie twarzy poniżej szpary ust, jest zaopatrzona czuciowo nie przez nerw żuchwowy, lecz przez gałęzie nerwu usznego wielkiego pochodzącego ze splotu szyjnego.

się występowanie dolegliwości nieorganicznych, agrawacji itp. (np. chory, który podaje obniżenie czucia tylko na dolnej prawej połowie twarzy poniżej szpary powiek włącznie z okolicą kąta żuchwy, prawdopodobnie nie ma organicznego uszkodzenia nerwu trójdzielnego).

Podawane przez wielu autorów badanie bolesności ujść nerwu nadoczodołowego, podoczodołowego oraz bródkowego rzadko w praktyce okazuje się potrzebne, częściej bolesność ujść nerwowych stwierdza się w obrębie tyłogłowia i dotyczy ona nerwów potylicznych.

Do badania czucia w zakresie nerwu trójdzielnego należy również **badanie odruchu rogówkowego**. Odruchowe przymknięcie powiek na bodziec dotykowy uruchamia ramię dośrodkowe, którym jest pierwsza gałąź nerwu trójdzielnego, oraz odśrodkowe, którym jest gałąź nerwu twarzowego do mięśnia okrężnego oka. Badanie odruchu rogówkowego przeprowadza się, dotykając rogówki za pomocą kłębka waty lub zwilżonym narożnikiem chusteczki higienicznej. Jest to jednak procedura bardzo delikatna, zważywszy na wrażliwość gałki ocznej, i autorzy rozdziału zastępują ją zwykle **badaniem odruchu rzęsowego** (poleca się pacjentowi zamknąć oczy i nie uprzedzając go o swoim zamiarze, dotyka kolejno rzęs jednego i drugiego oka, obserwując dodatkowy skurcz mięśnia okrężnego oka i silniejsze przymknięcie powiek). Umożliwia to dokładną ocenę tego samego odruchu, a oszczędza ryzyka uszkodzenia rogówki lub przeniesienia czynników zakaźnych przez rogówkę lub spojówki.

Należy również zbadać czucie bólu i temperatury. Ponieważ obie modalności wiedzione są tą samą drogą, można posłużyć się badaniem czucia wyłącznie temperatury, oszczędzając choremu przykrych doznań bólowych. Do **badania czucia temperatury** można używać metalowych części młotka neurologicznego, który jest zwykle wystarczająco zimny, aby pacjent mógł łatwo to odczuć, lub probówek z zimną i ciepłą wodą albo specjalnego walca (do badania temperatury) zakończonego elementami o różnym przewodnictwie ciepła (np. metal i tworzywo sztuczne). Czucie temperatury ocenia się symetrycznie po obu stronach twarzy, np. na obu policzkach. Trzeba również pamiętać o tym, aby porównać czucie temperatury na czubku nosa oraz tuż przed uchem w celu wykluczenia tzw. znieczulenia hełmowego.

Istnieje bardzo osobliwa możliwość zmniejszonego czucia bólu i temperatury wyłącznie w obwodowych częściach twarzy z jego zachowaniem w części centralnej (ryc. 2.4). Taki rodzaj zaburzeń czucia nazywany jest znieczuleniem hełmowym (fr. anesthésie en casque).

Czynność ruchową nerwu trójdzielnego bada się, kładąc palce na mięśniach żwaczach oraz na skroniach chorego i polecając mu zaciskanie zębów. Czynność mięśni skrzydłowych bocznych bada się, prosząc chorego o rozwarcie szczęk. Niedowład jednego z nich powoduje zbaczanie żuchwy w stronę porażonego mięśnia przy otwieraniu ust.

Uzupełnieniem badania nerwu V jest **ocena odruchu żuchwowego**. Bada się go, prosząc pacjenta o niewielkie otwarcie ust i uderzając delikatnie młotkiem w bródkę lub w palec badającego ułożony na bródce pacjenta. Prawidłową odpowiedzią jest skurcz mięśni żwaczy powodujący delikatne przymknięcie szpary ust. Wygórowanie odruchu żuchwowego obserwowane jest w przypadku uszkodzenia górnego neuronu drogi korowo-jądrowej (zwykle obustronnego w przebiegu zmian niedokrwiennych pnia mózgu powyżej mostu – mówi się wówczas o zespole rzekomoopuszkowym), a osłabienie (rzadko obserwowane) w przypadku uszkodzenia samego nerwu trójdzielnego.

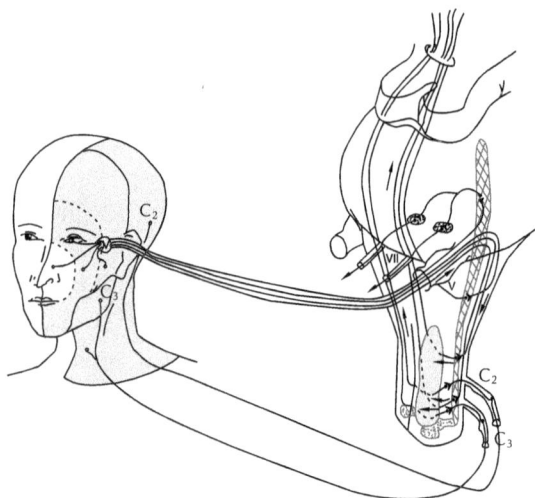

Rycina 2.4.
Schemat reprezentacji czuciowej twarzy w jądrze czuciowym pasma rdzeniowego nerwu trójdzielnego (uszkodzenie wyłącznie dolnej, czyli doogonowej części tego jądra przez np. wstępującą jamę syringomieliczną, będzie skutkowało zniesieniem czucia bólu i temperatury w obwodowej części twarzy po tej samej stronie z zaoszczędzeniem czucia w części centralnej). (Wzorowane na: J. Patten *Differential Neurological Diagnosis*, modyfikacja własna).

Nerw VII – nerw twarzowy

W praktyce klinicznej badanie nerwu twarzowego właściwie ogranicza się do badania czynności mimicznej. Badający poleca choremu: (1) zmarszczenie czoła, jak w geście gniewu, czy uniesienie brwi, jak w geście zdziwienia, (2) zaciśnięcie powiek oraz (3) wyszczerzenie zębów lub tzw. szeroki uśmiech.

Ponieważ nerw twarzowy jest nerwem nietypowym o tyle, że dolna połowa twarzy jest kontrolowana ruchowo wyłącznie przez korę przeciwstronną, asymetria tylko dolnej połowy twarzy wskazuje na ośrodkowe pochodzenie niedowładu tego nerwu, powyżej jądra ruchowego (zwykle w półkuli przeciwnej w okolicach torebki wewnętrznej). Niedowład całej połowy twarzy natomiast, klinicznie wyrażający się wygładzeniem wszystkich fałdów mimicznych na danej połowie twarzy wraz z niemożnością zamknięcia oka (niedowład mięśnia okrężnego oka) i pojawieniem się objawu Bella (zwrot gałki ku górze przy próbie zamknięcia oka, widoczny ponieważ szpara powiek się nie zamyka – *lagophthalmos*, „zajęcze oko") oraz niemożnością wyszczerzenia zębów, świadczy o porażeniu obwodowym nerwu po stronie niedowładu.

Przeprowadzając dokładne badanie kliniczne, można precyzyjnie określić miejsce uszkodzenia nerwu w obrębie kości skroniowej:

- jeśli niedowładowi towarzyszy zniesienie smaku na $2/3$ przednich języka – świadczy to o uszkodzeniu powyżej odejścia struny bębenkowej,
- jeśli dodatkowo chory podaje przeczulicę na dźwięki, ale czynność gruczołu

łzowego po tej samej stronie nie jest zaburzona – uszkodzenie jest jeszcze bardziej proksymalne i leży między odejściem nerwu strzemiączkowego a zwojem kolanka.

Dodatkowe zniesienie wydzielania łez po stronie niedowładu świadczy o uszkodzeniu powyżej zwoju kolanka.

W badaniu klinicznym nerwu twarzowego należy zwrócić uwagę, że najczęściej po stronie niedowładu obwodowego oko jest zaczerwienione i załzawione. Stan ten wynika z niedomykania oka i jest wyrazem niedostatecznego oczyszczania rogówki przez naturalny odruch mrugania. Kompensacyjne nadmierne wydzielanie łez jest mechanizmem obronnym (i dodatkowo świadczy o uszkodzeniu leżącym obwodowo od zwoju kolanka). Oczywiście, w przypadku uszkodzenia nerwu twarzowego powyżej zwoju kolanka nadmiernego łzawienia po stronie niedowładu nie będzie pomimo niedomykającego się oka – jest to stan szczególnie groźny dla rogówki, która jest wtedy podatna na wysychanie i zakażenia.

Objawem niedowładu mięśnia okrężnego ust jest wypływanie śliny po stronie uszkodzenia, chory nie może zagwizdać ani wydąć policzka po stronie zajętej.

W przypadku niedowładu ośrodkowego, jak już wyżej wspomniano, asymetria dotyczy wyłącznie dolnej połowy twarzy, czyli w praktyce ust, które są przeciągnięte na stronę zdrową.

Bardzo często kąt ust po stronie niedowładnej jest ustawiony niżej niż po stronie zdrowej, a fałd nosowo-wargowy po stronie niedowładnej jest płytszy.

Objawy deliberacyjne. Badanie nerwu twarzowego obejmuje także badanie występowania objawów deliberacyjnych. Występowanie tych objawów świadczy o uszkodzeniu dróg nadjądrowych (korowo-opuszkowo-mostowych). Najważniejsze objawy deliberacyjne to:

■ Odruch z mięśnia okrężnego oka — szybki skurcz mięśnia okrężnego oka (zaciśnięcie powiek) jako odpowiedź na lekkie uderzenie młotkiem neurologicznym w czoło lub skroń (objaw czołowy), lub też w nasadę nosa (objaw nosowo--powiekowy). U osób zdrowych po kilku uderzeniach młotkiem mruganie nie występuje. Objaw jest dodatni, jeśli każdemu uderzeniu towarzyszy mrugnięcie i nie występuje habituacja lub nawet uderzenie powoduje przetrwały skurcz powiek.

■ Objaw dłoniowo-bródkowy (objaw Marinesco-Radoviciego) — polega na skurczu homolateralnego mięśnia bródkowego po podrażnieniu okolicy kłębu kciuka (drażni się skórę nasady kłębu za pomocą tępej części młotka lub drewnianej pałeczki). Świadczy o uszkodzeniu (najczęściej rozlanym, nawet niewielkiego stopnia) mózgowia powyżej poziomu śródmózgowia tożstronnie do wywoływanego odruchu.

Nerw VIII – nerw przedsionkowo-ślimakowy

Nerw przedsionkowo-ślimakowy jest prawie wyłącznie nerwem czuciowym. Czynność tego nerwu bada się już w czasie rozmowy z chorym – możliwość łatwego kontaktu słownego upewnia nas o względnie zachowanej czynności słuchowej. Chory, któremu trzeba powtarzać każde słowo, prawdopodobnie ma, co najmniej, lekki niedosłuch.

Badanie podmiotowe powinno uwzględniać pytania o objawy zarówno ubytkowe (niedosłuch), jak i wytwórcze (świsty, gwizdy, trzaski, szumy uszne). Istnienie tych ostatnich wraz z niedosłuchem powinno kierować diagnostykę w stronę guzów nerwu VIII.

Próby stroikowe. Dodatkowym badaniem czynności słuchowej nerwu przedsionkowo-ślimakowego są próby stroikowe. Wyróżnia się trzy najważniejsze testy:

■ Próba Webera – przyłożony na szczycie głowy drgający stroik powinien być słyszany symetrycznie „w głowie". Lateralizacja oznacza lepsze słyszenie po jednej stronie:

○ w przypadku zaburzeń typu przewodzeniowego – chory lepiej słyszy stroik po stronie niedosłuchu,

○ w przypadku zaburzeń typu odbiorczego – chory lepiej słyszy stroik po stronie zdrowej.

■ Próba Rinnego – dźwięczący stroik stawia się na wyrostku sutkowym (przewodnictwo kostne). W momencie, kiedy chory przestaje go słyszeć, umieszcza się nadal drgający stroik tuż przy uchu (przewodnictwo powietrzne):

○ wynik prawidłowy („Rinne pozytywny") – w stanie prawidłowym oraz w przypadkach zaburzeń słuchu typu odbiorczego pacjent powinien dłużej słyszeć stroik drogą powietrzną,

○ wynik nieprawidłowy („Rinne negatywny") – przewodnictwo kostne jest dłuższe od powietrznego (charakterystyczne dla przewodzeniowych zaburzeń słuchu).

■ Próba Schwabacha – porównanie długości słyszenia stroika przez chorego oraz przez badającego. Próba jest rzadziej używana i wymaga założenia, że sam badający nie ma zaburzeń słuchu.

Ilościowym obiektywnym badaniem słuchu zajmują się otorynolaryngolodzy.

Badanie podmiotowe nerwu przedsionkowego obejmuje pytania o zawroty głowy o charakterze kołowym (najlepiej zapytać, czy chory odczuwa jakby kręcił się na karuzeli) lub czy istnieje wrażenie zapadania się, spadania w dół.

Oczopląs ma fazę szybką oraz wolną. Kierunek oczopląsu umownie wyznacza faza szybka. Oczopląs stopniowany jest następująco:

I° – oczopląs obecny tylko przy patrzeniu w stronę fazy szybkiej,

II° – oczopląs przy patrzeniu również na wprost,

III° – oczopląs przy patrzeniu w kierunku przeciwnym do kierunku fazy szybkiej.

Oczopląs pochodzenia obwodowego (tzn. przedsionkowego) jest drobnofalisty (mała amplituda, duża częstotliwość) i zmienia nasilenie w zależności od kierunku spojrzenia oraz słabnie przy zamknięciu oczu, czym różni się od oczopląsu pochodzenia móżdżkowego, który jest grubofalisty i nie zmienia swego nasilenia ani w zależności od kierunku spojrzenia, ani przy zamykaniu oczu.

Osobliwymi rodzajami oczopląsu są: oczopląs retrakcyjny (rytmiczne wciąganie gałek ocznych w głąb oczodołu), oczopląs konwergencyjny oraz oczopląs pionowy – zjawiska te najczęściej obserwuje się w przypadkach uszkodzenia pnia mózgu.

Próby kaloryczne. U niektórych pacjentów wykonuje się próby kaloryczne, których celem jest obiektywne określenie reaktywności błędników. W tym celu do przewodu słuchowego zewnętrznego (po upewnieniu się, że błona bębenkowa jest nienaruszona) wprowadza się za pomocą dużej strzykawki (np. 20 ml) wodę ciepłą (44°C) oraz zimną (30°C). W stanie prawidłowym podczas podawania ciepłej wody należy się spodziewać uzyskania oczopląsu w stronę drażnionego ucha, a podczas podawania wody zimnej oczopląs wykazuje kierunek przeciwny do strony drażnionej. Najczęstszym obrazem u chorych z uszkodzeniem pnia mózgu na poziomie mostu/rdzenia przedłużonego jest reakcja paradoksalna i nieskoordynowana obu gałek ocznych, prowadząca do chwilowego ich ułożenia w zezie rozbieżnym lub całkowity brak reakcji.

Nerw IX – nerw językowo-gardłowy i nerw X – nerw błędny

Nerw językowo-gardłowy i nerw błędny stanowią czynnościowo jedną całość, zaopatrując ruchowo i czuciowo gardło oraz krtań, dlatego też są omawiane wspólnie. W badaniu podmiotowym należy zapytać o zaburzenia połykania (zachłystywanie się, krztuszenie) i zaburzenia fonacji (chrypka, mowa nosowa).

W badaniu przedmiotowym trzeba ocenić symetrię fałdów podniebienno-gardłowych, położenie pośrodkowe języczka oraz unoszenie się podniebienia miękkiego w czasie fonacji głoski „e" (należy zwrócić uwagę, że powszechnie używane polecenie wypowiedzenia głoski „a" powoduje fizjologicznie o wiele słabsze uniesienie podniebienia miękkiego, co wiąże się z mniejszą wartością diagnostyczną niż fonacja „e"). Niedowład jednostronny będzie powodował przesunięcie języczka w stronę zdrową, a tylna ściana gardła, zamiast kurczyć się obustronnie, w czasie fonacji będzie przesuwała się w stronę zdrową (fr. signe du voile – objaw kurtynowy). Dotykając szpatułką nasady języka, fałdów podniebiennych oraz tylnej ściany gardła, ocenia się czucie i obecność odruchu gardłowego (wymiotnego).

Nerw XI – nerw dodatkowy

Nerw dodatkowy tworzą korzenie czaszkowe (unerwiające razem z nerwem błędnym i nerwem krtaniowym dolnym krtań) oraz rdzeniowe. Włókna pochodzące z korzeni rdzeniowych tego nerwu (gałąź zewnętrzna) zaopatrują ruchowo mięsień mostkowo--obojczykowo-sutkowy oraz mięsień czworoboczny grzbietu.

Badając mięsień czworoboczny grzbietu, poleca się choremu unosić oba barki oraz odwodzić ramiona w płaszczyźnie czołowej powyżej linii poziomej (odwodzenie ramion do linii poziomej zależy od czynności mięśnia naramiennego zaopatrzonego przez nerw pachowy) i ocenia się symetrię tego ruchu. Badanie odwodzenia ramion powyżej linii poziomej jest czulszym wskaźnikiem siły mięśnia czworobocznego grzbietu niż unoszenie barków, ponieważ w tym ostatnim uczestniczą też inne mięśnie (równoległoboczne oraz dźwigacz łopatki).

Czynność mięśnia mostkowo-obojczykowo--sutkowego bada się, polecając choremu wykonać skręt głowy ku bokom. Jednocześnie ocenia się siłę ruchu, przykładając rękę do bocznej części twarzy badanego (podczas wykonywania tego ruchu można także drugą ręką ocenić stopień napięcia mięśnia). Poleca się także choremu przygiąć głowę do klatki piersiowej w pozycji leżącej na grzbiecie. Ten ostatni sposób pozwala jednocześnie ocenić oba mięśnie i wychwycić niewielką nawet asymetrię ich zarysu i siły.

Nerw XII – nerw podjęzykowy

Nerw podjęzykowy zaopatruje wszystkie zewnętrzne i wewnętrzne mięśnie języka. Chory na polecenie badającego wysuwa język (*protrusio*). Badający ocenia, czy ruch wysuwania języka jest symetryczny, czy nie następuje zbaczanie (w kierunku niedowładu), czy język nie nosi cech zaniku,

czy występują drżenia pęczkowe w jego obrębie.

Należy zwrócić uwagę, że u niektórych chorych język ma nieregularny brzeg, na którym widać odciski zębów – nie należy mylić takiego zjawiska z zanikami. Podobnie jest, gdy język jest pobrużdżony – chorzy zwykle podają, że pobrużdżenie języka obserwują u siebie od urodzenia.

BADANIE UKŁADU RUCHU

Oglądanie

Radosław Kaźmierski, Adam Niezgoda

W przypadku stwierdzenia **zaników mięśniowych** w obrębie obręczy barkowej lub obręczy biodrowej należy szczegółowo opisać stwierdzane zmiany. Będzie to przydatne w ocenie postępów choroby lub efektów leczenia. Tam, gdzie jest to możliwe (na ramionach, przedramionach, udach, podudziach), należy dokonać pomiarów obwodu kończyn po obu stronach w typowych (opisanych dokładnie w dokumentacji chorobowej) miejscach, np. obwód uda 20 cm powyżej górnej krawędzi rzepki pozwala ocenić stan mięśnia czworogłowego uda, a największy obwód podudzia – masę mięśnia trójgłowego łydki. Należy zwrócić uwagę, czy zanik dotyczy mięśni całej kończyny (kończyn) – tzw. zanik uogólniony lub rozlany, czy też tylko określonych grup mięśniowych lub pojedynczych mięśni. Szczególnie istotne mogą okazać się dokładne oględziny mięśni międzykostnych oraz kłębu i kłębika ręki.

Ruchy mimowolne można zaobserwować zarówno u chorego siedzącego, jak i leżącego na kozetce kolejno w pozycji na wznak i na brzuchu.

Ruchy mimowolne to ruchy pojawiające się w spoczynku, niezależnie od zamierzonych ruchów czynnych.

Ze względu na trudności w interpretacji i ocenie ruchów mimowolnych, szczególnie przez mniej doświadczonych lekarzy, należy zwrócić uwagę na kilka charakteryzujących je cech:
- regularność występowania,
- stopień nasilenia,
- częstotliwość,
- amplitudę ruchu.

Warto także ustalić, jakie czynniki wpływają na nasilanie się lub zmniejszanie (ustępowanie) ruchów mimowolnych.

Najczęściej spotykane ruchy mimowolne to: drżenie, ruchy pląsawicze, atetoza, balizm, dystonia, tiki, akatyzja – ich opis znajduje się w rozdziale 3.

Najczęściej występującym ruchem mimowolnym jest drżenie. Badając drżenie, należy poprosić pacjenta, aby wyciągnął ręce przed siebie, a następnie ułożył je na kolanach. Ocenia się, czy drżenie występuje, gdy kończyna jest w spoczynku – jest to **drżenie spoczynkowe**. Jeśli drżenie pojawia się, gdy pacjent wyciągnie kończyny górne i utrzymuje je w stałym położeniu – jest to **drżenie pozycyjne**. Następnie należy poprosić pacjenta o wykonanie ruchu czynnego – dotknięcie palcem nosa lub palcem palca osoby badającej – jeżeli drżenie nasila się przy zbliżaniu palca do celu, określa się to jako **drżenie zamiarowe**.

Należy pamiętać, że u tego samego pacjenta mogą występować jednocześnie różne rodzaje drżenia.

Obok wymienionych ruchów mimowolnych wyróżniane są **ruchowe fenomeny mięśniowe** nie będące *sensu stricto* ruchami mimowolnymi:
- Fascykulacje – nieregularne, krótkie skurcze pojedynczych pęczków włókien mięśniowych, przy czym istotne jest, że fascykulacje nie powodują efektów ruchowych (nie wywołują ruchów w stawach).
- Miokimie – powolne fale skurczu mięśniowego widoczne pod skórą, przechodzące przez poszczególne włókna lub grupy mięśniowe. Także nie powodują efektu ruchowego.
- Miorytmie – rytmiczne drżenia w całej grupie mięśniowej z uchwytnym efektem ruchowym (w praktyce obserwowane najczęściej w obrębie palców, gdzie powodują mimowolne lekkie ich wychylenie z położenia spoczynkowego). Występują sporadycznie u większości populacji i najczęściej nie mają znaczenia klinicznego.
- Mioklonie – szybkie, nierytmiczne kurcze grupy mięśniowej powodujące widoczny efekt ruchowy.

Następnie ocenia się **ułożenie kończyn** – czy jest dowolne, czy też przymusowe, np. na skutek niedowładu lub zmian pourazowych.

Zakres ruchów biernych i czynnych należy określić w poszczególnych stawach.

Badanie zakresu ruchów biernych polega na tym, że badający ujmuje kończynę i wykonuje nią ruchy we wszystkich stawach osobno. W kończynie górnej sprawdzane są ruchy w stawie/stawach:
- ramiennym – odwodzenie, przywodzenie, zginanie, prostowanie,

- łokciowym i nadgarstkowym – zginanie i prostowanie,
- ręki – zginanie i prostowanie, odwodzenie i przywodzenie.

Podobnie w kończynach dolnych należy zbadać ruchomość w stawach biodrowych, kolanowych i śródstopno-paliczkowych.

Ruchy bierne mogą być ograniczone z powodu:

- chorób stawów lub tkanek miękkich okołostawowych – występuje wtedy często bolesność miejscowa przy obmacywaniu stawów i ruchach biernych, a czasem także obrzęk okolicy okołostawowej,
- przykurczów na skutek długo utrzymujących się niedowładów (przy braku skutecznego usprawniania ruchowego) – w takim przypadku pacjent może odczuwać ból podczas próby wykonywania obszerniejszych ruchów biernych,
- urazów – o czym nie należy zapominać.

Po określeniu zakresu ruchów biernych przechodzi się do badania napięcia mięśniowego w kończynach górnych i dolnych.

Badanie napięcia mięśniowego
Radosław Kaźmierski, Adam Niezgoda

Napięcie mięśniowe określane jest jako nasilenie oporu, jaki stawia badającemu dana grupa mięśniowa przy ruchach biernych. Badanie przeprowadza się, ujmując kończynę pacjenta i wykonując jedną ręką na przemian szybkie i wolne ruchy zginania i prostowania. Drugą ręką bada się palpacyjnie daną grupę mięśniową.

Warunkiem poprawnego przeprowadzenia badania jest to, aby pacjent rozluźnił mięśnie badanej kończyny, a gdy jest to trudne,

można próbować odwrócić uwagę pacjenta, podejmując rozmowę lub zadając pytania.

W warunkach patologii napięcie może być zwiększone lub zmniejszone.

Wzmożenie napięcia mięśniowego może mieć charakter piramidowy (o charakterze spastycznym, *spasticitas*) lub pozapiramidowy (mówimy wtedy o sztywności, *rigor, rigiditas*).
- Wzmożenie napięcia mięśniowego typu piramidowego cechuje się niejednakowym napięciem antagonistów i agonistów – przy powtarzanych ruchach zgięcia i prostowania opór mięśniowy jest początkowo duży, po czym nagle zmniejsza się (jest to tzw. objaw scyzorykowy) i w miarę wykonywania dalszych ruchów czasem ulega zmniejszeniu.
- Wzmożenie napięcia mięśniowego typu pozapiramidowego – cechuje je stałość oporu na początku i końcu ruchu biernego, wobec czego badający wyczuwa niesłabnący opór zarówno przy prostowaniu, jak i zginaniu kończyny – mówi się tutaj czasem o napięciu o charakterze „plastycznym", gdyż kończynę można łatwiej zginać lub pozostawić w dowolnym położeniu niż w przypadku spastyczności.

Często w przypadku zwiększonego napięcia pozapiramidowego, w przebiegu choroby Parkinsona lub innych zespołów parkinsonowskich, stwierdza się także objaw „koła zębatego", który polega na występowaniu wyczuwalnych skokowych oporów podczas biernego rozciągania mięśni. Objaw ten stosunkowo najłatwiej wywołać w stawie nadgarstkowym, choć występuje także w stawie łokciowym oraz (rzadziej) w kończynach dolnych. Co istotne, można go także wywołać u chorych bez widocznego drżenia we wczesnych fazach choroby.

Sztywność występuje także w mięśniach osiowych, czyli mięśniach tułowia i karku. Najłatwiej zbadać ją u chorego leżącego na kozetce, zginając biernie głowę chorego.

Obniżenie napięcia mięśniowego może dotyczyć wszystkich kończyn lub tylko jednej kończyny, a nawet jednej grupy mięśniowej, zależnie od etiologii uszkodzenia (patrz rozdz. 3).

Ruchy czynne wykonuje sam pacjent. W warunkach prawidłowych zakres ruchu biernego i czynnego jest pełen i pokrywają się one ze sobą. Oczywiście zakres ruchu czynnego (nawet, gdy nie występuje niedowład) nie może być większy niż zakres ruchu biernego w danym stawie.

Badanie siły mięśniowej
Radosław Kaźmierski, Adam Niezgoda

W części przypadków niedowład lub porażenie są tak silnie wyrażone, że spostrzega się je od początku badania, jednak nie zwalnia to z obowiązku dokładnej oceny siły mięśniowej.

Niedowład może dotyczyć wszystkich grup mięśniowych kończyny lub kończyn (np. w przypadku udaru niedokrwiennego lewej półkuli mózgu może wystąpić niedowład prawej kończyny górnej i dolnej w zakresie wszystkich grup mięśniowych, choć zależnie od umiejscowienia ogniska udarowego niektóre grupy mięśniowe mogą być bardziej osłabione niż pozostałe).

W przypadkach uszkodzeń obwodowego układu nerwowego niedowład lub porażenie dotyczy tylko mięśni unerwianych przez uszkodzony nerw.

Badanie siły mięśniowej kończyn górnych. Badanie to rozpoczyna się od orientacyjnej oceny. Przydatnym testem jest próba Barrégo, która polega na wyciągnięciu przed siebie obu kończyn górnych z rękoma w pozycji supinacji. Trzeba także poprosić pacjenta, żeby zamknął oczy (aby uniknąć odruchowego korygowania pozycji kończyny, jeżeli ta opada). Kończyna dotknięta niedowładem ma tendencję do opadania i pronacji. Próbę tę wykonuje się przez około minutę.

W następnej kolejności bada się siłę w zakresie poszczególnych grup mięśniowych. Siłę mięśniową bada się, gdy pacjent wykonuje ruch wbrew oporowi badającego.

Ogólną zasadą jest porównywanie siły mięśniowej po obu stronach w zakresie poszczególnych grup mięśniowych, należy przy tym pamiętać, że pacjenci mają z reguły nieco większą siłę w kończynie dominującej, szczególnie odnosi się to do kończyn górnych.

Badanie czynności ruchowej korzeni oraz nerwów obwodowych kończyn górnych zestawiono w tabelach 2.1–2.3:

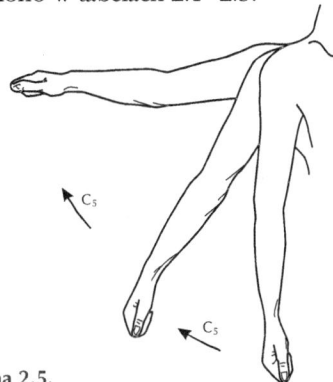

Rycina 2.5.

Odwodzenie ramienia. (Ryciny od 2.5 do 2.31 wykonano według koncepcji Adama Niezgody na podstawie rysunków Małgorzaty Niezgody).

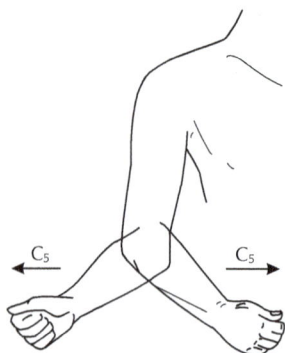

Rycina 2.6.
Rotacja ramienia (zewnętrzna, wewnętrzna).

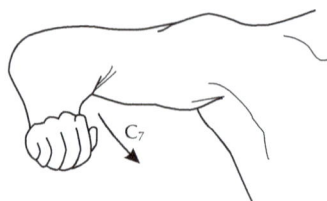

Rycina 2.8.
Zginanie łokcia w supinacji.

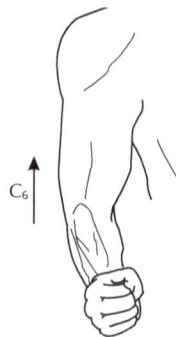

Rycina 2.7.
Przywodzenie ramienia.

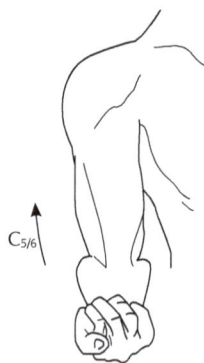

Rycina 2.9.
Zginanie łokcia w pronacji (lub w pozycji pośredniej między pronacją a supinacją).

Tabela 2.1.
Ruchy ramienia

	Odwodzenie ramienia (pierwsze 45°) – ryc. 2.5	Odwodzenie ramienia (drugie 45°) – ryc. 2.5	Rotacja zewnętrzna ramienia – ryc. 2.6	Rotacja wewnętrzna ramienia – ryc. 2.6	Przywodzenie ramienia – ryc. 2.7
Korzeń	C_5	C_5	C_5	C_5	C_7
Mięsień	nadgrzebieniowy	naramienny	nadgrzebieniowy[1] podgrzebieniowy[1] obły mniejszy[2]	podłopatkowy obły większy	najszerszy grzbietu[1] piersiowy większy[2]
Nerw(y)	nadłopatkowy	pachowy	[1]nadłopatkowy [2]pachowy	podłopatkowy	[1]piersiowo--grzbietowy [2]piersiowe

Cyfry przy nazwach mięśni odpowiadają cyfrom przy unerwiających je nerwach.

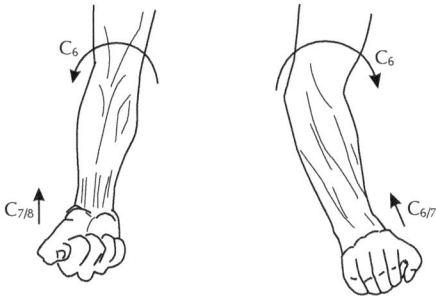

Rycina 2.10.

Supinacja i zginanie nadgarstka.

Rycina 2.11.

Pronacja i prostowanie nadgarstka.

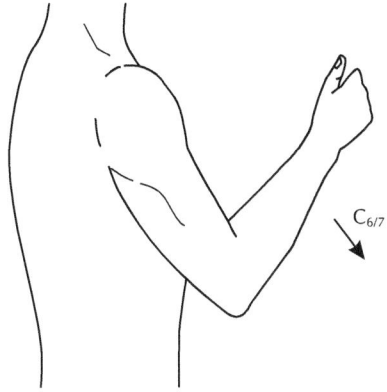

Rycina 2.12.

Prostowanie łokcia.

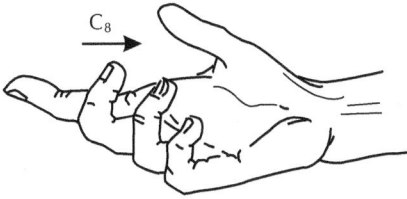

Rycina 2.13.

Zginanie paliczków dalszych.

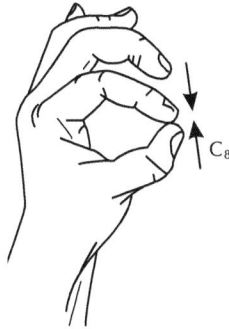

Rycina 2.14.

Zwieranie kciuka i wskaziciela.

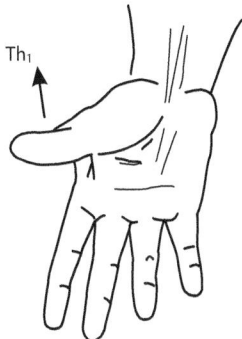

Rycina 2.15.

Odwodzenie kciuka.

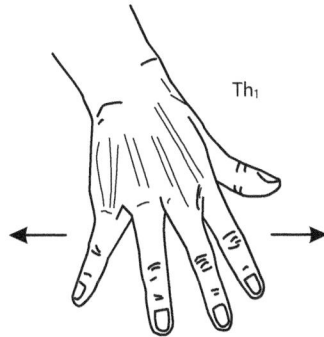

Rycina 2.16.

Odwodzenie palców.

Tabela 2.2.
Ruchy przedramienia

	Zginanie łokcia w supinacji – ryc. 2.8	Zginanie łokcia w pronacji – ryc. 2.9	Supinacja – ryc. 2.10	Pronacja – ryc. 2.11	Prostowanie łokcia – ryc. 2.12
Korzeń	$C_{5/6}$	C_6	C_6	C_6	$C_{6/7}$
Mięsień	dwugłowy ramienia	ramienno--promieniowy	odwracacz	nawrotny obły nawrotny czworoboczny	trójgłowy ramienia
Nerw(y)	mięśniowo--skórny	promieniowy	promieniowy	pośrodkowy	promieniowy

Tabela 2.3.
Ruchy ręki

	Prostowanie nadgarstka – ryc. 2.11	Zginanie nadgarstka – ryc. 2.10	Zginanie palców (paliczki dalsze) – ryc. 2.13	Prostowanie palców	Zwarcie kciuka i wskaziciela (paliczki dalsze) – ryc. 2.14	Odwodzenie kciuka – ryc. 2.15	Odwodzenie ("rozczapierzanie") i przywodzenie palców – ryc. 2.16
Korzeń	$C_{6/7}$	$C_{7/8}$	C_8	C_8	C_8	Th_1	Th_1
Mięsień	prostowniki przedramienia	zginacze przedramienia	zginacz głęboki palców	wszystkie prostowniki palców	długi zginacz kciuka i wskaziciela	odwodziciel krótki kciuka	mięśnie międzykostne odwodziciel palca V
Nerw(y)	promieniowy	pośrodkowy łokciowy	pośrodkowy (palec II, III) łokciowy (palec IV i V)	promieniowy	pośrodkowy	pośrodkowy	łokciowy

Badanie siły mięśniowej kończyn dolnych. Badanie kończyn dolnych wykonuje się w pozycji leżącej na wznak. Przydatnym badaniem wstępnym w mniej zaawansowanych niedowładach jest próba Mingazzini (test analogiczny do próby Barrégo dla kończyn górnych), czyli test utrzymywania kończyn dolnych zgiętych w stawach biodrowych i kolanowych ponad powierzchnią kozetki – kończyna niedowładna opada szybciej. Siłę poszczególnych mięśni kończyny dolnej bada się tak samo jak siłę mięśni kończyn górnych – przeciwstawiając się ruchowi wykonywanemu przez pacjenta. Badanie czynności ruchowej korzeni oraz nerwów obwodowych kończyny dolnej zestawiono w poniższych tabelach 2.4 i 2.5.

W przypadku gdy podejrzewa się niedowład mięśni obręczy biodrowej lub dosiebnych mięśni kończyn, przydatnym testem jest próba wstania z pozycji kucznej lub z taboretu bez pomocy rąk.

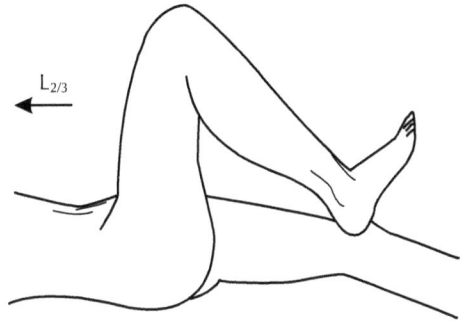

Rycina 2.17.
Zginanie uda.

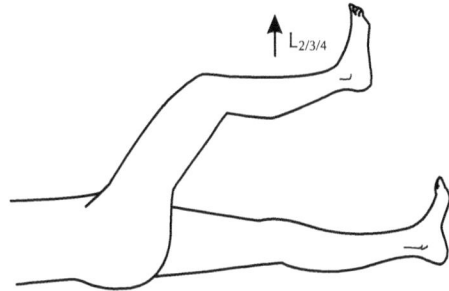

Rycina 2.18.
Prostowanie kolana.

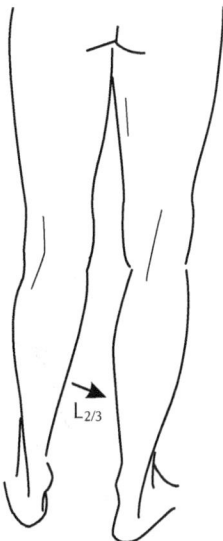

Rycina 2.19.
Przywodzenie uda.

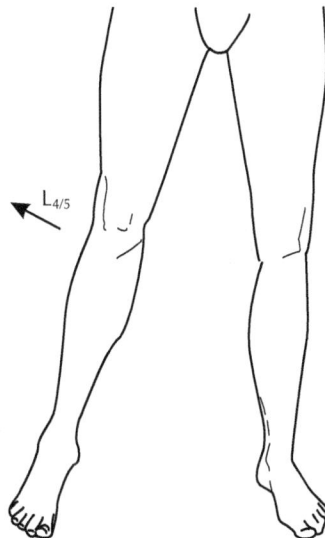

Rycina 2.20.
Odwodzenie uda.

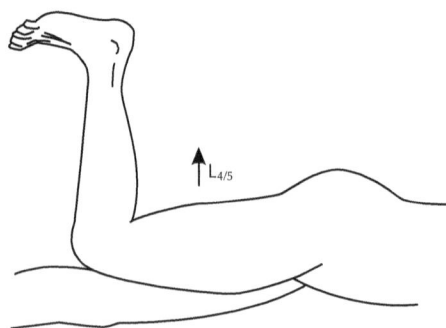

Rycina 2.21.
Prostowanie uda.

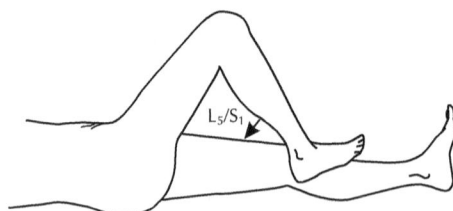

Rycina 2.22.
Zginanie kolana.

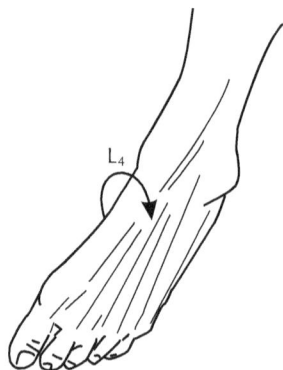

Rycina 2.23.
Odwracanie stopy.

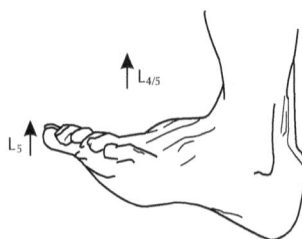

Rycina 2.24.
Zginanie grzbietowe stopy i palucha.

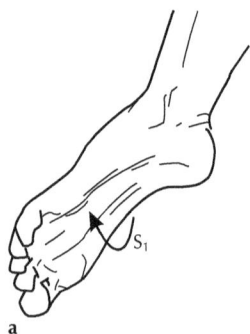

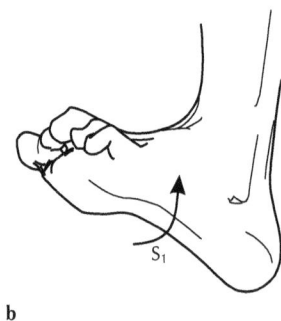

Rycina 2.25 a, b.
Nawracanie stopy.

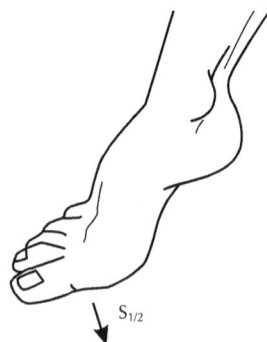

Rycina 2.26.
Zginanie podeszwowe stopy.

Tabela 2.4.
Ruchy biodra i kolana

	Zginanie uda – ryc. 2.17	Prostowanie kolana – ryc. 2.18	Przywodzenie uda – ryc.2.19	Odwodzenie uda – ryc. 2.20	Prostowanie uda – ryc. 2.21	Zginanie kolana – ryc. 2.22
Korzeń	$L_{2/3}$	$L_{2/3/4}$	$L_{2/3/4}$	$L_{4/5}$	$L_{4/5}$	L_5/S_1
Mięsień (nie)	biodrowo--lędźwiowy	czworogłowy	przywodziciele uda	pośladkowe napinacz powięzi szerokiej	pośladkowe	półbłoniasty półścięgnisty głowa krótka dwugłowego uda
Nerw(y)	bezpośrednie gałązki korzenia oraz odgałęzienia nerwu udowego	udowy	zasłonowy	pośladkowe	pośladkowe	kulszowy ze składnikiem piszczelowym i strzałkowym

Tabela 2.5.
Ruchy stopy

	Odwracanie stopy (supinacja) – ryc. 2.23	Zginanie grzbietowe stopy – ryc. 2.24	Zginanie grzbietowe palucha – ryc. 2.24	Nawracanie stopy (pronacja) – ryc. 2.25	Zgięcie podeszwowe stopy – ryc. 2.26
Korzeń	L_4	$L_{4/5}$	L_5	S_1	$S_{1/2}$
Mięsień	piszczelowy przedni piszczelowy tylny wspólnie	piszczelowy przedni długie prostowniki palców prostownik krótki palców	prostownik krótki i długi palucha	strzałkowe (współpracują długie prostowniki)	trójgłowy łydki
Nerw	piszczelowy strzałkowy	strzałkowy	strzałkowy	strzałkowy	piszczelowy

Ocena siły mięśniowej
Radosław Kaźmierski, Adam Niezgoda

Siłę mięśni opisuje się najczęściej zgodnie ze skalą Medical Research Council (zwaną także skalą Lovetta), uzupełnioną o dodatkowe stopnie (4+ lub 4/5 oraz 4– lub 3/4).

Skala Lovetta

Siła prawidłowa – 5

Siła ruchu wbrew oporowi nieznacznie osłabiona – 4/5

Wyraźne osłabienie ruchu wbrew oporowi – 4

Niedowład pozwalający na słaby ruch wbrew oporowi – 3/4

Siła mięśniowa pozwalająca na ruch kończyny wbrew sile ciążenia, ale nie wbrew dodatkowemu oporowi (np. stawianemu przez badającego) – 3

Ruch możliwy jedynie po odciążeniu kończyny (praktyczną metodą jest poproszenie pacjenta, aby wykonał ruch poziomego przesuwania kończyny po powierzchni biurka/łóżka) – 2

Ślad ruchu – 1

Brak ruchu czynnego – 0

Z praktycznego punktu widzenia o **niedowładzie** (*paresis*) można powiedzieć, gdy stwierdza się deficyt siły mięśniowej, ale pacjent jest w stanie wykonywać ruchy czynne. Natomiast o **porażeniu** (*paralysis*) mówi się, gdy siła mięśniowa jest całkowicie zniesiona. Należy dodać, że do celów badań klinicznych istnieje wiele innych, często rozbudowanych skal oceny siły mięśniowej, za-

burzeń czucia, zdolności poznawczych oraz zdolności do samoobsługi przez chorych w różnych chorobach układu nerwowego (np. National Institute of Health Stroke Scale – NIHSS, skala skandynawska i inne).

Badanie odruchów
Adam Niezgoda, Radosław Kaźmierski

Wyróżnia się odruchy ścięgniste, odruchy okostnowe oraz odruchy powierzchniowe, wywoływane na powierzchni skóry.

Badanie odruchów pozwala zarówno określić poziom uszkodzenia obwodowego układu nerwowego (osłabienie lub zniesienie odruchu), jak i wychwycić cechy charakterystyczne dla uszkodzenia o.u.n.: ich wygórowanie i asymetrię.

Odruchy ścięgniste z reguły opisywane są w dokumentacji za pomocą znaków „+".

Najpowszechniej stosowana skala oceny odruchów ścięgnistych

0 = brak odruchu

+ = odruch słaby (lub wywoływany po wzmocnieniu)

++ = odruch prawidłowy

+++ = odruch wzmożony

++++ = odruch polikloniczny (bardzo żywe odruchy z wielokrotnymi skurczami mięśni)

Należy dodać, że różne ośrodki stosują swoje nieco odmienne od wyżej wymienionej skali sposoby oznaczania odruchów.

Badanie odruchów obejmuje wywołanie niżej opisanych odruchów ścięgnistych (podano je w kolejności zależnej od korzeni, idąc w kierunku doogonowym).

Badanie odruchów
ścięgnistych w kończynach górnych

Odruch z mięśnia dwugłowego ramienia ($C_{5/6}$). Odruch ten wywołuje się, uderzając w ścięgno mięśnia w zgięciu łokciowym (ryc. 2.27). Łokieć chorego jest zgięty pod kątem rozwartym (najlepiej polecić choremu siedzącemu położyć oba przedramiona na kolanach, co umożliwia szybkie porównanie odpowiedzi strony lewej i prawej). Można także położyć własny kciuk na łatwo wyczuwalnym ścięgnie tuż powyżej łokcia i uderzyć młotkiem we własny palec. Sposób ten pozwala nie tylko bezbłędnie trafić we właściwe ścięgno, ale również umożliwia wyczucie nawet bardzo słabej odpowiedzi z mięśnia, która mogłaby być niewidoczna przy klasycznym sposobie wywoływania tego odruchu, czyli uderzeniu bezpośrednio młotkiem w ścięgno.

Prawidłową odpowiedzią ruchową jest zgięcie kończyny w stawie łokciowym.

Osłabienie lub brak odpowiedzi wskazuje na uszkodzenie któregokolwiek z ramion odruchu – wstępującego lub zstępującego. Pozostała część badania neurologicznego

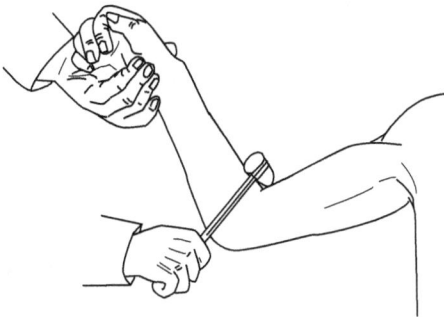

Rycina 2.27.
Wywoływanie odruchu z mięśnia dwugłowego ramienia.

wskaże wówczas, z którym rodzajem uszkodzenia mamy do czynienia u danego pacjenta, np. obecność niedoczulicy raczej będzie przemawiała za uszkodzeniem ramienia wstępującego, a stwierdzenie osłabienia siły mięśniowej będzie przemawiało za uszkodzeniem ramienia zstępującego. Nierzadko w przypadku uszkodzeń obwodowych oba ramiona odruchu są uszkodzone.

Odruch z mięśnia ramienno-promieniowego ($C_{5/6}$). Odruch ten wywołuje się, uderzając młotkiem w wyrostek rylcowaty kości promieniowej, na której rozpięte jest ścięgno mięśnia ramienno-promieniowego. Przedramię chorego jest w pozycji pośredniej między pronacją a supinacją, łokieć lekko zgięty.

Pobudzenie takie daje najwyraźniejszą odpowiedź w postaci lekkiej pronacji oraz lekkiego zgięcia w łokciu.

Odruch z kości łokciowej. Odruch ten jest rzadziej wywoływany. Należy uderzyć w głowę kości łokciowej od strony grzbietowej, spodziewając się w warunkach prawidłowych odpowiedzi identycznej jak w odruchu z kości promieniowej. Różnica polega tylko na tym, że uczestniczą w nim poza C_6 również neuromery C_7 i C_8. Efekt ruchowy to pronacja przedramienia z nieznacznym zgięciem.

Odruch z mięśnia trójgłowego ($C_{6/7}$). Odruch ten wywołuje się, uderzając młotkiem w ścięgno mięśnia tuż nad wyrostkiem łokciowym, łokieć jest w lekkim zgięciu (łokieć prosty oraz nadmiernie zgięty utrudnia uzyskanie jakiejkolwiek odpowiedzi; aby ułatwić wyzwolenie odruchu przedramię badanego trzeba nieco unieść, pozwalając na jego bierne zwisanie – ryc. 2.28).

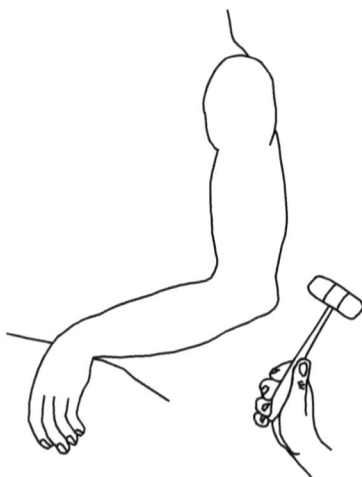

Rycina 2.28.
Wywoływanie odruchu z mięśnia trójgłowego ramienia.

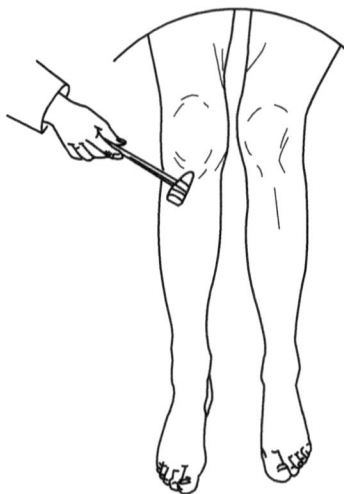

Rycina 2.29.
Wywoływanie odruchu kolanowego (z mięśnia czworogłowego uda).

Efekt ruchowy w stanie prawidłowym to prostowanie łokcia.

Odruch z mięśnia piersiowego większego ($C_{7/8}$). Należy położyć palce na brzuścu mięśnia przyśrodkowo od mięśnia naramiennego i uderzyć w nie młotkiem, wyczuwając skurcz mięśnia pod nimi. Ze względu na równorzędne zaangażowanie obu korzeni: C_7 i C_8 wartość lokalizacyjna tego odruchu jest mniejsza niż pozostałych.

Odruch zgięcia palców (C_8). Ręka pacjenta jest w supinacji, a palce na wpół zgięte. Badający przykłada swoje lekko zgięte palce do palców chorego i uderza młotkiem we własne palce, wyczuwając w stanie prawidłowym zgięcie palców pacjenta oraz obserwując również zgięcie kciuka, który bezpośrednio nie jest pobudzany. Odruch ten zależy wyłącznie od korzenia C_8, a jest wiedziony przez oba główne nerwy kończyny – pośrodkowy i łokciowy.

*Badanie odruchów ścięgnistych
w kończynach dolnych*

Odruch z mięśni przywodzicieli wiedziony poprzez włókna nerwu zasłonowego ($L_{2/3}$). Odruch ten polega na skurczu i przywiedzeniu uda po uderzeniu młotkiem w kłykieć przyśrodkowy kości udowej. Jest to odruch dla najwyżej leżących korzeni w obrębie kończyny dolnej.

Odruch kolanowy (z mięśnia czworogłowego uda) ($L_{2/3/4}$). Odruch ten wywołuje się, uderzając w ścięgno mięśnia tuż poniżej (w więzadło) rzepki (ryc. 2.29). W celu uzyskania jak najlepszej oceny symetrii odruch ten należy wywoływać u pacjenta w pozycji leżącej z kończynami dolnymi lekko zgiętymi pod kątem rozwartym (100–130°) lub w pozycji siedzącej ze stopami lekko opartymi o podłogę i kolanami zgiętymi pod kątem nieco większym od prostego.

Efekt ruchowy to prostowanie podudzia w stawie kolanowym lub tylko skurcz mięśnia czworogłowego uda.

Odruch skokowy (S_1). Odruch ten można uzyskać, uderzając w ścięgno mięśnia trójgłowego łydki (ścięgno Achillesa) (ryc. 2.30), najlepiej u pacjenta klęczącego na krześle twarzą do oparcia lub na kozetce (ten sposób umożliwia ocenę symetrii odruchu, która jest bardzo ważna ze względu na częste zajęcie korzenia S$_1$ w przypadkach dyskopatii). Odruch można także wyzwalać w pozycji leżącej. Wtedy badający zgina biernie kończynę dolną w stawie biodrowym oraz w stawie kolanowym oraz zgina stopę pod kątem prostym, odwracając ją stroną przyśrodkową ku górze.

Efekt ruchowy polega na zgięciu podeszwowym stopy.

Najczęstsze trudności związane z wywoływaniem odruchów ścięgnistych
Trudności w wywoływaniu odruchów ścięgnistych mogą wynikać z nadmiernego napinania mięśni przez pacjenta. Można wtedy poprosić o rozluźnienie mięśni. Jeżeli nie daje to efektu, dobrze jest odwrócić uwagę pacjenta, zadając pytania (gdzie mieszka, czy ma dzieci, jakie są imiona dzieci, czym się zajmuje itd.). Inną metodą jest poproszenie pa-

cjenta, aby zakaszlał, i wywołanie odruchu w chwili, gdy pacjent kaszle.

W przypadku stwierdzania słabych lub trudnych do wywołania odruchów można próbować także ich wzmocnienia:
■ Polecić pacjentowi, aby złączył ręce przed klatką piersiową, zahaczając o siebie palce lub splatając je, a następnie próbował je silnie rozciągnąć. Można także prosić, aby pacjent liczył „raz", „dwa", „trzy" i na „trzy" silnie rozciągał ręce – w tej chwili należy wywołać odruch. Jest to tzw. sposób Jendrassika.
■ Poprosić pacjenta, aby w czasie badania odruchu zacisnął zęby.

Podczas badania odruchów ścięgnistych należy zwrócić uwagę na ich symetrię. Poszczególne osoby mogą różnić się w zakresie reakcji odruchowych: od żywych, łatwo wyzwalanych odruchów ze wszystkich kończyn, po słabe, ale symetryczne odruchy. Jeżeli w badaniu nie stwierdzi się innych cech uszkodzenia układu nerwowego, a niektóre tzw. patologiczne odruchy (Trömnera, Jacobsona, Sterlinga) są symetryczne, nie upoważnia to jeszcze do rozpoznania zmian patologicznych układu nerwowego.

Skurcze kloniczne

W przypadku bardzo żywych odruchów często udaje się także wywołać skurcze kloniczne (klonusy). Ich wywołania można próbować w:
■ stawie kolanowym – skurcze kloniczne w tym stawie nazywane są rzepkotrzęsem i wywołuje się je, ujmując rzepkę i wykonując szybki ruch jej przesuwania ku dołowi. Można wtedy zaobserwować rytmiczne skurcze rzepki ku górze i ku dołowi;
■ stawie skokowym – można stwierdzić stopotrząs, który wywołuje się, zginając

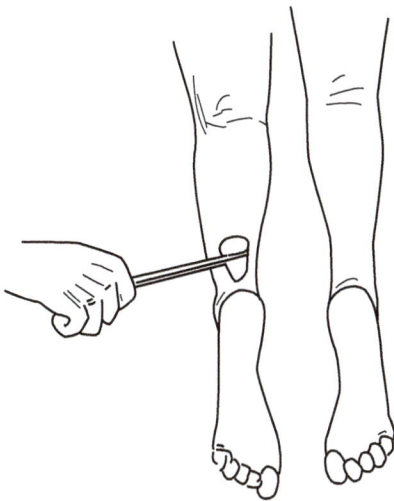

Rycina 2.30.
Wywoływanie odruchu skokowego.

zdecydowanym ruchem stopę grzbietowo. Można wtedy zaobserwować rytmiczne drgania stopy.

Odróżnia się rzepkotrząs i stopotrząs prawdziwy i rzekomy. W klonusach prawdziwych rytmiczne drgania nie ustają tak długo dopóki kończyna utrzymywana jest w ułożeniu nadanym jej przez pierwotny ruch. Klonusy rzekome ulegają wyczerpaniu po kilku–kilkunastu sekundach mimo niezmienionego ułożenia kończyny. Objawami nieprawidłowymi są tylko klonusy prawdziwe. Klonusy rzekome można spotkać także u osób zdrowych.

Odruchy powierzchniowe

Poza odruchami ścięgnistymi należy także zbadać odruchy powierzchniowe. Część z nich, jak odruch rogówkowy, spojówkowy, gardłowy, zostało omówione w części poświęconej badaniu nerwów czaszkowych.

Z pozostałych odruchów powierzchniowych (skórnych) w standardowym badaniu neurologicznym trzeba ocenić **odruchy brzuszne skórne**, które wywołuje się u pacjenta leżącego na plecach, drażniąc skórę brzucha szybkim, linijnym ruchem od zewnątrz do wewnątrz (ruch powinien być zdecydowany, choć delikatny).

Odruchy brzuszne bada się na trzech poziomach:
- górne na wysokości dolnego łuku ostatnich żeber – poziom ośrodków rdzeniowych Th_8, Th_9,
- środkowe na wysokości pępka – poziom ośrodka rdzeniowego Th_{10},
- dolne na wysokości więzadła pachwinowego – poziom ośrodków rdzeniowych Th_{11}, Th_{12}.

Efekt ruchowy polega na skurczu mięśni prostych brzucha po drażnionej stronie, którym towarzyszy przesunięcie linii pośrod-

kowej i pępka w tę stronę. Istotne jest stwierdzenie asymetrii odruchów po lewej i prawej stronie. U części osób z wiotkimi powłokami brzusznymi lub u osób otyłych odruchów tych wyzwolić nie można.

Oprócz odruchów brzusznych skórnych można także wywołać **odruchy brzuszne mięśniowe** (miotatyczne). Wywołuje się je, uderzając młotkiem w łuk żebrowy, kolejno po każdej stronie albo w linii środkowej poniżej wyrostka mieczykowatego (lub też alternatywnie nad spojeniem łonowym) – w niedowładzie spastycznym skurcz mięśni po stronie niedowładnej jest żywszy.

Innym niezwykle istotnym odruchem powierzchniowym jest **odruch podeszwowy**. Jego badanie polega na drażnieniu (najlepiej za pomocą ostrego końca zwykłego klucza do drzwi – tak badał sam Babiński) u leżącego na wznak pacjenta skóry bocznej powierzchni podeszwy stopy od pięty poprzez głowę V kości śródstopia do głowy I kości śródstopia. W warunkach prawidłowych następuje zgięcie podeszwowe wszystkich palców stopy.

Hermann zaobserwował, że odruch ten łatwiej wywołać, jeżeli kończynę dolną chorego zegnie się w stawie biodrowym i stawie kolanowym, skręcając ją częściowo na zewnątrz. Fizjologiczny odruch podeszwowy także łatwiej uzyskać, drażniąc skórę wewnętrznej (przyśrodkowej) powierzchni podeszwy stopy.

W zakresie unerwienia tworzonego przez korzenie rdzeniowe lędźwiowe i krzyżowe należy zbadać odruch z mięśnia dźwigacza jądra (**odruch nosidłowy**; L_2) – w odpowiedzi na drażnienie dotykiem (np. szpatułką) skóry górnej przyśrodkowej powierzchni uda następuje skurcz mięśnia dźwigacza i uniesienie jądra po badanej stronie.

Odruch odbytniczy (S_4, S_5) otrzymuje się przy podrażnieniu skóry brzegu odbytu. Następuje wtedy skurcz mięśnia zwieracza zewnętrznego odbytu (ośrodek rdzeniowy i korzenie S_4, S_5).

Badania tego, jak zaznacza Herman, nie zalicza się do badania rutynowego, jednak może być ono pomocne, jeżeli podejrzewa się uszkodzenie dolnych odcinków rdzenia kręgowego.

BADANIE CZUCIA
Adam Niezgoda, Radosław Kaźmierski

Badanie czucia obejmuje:
- ocenę czucia powierzchniowego (dotyku, bólu i temperatury),
- ocenę czucia proprioceptywnego, czyli czucia ułożenia, ruchu, wibracji, stereognozji (rozpoznawanie bez pomocy wzroku kształtu i wielkości przedmiotów), ucisku i oporu.

Czucie bada się, porównując między stroną prawą i lewą oraz między różnymi obszarami w obrębie tej samej kończyny lub tułowia odczuwanie dotyku, ucisku, bólu, temperatury, a także ułożenia i wibracji zarówno w układzie korzeniowym, jak i zależnym od pni nerwów obwodowych (patrz ryc. 2.31).

Badanie czucia powierzchniowego

Badanie czucia powierzchniowego przeprowadza się na wszystkich częściach ciała. Czucie dotyku bada się za pomocą pędzelka lub kłębka waty, czucie temperatury – za pomocą probówek z zimną i ciepłą wodą, metalowych, zimnych części młotka neurologicznego lub specjalnego walca zakończonego elementami o różnym przewodnictwie ciepła: metalowym (zimnym) i z tworzywa (cieplejszym), oraz czucie bólu – za pomocą specjalnych jednorazowych plastikowych pałeczek lub, delikatnie, za pomocą sterylnej igły.

Zaburzenia czucia dotyku polegają na zniesieniu czucia dotyku (anestezja), osła-

bieniu czucia (hipoestezja), nadwrażliwości na dotyk (hiperestezja). W odniesieniu do bólu mówi się o jego znieczuleniu (analgezja), osłabionym czuciu bólu (hipalgezja), a w przypadku nadwrażliwości na bodziec bólowy hiperalgezji lub hiperpatii. O alodynii mówi się, gdy wystąpienie bólu powodowane jest bodźcem dotykowym, który w warunkach fizjologicznych nie jest bolesny.

Objawem uszkodzenia dróg czucia położenia jest **ataksja czuciowa**. Pacjenci mogą skarżyć się na odczuwanie nieprawidłowych, powstających samoistnie wrażeń o charakterze palenia, pieczenia, mrowienia, kłucia, które określane są mianem **parestezji**. Pojęcie **dyzestezji** używane jest do określenia podawanych przez pacjenta skarg na nieprawidłowe odczuwanie bodźców zwykle niebolesnych.

Należy pamiętać, że często pacjenci, skarżąc się na „brak czucia", mają na myśli niedowład.

Badanie czucia powierzchniowego na tułowiu

Nerwy rdzeniowe opuszczają kanał kręgowy przez otwory międzykręgowe. Ze względu na to, że istnieje 8 korzeni, lecz tylko 7 kręgów szyjnych, wszystkie korzenie powyżej C_7 ukazują się powyżej odnośnego kręgu, a poniżej C_7 – wychodzą poniżej jednoimiennego kręgu, począwszy od korzenia C_8, który ukazuje się między kręgiem C_7 a Th_1.

W celu łatwego określenia wysokości potencjalnego uszkodzenia, należy pamiętać o punktach orientacyjnych na tułowiu. Ma to szczególne znaczenie w ustalaniu poziomu uszkodzenia rdzenia kręgowego (ryc. 2.31):

- linia sutków odpowiada korzeniowi Th_4,
- pępek odpowiada korzeniowi Th_{10},
- szczyt talerza biodrowego w linii pachowej środkowej odpowiada korzeniowi Th_{12},
- dolny kąt łopatki u chorego stojącego odpowiada korzeniowi Th_7,
- pachwina odpowiada korzeniowi L_1.

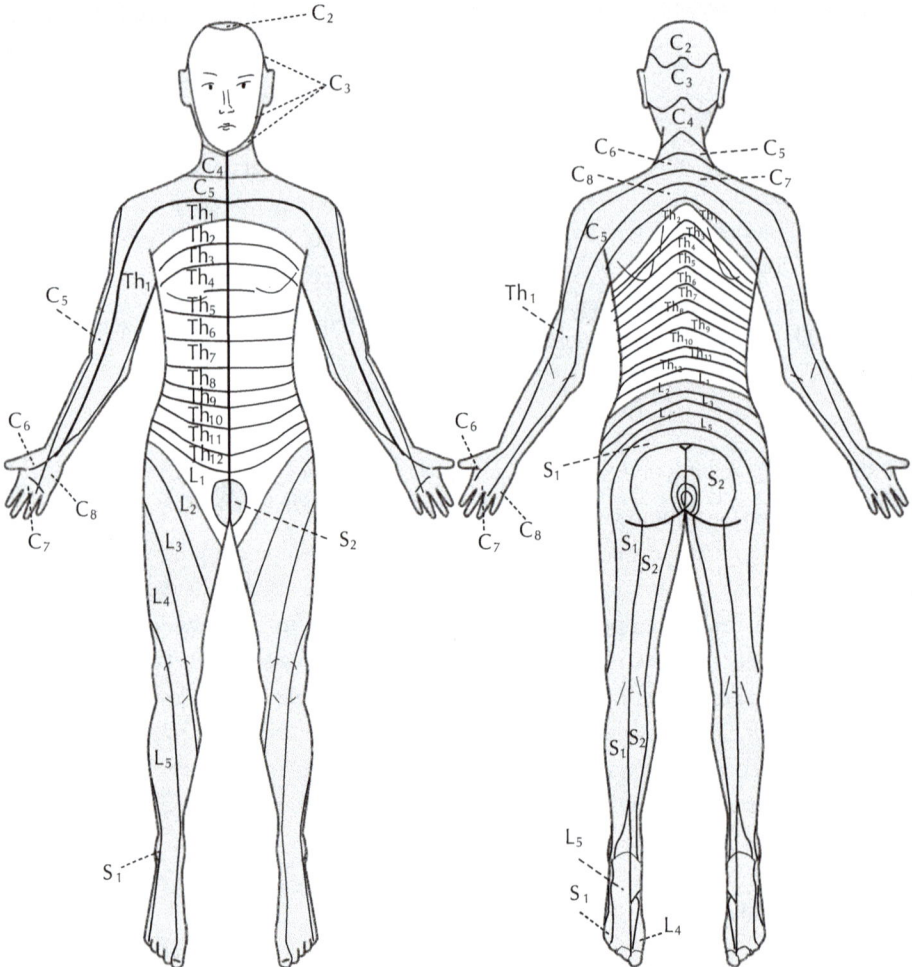

Rycina 2.31.

Schemat czuciowego unerwienia korzeniowego na tułowiu i kończynach.

Badanie czucia na tułowiu przeprowadza się tak samo jak w innych okolicach – należy zbadać czucie dotyku, czucie temperatury oraz bólu. Ponieważ w obrębie tułowia najważniejszym zadaniem jest stwierdzenie lub wykluczenie tzw. poziomu zaburzeń czucia, badanie czucia przeprowadza się w kierunku równoległym do osi kręgosłupa, z góry w dół lub z dołu w górę.

Określając poziom czucia, wielokrotnie obserwuje się zjawisko habituacji czuciowej (obserwacja własna), tzn. na przykład u chorego z całkowitym znieczuleniem na tułowiu poniżej Th_6, badając z góry w dół (zaczynając od okolicy zdrowej), stwierdza się granicę czucia nieco niżej niż badając czucie z dołu do góry (zaczynając od okolicy znieczulonej). Różnica między obu tymi poziomami nie powinna jednak przekraczać kilku milimetrów (maksymalnie 1 cm).

Trzeba także pamiętać o tym, że różne obszary skóry, w tym również na tułowiu, charakteryzują się naturalnie różną wrażliwością na dotyk (ryc. 2.31). Skóra szyi w dół do okolicy obojczyków jest bardziej wrażliwa niż obszar leżący niżej. Kolejnym obszarem o większej wrażliwości na dotyk jest pas tuż pod fałdem mięśni piersiowych większych w dół do połowy odległości między tymi fałdami a pępkiem. Ostatnim regionem o nieco większej wrażliwości na dotyk jest pas skóry obejmujący okolicę tuż powyżej i poniżej pachwin, podbrzusze, wewnętrzną powierzchnię ud oraz krocze i narządy płciowe. W związku z nieuwzględnianiem tych naturalnych różnic wrażliwości najczęściej omyłkowo stwierdza się niedoczulicę na wysokości górnych neuromerów piersiowych u chorych bez ubytków czuciowych.

Badając czucie w obrębie tułowia, należy pamiętać, że w niektórych okolicach sąsiadują ze sobą dermatomy odpowiadające odległym neuromerom: C_4 od góry i Th_2 od dołu oraz Th_{12}/L_1 od góry i S_2/S_3 od dołu w obrębie narządów płciowych – ze względu na zaangażowanie neuromerów C_5–Th_1 oraz L_1–L_5/S_1 „na potrzeby" kończyn.

Badanie czucia powierzchniowego na kończynach górnych

Badanie czucia na kończynach górnych przeprowadza się, oceniając czucie w zakresie poszczególnych korzeni od C_5 do Th_1 (patrz ryc. 2.31 i 2.32), które uwzględniają rozkład unerwienia korzeniowy oraz obwodowy. Należy zbadać czucie, porównując symetrycznie stronę prawą i lewą, szczególnie w przypadku podejrzenia jednostronnego ubytku czucia. Badanie takie w przypadku zaburzeń obustronnych powinno być uzupełnione porównaniem czucia na tej samej kończynie w sąsiadujących dermatomach.

Badający ocenia czucie powierzchniowe, dotykając skóry chorego. Czucie bólu i temperatury, jak wyżej powiedziano, jest wiedzione tą samą drogą i można „ominąć" nieprzyjemne dla chorego wywoływanie bólu, skupiając się tylko na badaniu czucia temperatury. Czucie ułożenia i ruchu bada się, prosząc chorego o zamknięcie oczu i określenie, w jakich pozycjach (zgięciu czy wyproście) są jego palce.

Badanie czucia powierzchniowego na kończynach dolnych

Badanie czucia na kończynach dolnych pod względem technicznym przeprowadza się tak samo jak badanie czucia na kończynach górnych.

Należy zwrócić uwagę na to, że unerwienie przedniej powierzchni uda przez korzenie L_1, L_2 i L_3 układa się spiralnie od góry w dół i od strony bocznej ku przyśrodkowi do osiągnięcia przez wymienione dermatomy linii osiowej tylnej (patrz ryc. 2.31 i 2.33). Kontrastuje to z zakresami uner-

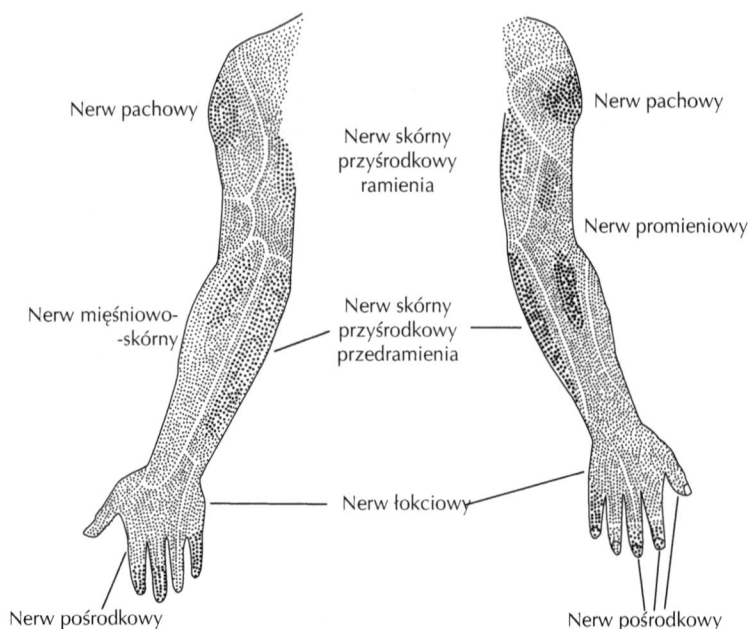

Rycina 2.32.

Zakres unerwienia obwodowego kończyny górnej. (Wzorowane na: A. Bochenek, M. Reicher *Anatomia człowieka*, tom V, modyfikacja własna).

wienia przez obwodowe nerwy skórne, których granice schodzą praktycznie pionowo w dół, równolegle do długiej osi kończyny. To spostrzeżenie pozwala łatwo odróżnić uszkodzenie obwodowe (czyli w obrębie kończyny) od korzeniowego (czyli „w grzbiecie"). W przypadku podrażnienia korzeni L_2/L_3 ból pojawia się z przodu uda.

W przypadku uszkodzenia korzenia L_4 chorzy opisują ból promieniujący do przodu kolana i kostki przyśrodkowej. Ma on zwykle charakter palący i odróżnia się od częściej występującego zespołu bólowego u chorych z uszkodzeniami korzeni L_5/S_1.

Uszkodzenie korzenia L_5, najczęstsze wśród uszkodzeń korzeniowych, objawia się bólem promieniującym przez pośladek i tylno-boczną powierzchnię uda, przednio-boczną powierzchnię podudzia do palucha, obejmując grzbiet stopy oraz praktycznie całą podeszwę.

Uszkodzenie korzenia S_1 objawia się jako ból promieniujący przez wewnętrzną powierzchnię pośladka i tylną powierzchnię uda, boczną powierzchnię podudzia do bocznego brzegu stopy. Charakter bólu jest podobny do opisywanego przez chorych w przypadku uszkodzeń korzenia L_5 i przypomina ból jak przy zmiażdżeniu ciężarem.

Bóle tylnej powierzchni uda oraz krocza sugerują uszkodzenie dolnych korzeni krzyżowych S_2–S_5 i wymagają szczegółowego badania czucia w obrębie narządów płciowych i krocza oraz czynności zwieraczy. Stan funkcjonalny zwieraczy ocenia się, przeprowadzając badanie podmiotowe (nietrzymanie moczu, stolca, niekontrolowane oddawanie gazów, potencja u mężczyzn) oraz badając odruch odbytniczy – u chorego w pozycji kolankowo-łokciowej dotknięcie wewnętrznej powierzchni pośladków powoduje wciągnięcie i zaciśnięcie odbytu.

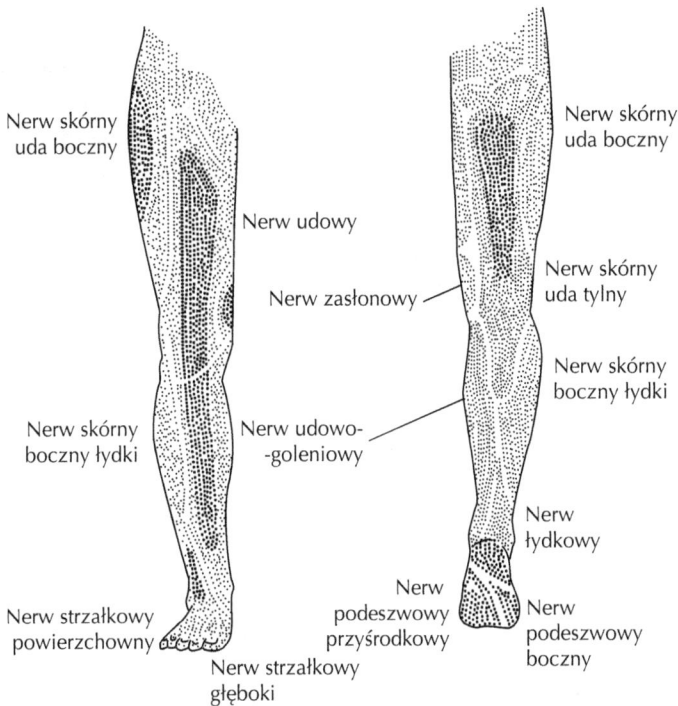

Rycina 2.33.

Zakres unerwienia obwodowego kończyny dolnej. (Wzorowane na: A. Bochenek, M. Reicher *Anatomia człowieka*, tom V, modyfikacja własna).

Badanie czucia proprioceptywnego: ułożenia i wibracji

Z praktycznego punktu widzenia najczęściej badanie czucia ułożenia i wibracji przeprowadza się na kończynach górnych i dolnych według tych samych reguł.

Czucie ułożenia bada się przy zamkniętych oczach pacjenta. Należy go poprosić, aby określił położenie kończyny (palców, ręki, stopy, przedramienia, podudzia itd.), którą badający zgina lub prostuje. Najłatwiej badać czucie ułożenia w obrębie palców.

Częstym błędem przy badaniu czucia położenia palców jest ujmowanie ich przez badającego od strony grzbietowo-dłoniowej/podeszwowej (to samo dotyczy też bardziej proksymalnych odcinków kończyn). Palce powinny być ujmowane na wysokości albo paliczka dalszego, albo dystalnego stawu międzypaliczkowego po bokach. Zapobiega to kompensacji braku czucia położenia przez czucie powierzchniowe, a tym samym nieświadomej dysymulacji, czyli ukrywania objawów faktycznie istniejących.

Badanie czucia wibracji przeprowadza się z użyciem widełek stroikowych o częstotliwości 128 Hz. Podstawę drgającego stroika należy przyłożyć do leżących powierzchownie kości, np. wyrostka rylcowatego kości promieniowej, kostki bocznej itd. Zadaniem chorego jest określenie, czy stroik drga.

Jeśli pacjent w ogóle nie odczuwa drgań, sytuacja jest jasna. Jeśli natomiast odczuwa drganie naszym zdaniem zbyt krótko, trzeba je porównać z własnym czuciem wibracji (zakładając, że czucie badającego jest prawidłowe). W razie stwierdzenia braku czucia wibracji widełki stroikowe stawia się na kolejno bliższych tułowiu punktach kostnych (na kończynach górnych: wyrostek rylcowaty kości promieniowej, wyrostek łokciowy, wyrostek barkowy, obojczyk; na kończynach dolnych: kostki boczne, rzepka, kolec biodrowy przedni górny).

OBJAWY PATOLOGICZNE
Radosław Kaźmierski, Adam Niezgoda

Termin „objaw patologiczny" w polskim mianownictwie neurologicznym nie jest synonimem każdego odchylenia od stanu prawidłowego w badaniu przedmiotowym. Określenie to dotyczy wyłącznie objawów świadczących o uszkodzeniu górnego neuronu ruchowego drogi piramidowej.

Objaw Babińskiego. W zakresie dostarczenia informacji o patologii o.u.n. objaw Babińskiego jest jednym z najważniejszych. Został on opisany przez Józefa Babińskiego w 1896 roku. Objaw ten bada się, drażniąc skórę bocznej powierzchni podeszwy stopy za pomocą tępego końca młotka lub innego tępego narzędzia (np. klucza, drewnianej pałeczki lub szpatułki).

Drażnienie bocznej powierzchni podeszwy stopy powoduje:
■ prostowanie palucha (zgięcie grzbietowe, czyli ruch ku górze) wywołany skurczem mięśnia prostownika długiego palucha,
■ zgięciu palucha często towarzyszy wachlarzowate odwiedzenie (rozczapierzenie) pozostałych palców stopy (jakkolwiek nie jest to warunek konieczny do rozpoznania objawu),

■ skurcz mięśnia prostownika długiego palucha pojawia się równocześnie ze skurczem innych mięśni skracających kończynę dolną, jak: mięśnia piszczelowego przedniego i napinacza powięzi szerokiej (na bocznej powierzchni uda) – powoduje to nieznaczne synergiczne zgięcie uda z jednoczesnym niewielkim jego odwiedzeniem.

Ponadto należy pamiętać, że objaw ten jest powtarzalny, choć po wielokrotnym drażnieniu może czasowo ulec wyczerpaniu.

Najczęstsze problemy związane z wywołaniem objawu Babińskiego to występowanie cofania się, „ucieczki" kończyny z obronnym prostowaniem palucha, które cechuje się jednak tym, że w ruchu ucieczki zaangażowane są wszystkie fizjologiczne zginacze kończyny dolnej, nie występuje natomiast skurcz napinacza powięzi szerokiej uda. Błędna interpretacja może wynikać także ze zmian anatomicznych, jakie można napotkać w przypadkach zniekształcenia stawu, np. w przypadku palucha koślawego.

W części przypadków nie stwierdza się objawu Babińskiego, ale również nie udaje się wywołać odruchu podeszwowego. Jeżeli opisane zjawisko jest jednostronne, niektórzy badacze przypisują mu pewne znaczenie – może ono sugerować uszkodzenie dróg piramidowych, szczególnie jeśli występują inne objawy mogące popierać tę sugestię, np. deficyt siły mięśniowej po tej samej stronie, asymetria odruchów itd.

W przypadkach zaawansowanych uszkodzeń nerwów obwodowych kończyn dolnych brak objawu Babińskiego nie wyklucza uszkodzenia drogi piramidowej, ze względu na dysfunkcję efektorów tego objawu.

Istnieją także inne objawy patologiczne objawiające się zgięciem grzbietowym palucha (objawy patologiczne z grupy Babińskiego):
■ Objaw Oppenheima – silne, posuwiste uciskanie przedniej powierzchni piszczeli

powoduje toniczne zgięcie grzbietowe palucha.

■ Objaw Chaddocka – drażnienie skóry poniżej kostki bocznej powoduje efekt ruchowy taki sam jak w objawie Babińskiego. Objaw Chaddocka przydatny jest, gdy przy wywoływaniu odruchu podeszwowego występuje znaczna reakcja obronna uniemożliwiająca interpretację.

■ Objaw Gordona – mocny ucisk mięśnia brzuchatego łydki wywołuje zgięcie grzbietowe palucha.

Objaw Rossolimo. Objaw ten bada się u pacjenta leżącego na wznak. Wywołuje się go krótkim, sprężystym uderzeniem palców badającego lub młotka w opuszki palców stopy pacjenta. W warunkach prawidłowych nie występuje żadna reakcja.

W warunkach patologicznych stwierdza się zgięcie podeszwowe i lekkie rozczapierzenie palców.

Obserwowane u części pacjentów odruchowe zgięcie grzbietowe nie jest traktowane jako patologia. Objaw Rossolimo jest odpowiednikiem objawu Sterlinga w kończynach górnych. Ten pierwszy ma jednak dużo większe znaczenie rozpoznawcze. Przydatne może być zbadanie objawu Rossolimo, który w części przypadków występuje nawet, gdy objaw Babińskiego jest nieobecny, np. u pacjentów w początkowym okresie stwardnienia rozsianego. Jest to odruch z grupy odruchów miotatycznych (mięśniowych).

Istnieją także objawy patologiczne, które można wywołać z kończyn górnych. Mają one nieco mniejsze znaczenie diagnostyczne. Z najważniejszych można wymienić:

■ Objaw Sterlinga – opuszkami palców uderza się sprężystym ruchem w opuszki lekko zgiętych palców badanego. Odruch jest patologiczny, gdy następuje szybkie zgięcie dłoniowe wszystkich palców ręki.

■ Objaw Mayera – w warunkach prawidłowych bierne, silne zgięcie paliczka dalszego III lub IV

palca ręki powoduje przywiedzenie i wyprostowanie kciuka. Jednostronny brak tej reakcji może świadczyć o uszkodzeniu dróg piramidowych.

■ Objaw Trömnera – uderzenie młotkiem w powierzchnię dłoniową palca II lub III powoduje w warunkach patologicznych zgięcie wszystkich palców wraz z kciukiem.

■ Objaw Jacobsohna – przy wywoływaniu odruchu promieniowego do zgięcia kończyny górnej w stawie łokciowym dołącza się zgięcie palców ręki. Objaw ten czasem występuje w przypadku uszkodzenia dróg piramidowych, ale też u osób zdrowych. Nie ma więc istotnego znaczenia rozpoznawczego, jeśli występuje w sposób izolowany i symetryczny (tzn. bez innych objawów świadczących o uszkodzeniu dróg piramidowych).

BADANIE ZBORNOŚCI RUCHÓW
Radosław Kaźmierski, Adam Niezgoda

Badanie zborności ma na celu ocenę układu koordynacji, w którego skład wchodzą: móżdżek, układ odpowiedzialny za czucie proprioceptywne (sznury tylne), a także układ przedsionkowy i pozapiramidowy. Należy także pamiętać o istotnej funkcji korekcyjnej, jaką spełnia wzrok (patrz niżej). W badaniu zborności najbardziej przydatne są podane niżej próby i objawy.

Próba „palec–nos". Spośród najważniejszych prób koordynacyjnych, za pomocą których bada się zborność ruchów w kończynach górnych, należy wymienić próbę „palec–nos". W czasie jej przeprowadzania poleca się pacjentowi znajdującemu się w pozycji stojącej lub siedzącej dotknąć czubka nosa końcem palca wskazującego kolejno przy otwartych i zamkniętych oczach. Obserwuje się, czy ruch jest płynny, czy nie pojawia się drżenie, którego amplituda wzrasta wraz ze zbliżaniem się palca do nosa (jeśli tak jest, mówi się o **drżeniu**

zamiarowym). Czasem drżenie występuje w spoczynku, zmniejsza się w czasie ruchu czynnego (np. w chorobie Parkinsona).

Modyfikacją tej próby jest **próba „palec––palec"**. Pacjent układa kończyny górne zgięte w łokciach poziomo przed klatką piersiową i stara się trafić palcem wskazującym do palca wskazującego drugiej ręki kolejno przy otwartych i zamkniętych oczach. Próbę tę można również przeprowadzić, prosząc pacjenta, którego oczy są otwarte, żeby trafił palcem w palec badającego, przy czym po każdej próbie badający zmienia pozycję swojego palca.

Badanie diadochokinezy. Diadochokineza jest to zdolność do wykonywania ruchów naprzemiennych, a więc szybkiego uruchamiania na przemian grup mięśni antagonistycznych i agonistycznych. Bada się ją, polecając pacjentowi wykonywać szybkie naprzemienne ruchy nawracania i odwracania obu rąk („jak przy wkręcaniu żarówki"). Modyfikacją tego badania jest polecenie pacjentowi znajdującemu się w pozycji siedzącej szybkiego naprzemiennego uderzania kolejno powierzchnią dłoniową i grzbietową rąk o uda. Ocenia się szybkość i symetrię wykonywania ruchów naprzemiennych obydwoma kończynami. Jeśli ruchy te są istotnie wolniejsze po jednej ze stron, mówi się o **dysdiadochokinezie** lub **hipodiadochokinezie**. Gdy chory nie jest zdolny do wykonywania takich ruchów – jest to **adiadochokineza**. Należy mieć na uwadze, że z reguły ruchy wykonywane kończyną dominującą są nieco szybsze. Trzeba pamiętać, aby w poprzednich etapach badania upewnić się, czy nie występują anatomiczne ograniczenia sprawnego wykonywania takich

ruchów (zmiany pourazowe, znacznego stopnia zwyrodnienia stawów) lub czy nie występuje niedowład po jednej ze stron.

Próba mijania (odchylenia rąk). Chory stoi lub siedzi z kończynami górnymi wyciągniętymi przed siebie. Trzeba go poprosić, aby zamknął oczy, a następnie obserwuje się, czy jedna z kończyn nie zbacza. W przypadku uszkodzenia móżdżku kończyna zbacza w stronę półkuli uszkodzonej oraz ulega uniesieniu i hiperpronacji – objaw Riddocha.

Objaw Stewarda-Holmesa. Badając ten objaw, należy poprosić pacjenta, aby przyciągał do siebie górną kończynę zgiętą pod kątem prostym (napinając mięsień dwugłowy). Kończynę tę przytrzymuje się przez chwilę i nagle puszcza. W warunkach prawidłowych ruch kończyny ustępuje bardzo szybko – po kilku centymetrach, ze względu na uruchomienie mięśnia trójgłowego (antagonisty mięśnia dwugłowego ramienia). W przypadku uszkodzenia móżdżku ruch taki nie zostanie wyhamowany i pacjent może się uderzyć w ramię albo w policzek. Z tego powodu podczas wykonywania tej próby badający musi osłaniać drugą ręką głowę pacjenta.

Przydatna może być także ocena próbki pisma pacjenta, szczególnie jeżeli istnieje możliwość porównania pisma sprzed choroby. Pismo może być niewyraźne, z małymi literami (*micrographia*). Sugeruje to chorobę Parkinsona lub parkinsonizm. Pismo może także być zamaszyste i zmienne, a kolejne litery coraz większe (*macrographia*). Sugeruje to pląsawicę lub zespół móżdżkowy.

Próba „pięta–kolano". Najistotniejszą próbą koordynacyjną w kończynach dolnych jest próba „pięta–kolano". Pacjent wykonuje ją w pozycji leżącej. Próba polega na podniesieniu kończyny dolnej tak, aby udo tworzyło z tułowiem kąt prosty, a następnie dotknięciu piętą do kolana drugiej kończyny dolnej i zsunięciu jej po piszczeli aż do palucha. Próbę wykonuje się kolejno dla każdej strony, najpierw przy otwartych oczach, a następnie przy zamkniętych.

Próba Romberga. Bardzo istotną próbą zbornościową jest próba Romberga. W czasie jej wykonywania pacjent stoi ze złączonymi stopami w pozycji „na baczność" najpierw z otwartymi oczami, a następnie z zamkniętymi. Obserwuje się, czy pacjent stoi pewnie, czy też chwieje się lub ma tendencję do padania na bok lub ku tyłowi. Podczas wykonywania tej próby należy stać blisko pacjenta, aby go przytrzymać w razie skłonności do padania.

Jeżeli pacjent nie może utrzymać pozycji stojącej z otwartymi oczami, nie wykonuje się próby z zamkniętymi oczami.

Zamknięcie oczu dodatkowo utrudnia wykonanie próby, gdyż eliminuje korygującą funkcję wzroku. Pacjenci z zaburzeniami czucia proprioceptywnego (uszkodzeniem sznurów tylnych) po zamknięciu oczu nie mają możliwości korekcji postawy za pomocą wzroku. Natomiast chorzy z uszkodzeniem móżdżku niezależnie z otwartymi oczyma czy zamkniętymi będą wykazywali tendencję do padania w kierunku uszkodzonej półkuli móżdżku lub ku tyłowi w przypadku uszkodzenia robaka móżdżku.

Jeżeli chory nie potrafi utrzymać postawy stojącej i ma tendencję do padania ku tyłowi lub w bok – wynik próby jest nieprawidłowy.

Modyfikacją i utrudnieniem zwiększającym czułość tej próby jest polecenie, aby pacjent stanął z jedną nogą ustawioną przed drugą nogą „jak na linie".

Próba marszu po linii. Pacjent ustawia stopę za stopą na linii zaznaczonej na podłodze. Należy obserwować, czy jest on w stanie utrzymać się na linii, czy nie ma tendencji do zbaczania lub padania. Jest to cenna próba orientacyjna, ponieważ niektórzy autorzy utrzymują, że osoby, które potrafią sprawnie poruszać się wzdłuż linii, prawdopodobnie nie mają poważniejszych zaburzeń zborności ruchów i równowagi.

Próba Unterbergera. Próba ta przydatna jest też w ocenie zaburzeń równowagi. Pacjentowi poleca się maszerować w miejscu z zamkniętymi oczami, wysoko unosząc kolana. Należy obserwować, czy chory ma tendencję do obracania się wokół własnej osi w czasie takiego marszu. Przyjmuje się, że po 50 krokach marszu w miejscu osoby zdrowe obracają się o mniej niż 45° (z reguły kilkanaście stopni, częściej w lewo). Obrót następuje w kierunku uszkodzonej półkuli móżdżku. Przyczyną zbaczania może być także uszkodzenie błędnika – wtedy pacjent także obraca się w kierunku uszkodzenia.

BADANIE KRĘGOSŁUPA
Radosław Kaźmierski, Adam Niezgoda

Ustawienie kręgosłupa należy badać w postawie stojącej – umożliwia to ocenę krzywizn w płaszczyźnie strzałkowej (lordozy, kifozy) oraz ocenę skoliozy w płaszczyźnie poprzecznej.

Na wstępie ocenia się obecność możliwego skrócenia kończyny. Z kolei przechodzi się do oceny ruchomości ku przodowi, ku tyłowi i na boki w poszczególnych odcinkach kręgosłupa: szyjnym, piersiowym i lędźwiowo-krzyżowym (w warunkach prawidłowych skłon na boki powinien być symetryczny i sięgać około 45°).

Palpacyjnie bada się wyrostki kolczyste poszczególnych kręgów w celu stwierdzenia bolesności.

Należy także zbadać **objaw szczytowy**, który polega na osiowym ucisku ku dołowi głowy pacjenta pozostającego w pozycji stojącej lub siedzącej z wyprostowanym odcinkiem szyjnym kręgosłupa. W przypadku zmian patologicznych w jednym z kręgów pojawia się ból na tym poziomie, czasem z uczuciem opasywania.

U pacjentów z uszkodzeniem rdzenia szyjnego (najczęściej w przebiegu procesów demielinizacyjnych) po zgięciu karku występuje niekiedy wrażenie przebiegania prądu wzdłuż kręgosłupa – jest to **objaw Lhermitte'a**.

BADANIE CHODU

Radosław Kaźmierski, Adam Niezgoda

Kolejnym etapem badania neurologicznego jest badanie chodu. W celu poprawnej i wiarygodnej oceny chodu pacjentowi należy umożliwić przejście swobodnym krokiem co najmniej kilku–kilkunastu metrów. W warunkach szpitalnych, gdy sale chorych są zbyt ciasne, dobrze do tego celu wykorzystać korytarz.

Ocena chodu pozwala, przy pewnym doświadczeniu, wyciągnąć wnioski co do obecności zaburzeń układu ruchu lub ich braku. Ocenia się chód pacjenta oddalającego się tyłem od nas, a następnie idącego w naszą stronę. W pewnych przypadkach może być pomocna także obserwacja chodu z boku.

Należy zwrócić uwagę na długość kroków, symetrię chodu, postawę chorego w czasie chodu oraz na to, czy chodzenie sprawia ból. Ocenia się ruch w stawach biodrowych, kolanowych i skokowych oraz – co ważne dla neurologa – współruchy kończyn górnych. Istotna jest także ocena sposobu, w jaki pacjent dokonuje zwrotu.

W archiwizacji tego elementu badania może być bardziej pomocny zapis wideo niż lakoniczny opis. Umożliwi okresową ocenę postępu choroby lub poprawy uzyskanej po leczeniu i usprawnianiu ruchowym.

Poniżej omówiono najistotniejsze i najczęściej spotykane zaburzenia chodu.

Zaburzenia chodu

Chód nieprawidłowy
o charakterze asymetrycznym

Chód połowiczoniedowładny (chód „koszący"). Chód tego typu występuje w niedowładzie połowiczym. Pacjenci stoją i chodzą z przedramieniem zgiętym w stawie łokciowym i nawróconym. Występuje częściowe zgięcie w nadgarstku oraz zgięcie palców. Kończyna dolna jest wyprostowana w stawie kolanowym i przyjmuje ustawienie końsko-szpotawe w stawie skokowym (tzw. postawa Wernickego-Manna). Aby uniknąć zahaczania o podłogę, pacjent zatacza kończyną dolną półkole. Mimo tych ruchów okalających, kończyna dolna często zahacza o podłogę.

Chód w rwie kulszowej (z oszczędzaniem kończyny). Chory cierpiący na bóle kręgosłupa promieniujące do kończyn dolnych przybiera postawę charakteryzującą się spłaszczeniem lordozy. Tułów ulega przesunięciu ku przodowi, kończyna dolna dotknięta bólem jest z reguły zgięta w stawach biodrowym, kolanowym i skokowym, kręgosłup ustawiony jest w skoliozie z wysunięciem biodra w bok. Chory stara się unikać rozciągania nerwu kulszowego i zmiany przymusowego ustawienia kręgosłupa.

Chód brodzący (chód koguci; steppage). Chód tego typu występuje w porażeniach prostowników grzbietowych stopy i palców (najczęściej z powodu uszkodzenia nerwu strzałkowego). Niemożliwe jest także unoszenie bocznej krawędzi stopy. Pacjent wysoko unosi kolana, aby uniknąć zahaczania opadającą stopą o podłoże. Rzadziej można mieć do czynienia z obustronnym porażeniem prostowników grzbietowych stóp – wtedy chód koguci występuje w obu kończynach dolnych.

Chód nieprawidłowy
o charakterze symetrycznym
na szerokiej podstawie

Chód tylnosznurowy. Ten typ chodu występuje u chorych z zaburzeniami czucia proprioceptywnego. Chorzy nie są świadomi ułożenia kończyn dolnych, kiedy nie patrzą na nie (patrz także objaw Romberga), w związku z tym chodzą na szerokiej podstawie, niepewnymi krokami o różnej długości, silnie zginają kończyny w biodrach i kolanach oraz wyrzucając kończynę w przód, z reguły silnie uderzając piętą o podłoże. Śledzą każdy swój krok, często pomagając sobie laską. Zamknięcie oczu powoduje nasilenie zaburzeń chodu. Chorzy mają także trudności w utrzymaniu postawy stojącej ze złączonymi nogami i zamkniętymi oczami.

Chód móżdżkowy. Jest to chód na szerokiej podstawie, z szeroko rozstawionymi kończynami dolnymi, chwiejny. W przypadku uszkodzenia robaka móżdżku następuje odchylanie tułowia ku tyłowi, a w przypadku uszkodzenia półkuli móżdżku – tendencja do padania w stronę uszkodzenia.

Chód nieprawidłowy
o charakterze symetrycznym

Chód paraparetyczno-spastyczny (kurczowy). W tym typie chodu występuje spastyczność w stawach biodrowych i kolanowych. Chory w niewielkim stopniu zgina kończyny w tych stawach, idzie drobnymi krokami, szurając stopami po podłodze.

Chód kurczowo-bezładny (kurczowo--ataktyczny). Ten typ chodu spotyka się u niektórych chorych ze stwardnieniem rozsianym, kiedy występuje kombinacja niedowładu spastycznego i niezborności móżdżkowej. Pacjent chodzi z usztywnionymi kończynami dolnymi, wyrzuca je chwiejnie i silnie uderza stopami o podłoże. Często chory idąc, zatacza się, w związku z czym podtrzymuje się ściany lub chodzi z pomocą laski łokciowej.

Chód parkinsonowski. We wczesnych fazach choroby Parkinsona objawy mogą występować asymetrycznie, w późniejszych fazach są jednak zawsze obustronne. W początkowych etapach choroby cenne może być obserwowanie balansowania rękami w czasie nieco dłuższego marszu. Po stronie, po której występuje drżenie lub sztywność, stwierdza się brak lub słabsze balansowanie kończyną górną. W bardziej zaawansowanych stadiach choroby pacjent przyjmuje postawę zgięciową, tzn. pochylenie kręgosłupa ku przodowi, z niewielkim zgięciem kończyn górnych w stawach łokciowych i kończyn dolnych w stawach kolanowych. Chód, często trudny do zapoczątkowania, odbywa się drobnymi krokami, ze słabym odrywaniem stóp od podłoża. Nie występuje balansowanie kończynami górnymi. Podczas chodzenia mogą występować zjawiska propulsji, lateropulsji lub retropulsji. W przypadku propulsji pochylenie tułowia ku przodowi powoduje przesunięcie środka ciężkości do przodu. Ze względu na sztywność pacjent nie może kompensacyjnie przechylić tułowia ku tyłowi, wobec czego przyspiesza kroku, aby nie upaść do przodu – chory „goni" swój środek ciężkości. W niektórych przypadkach ze względu na dużą sztywność pacjent ułatwia sobie przemieszczanie, poruszając się bokiem lub tyłem. Jeżeli tułów przechylony jest w bok lub do tyłu, występują podobne zjawiska nazywane lateropulsją lub retropulsją.

Chód „kaczkowaty". Charakterystyczne dla tego typu chodu jest nadmierne kołysanie się w biodrach na skutek niedowładu mięśni obręczy biodrowej (odwodzicieli stawu biodrowego) i ud. Miednica pochyla się nadmiernie w stronę kończyny dolnej znajdującej się w wykroku. Chód ten występuje w dystrofiach mięśniowych lub we wrodzonym zwichnięciu stawów biodrowych (objaw Trendelenburga).

W przypadku zaburzeń czynnościowych (konwersyjnych) mogą występować różne zaburzenia chodu, często z objawami nieznajdującymi potwierdzenia w pozostałych elementach badania neurologicznego. Nasilają się one, gdy chory jest obserwowany,

występują ruchy „teatralne", drżenia podczas chodu i różne ruchy dodatkowe (kurcze, skręcania) – często możliwe do wywołania sugestią. Rozpoznanie takie należy stawiać ostrożnie po wykluczeniu możliwie szerokiego zakresu różnych przyczyn uszkodzenia układu nerwowego.

BADANIE OBJAWÓW OPONOWYCH
Radosław Kaźmierski, Adam Niezgoda

Podejrzenie o zapalenie opon mózgowo-rdzeniowych występuje często już po zebraniu wywiadu, kiedy stwierdza się występowanie objawów podmiotowych mogących je sugerować, takich jak gorączka lub stany podgorączkowe, nudności i wymioty, światłowstręt, nadwrażliwość na bodźce słuchowe i dotykowe.

Sztywność karku. W czasie biernego pochylania głowy pacjenta ku przodowi napotyka się opór mięśni karku, wobec czego nie można przygiąć bródki chorego do mostka. Zakres sztywności zwykło określać się liczbą palców, jaką badający może umieścić między bródką chorego a jego mostkiem – mówimy więc o sztywności „na 2, 3, 4 palce".

Najczęstsze trudności w interpretacji tego objawu spotyka się u osób ze zmianami zwyrodnieniowymi w odcinku szyjnym kręgosłupa lub po prostu z długą szyją i wynikającym stąd ograniczeniem jej ruchomości. W takich sytuacjach należy pamiętać, że zmiany zwyrodnieniowe z reguły ograniczają także ruchy rotacyjne kręgosłupa szyjnego, czego nie spotyka się w sztywności karku. Obecność zmian zwyrodnieniowych w odcinku szyjnym kręgosłupa, jak np. w zesztywniającym zapaleniu stawów kręgosłupa, można także ustalić na podstawie wywiadu.

Należy zachować szczególną ostrożność przy badaniu sztywności karku u osób po urazach odcinka szyjnego kręgosłupa. Nie należy wykonywać tej próby w razie stwierdzenia niestabilności kręgów szyjnych lub jej podejrzenia.

Objaw Brudzińskiego (karkowy). Podczas badania sztywności karku (przy biernym zgięciu głowy) następuje odruchowe zgięcie kończyn dolnych w stawach biodrowych i kolanowych. Podobny efekt ruchowy zgięcia kończyn dolnych można uzyskać przy ucisku na spojenie łonowe (objaw Brudzińskiego łonowy).

Objaw Kerniga. Objaw ten bada się u pacjenta leżącego na plecach. Kończynę dolną zgiętą pod kątem prostym w stawie kolanowym i w stawie biodrowym próbuje się wyprostować w stawie kolanowym. Jeśli objaw Kerniga jest obecny, podczas tego ruch natrafiamy na opór, a pacjent stara się odruchowo zgiąć kończynę dolną w kolanie.

Objaw ten można wywołać także w ten sposób, że kończynę dolną wyprostowaną w stawie kolanowym i w stawie biodrowym próbuje się unieść – podczas tego ruchu następuje opór i zgięcie w stawie kolanowym.

W warunkach prawidłowych pacjent unosi kończyny dolne bez problemów. Łatwo zauważyć, że objaw Kerniga wywołuje się podobnie jak korzeniowy objaw Lasègue'a z tą różnicą, że w przypadku obecności objawu Kerniga dominuje komponent kurczowy, a składnik bólowy może wystąpić przy próbie forsowania ruchu kończyny ku górze. W przypadku objawu Lasègue'a dominuje komponent bólowy.

Objaw Kerniga z reguły występuje w obu kończynach dolnych (z wyjątkiem osób z niedowładem połowiczym, u których objaw ten może nie występować po stronie niedowładnej), natomiast objaw Lasègue'a z reguły występuje jednostronnie (lecz także z wyjątkami, np. w obustronnej rwie kulszowej może być obecny obustronnie).

BADANIE OBJAWÓW KORZENIOWYCH
Radosław Kaźmierski, Adam Niezgoda

Przedmiotowe objawy korzeniowe to tzw. objawy rozciągowe. Ich istota opiera się na obserwacji, że rozciąganie uciśniętych (najczęściej w wyniku przepukliny jądra miażdżystego krążka międzykręgowego, choć nie można zapominać o możliwości występowania zmian nowotworowych) korzeni wywołuje silny ból.

Objaw Lasègue'a. Objaw ten bada się w pozycji leżącej na wznak. Bierne unoszenie kończyny dolnej wyprostowanej w stawie kolanowym wywołuje silny ból promieniujący od okolicy lędźwiowo-krzyżowej przez pośladek do tylnej powierzchni unoszonej kończyny.

Inną możliwością wywołania tego objawu jest rozpoczęcie badania z kończyną zgiętą w stawie kolanowym i w stawie biodrowym – prostowanie kończyny dolnej w stawie kolanowym powoduje ból jak opisano powyżej.

Przydatne jest określenie kąta, pod jakim należy unieść kończynę dolną po stronie chorej, aby pojawiły się dolegliwości bólowe – mówi się wtedy o obecnym objawie Lasègue'a przy np. 30°, 40° itd.

Objaw Fajersztajna-Krzemickiego. Podczas badania objawu Lasègue'a w kończynie zdrowej występuje ból w chorej kończynie dolnej (tzw. skrzyżowany objaw Lasègue'a).

Objaw karkowy Neriego. Silne, zarówno bierne, jak i czynne, przygięcie głowy chorego leżącego na wznak wywołuje ból w okolicy krzyżowo-lędźwiowej i chorej kończynie dolnej.

Objaw Naffzigera. Objaw ten wywołuje się, uciskając żyły szyjne u chorego leżącego na wznak. Ucisk taki wywołuje ból o wyżej opisanym charakterze. Nie zaleca się jednak wywoływania tego objawu ze względu na możliwość pomyłkowego uciśnięcia tętnicy szyjnej, co u pacjentów z miażdżycą może spowodować mobilizację blaszki miażdżycowej. Istnieje też możliwość wywołania objawów zespołu zatoki szyjnej.

Badanie punktów Valleixa. Badanie to polega na uciskaniu miejsc, które są szczególnie bolesne w przypadku rwy kulszowej. Najważniejsze z nich znajdują się na pośladku po stronie chorej między guzem kulszowym a krętarzem większym, w połowie tylnej powierzchni uda, pośrodku dołu podkolanowego i pośrodku łydki.

Objaw Mackiewicza. Objaw ten jest typowy dla uszkodzenia nerwu udowego (rwy udowej). Wywołuje się go u pacjenta leżącego na brzuchu, zginając kończynę dolną w stawie kolanowym. Podczas zginania kończyny występuje ból promieniujący wzdłuż przednio-bocznej powierzchni uda.

BADANIE CZYNNOŚCI AUTONOMICZNEGO UKŁADU NERWOWEGO

Adam Niezgoda, Radosław Kaźmierski

Badanie autonomicznej części układu nerwowego często jest niedoceniane i zaniedbywane. Wśród funkcji autonomicznych, które należy ocenić podczas badania podmiotowego i przedmiotowego, są: reakcje źrenic, ciśnienie tętnicze oraz częstość pracy serca w pozycji leżącej oraz siedzącej (stojącej). Dodatkowo w celu oceny układu wegetatywnego można wykonać test współczulnej odpowiedzi skórnej, test wydzielania potu (ninhydrynowy), ocenić motorykę jelit oraz czynność pęcherza moczowego.

Badanie autonomicznego układu nerwowego jest szczególnie wskazane w przypadku podejrzenia polineuropatii/poliradykuloneuropatii (np. zespołu Guillaina-Barrégo), zaburzeń wegetatywnych w przebiegu chorób metabolicznych, takich jak cukrzyca, choroba Parkinsona, zanik wieloukładowy.

Zmienność zatokowa

W przypadku stymulacji nerwu błędnego, np. podczas głębokiego oddychania, dochodzi fizjologicznie do spadku częstości rytmu serca. Zjawisko to może nie występować w przypadku uszkodzenia nerwu błędnego, np. w przebiegu cukrzycy, zespołu Guillaina-Barrégo. Poniżej w tabeli 2.7 podano wartości prawidłowe zmienności zatokowej w różnych grupach wiekowych w próbie głębokiego oddychania (6 głębokich oddechów/min).

Zaburzenia wydzielania potu

Wydzielanie potu jest kontrolowane zarówno przez włókna współczulne, jak i przywspółczulne. Zazwojowe włókna dla gruczołów potowych są włóknami cholinergicznymi.

Określenie obszaru ciała, na którym nie ma wydzielania potu, pozwala rozpoznać miejsce uszkodzenia układu nerwowego (tab. 2.8).

Tabela 2.6.
Przeciwstawne efekty wegetatywne pobudzenia współczulnego i przywspółczulnego

Narząd	Badana funkcja	Układ współczulny	Układ przywspółczulny
Oko	źrenica szpara powiek	rozszerzenie rozszerzenie	zwężenie zwężenie
Serce i naczynia	częstość pracy serca przepływ krwi ciśnienie tętnicze łożysko naczyniowe	⇑ ⇑ ⇑ zwężenie	⇓ ⇓ ⇓ poszerzenie
Drzewo oskrzelowe		rozszerzenie	zwężenie
Przewód pokarmowy	wydzielanie śliny perystaltyka jelit wydzielanie egzokrynne żołądkowe i trzustkowe	⇓ ⇓ ⇓	⇑ ⇑ ⇑
Gruczoły wydzielania wewnętrznego	wydzielanie insuliny uwalnianie adrenaliny uwalnianie hormonów tarczycy	⇑ ⇑ ⇑	⇓ ⇓ ⇓
Pęcherz moczowy	mięsień wypierający mięsień zwieracz mikcja	⇓ napięcia ⇑ napięcia ⇓	⇑ napięcia ⇓ napięcia ⇑
Narządy płciowe	erekcja zwilżenie przedsionka pochwy ejakulacja	⇓ ⇓ ⇑	⇑ ⇑ ⇓

Tabela 2.7.
Prawidłowe wartości zmienności zatokowej w odniesieniu do grup wiekowych

Wiek (lata)	Zmienność częstości pracy serca (różnica: częstość maksymalna – częstość minimalna)
18	> 15
30	> 11
50	> 9
65	> 5

Tabela 2.8.
Zależność zniesienia wydzielania potu od miejsca uszkodzenia

Okolica zniesionego wydzielania potu	Prawdopodobne miejsce uszkodzenia
Hemianhydrosis	ośrodkowe uszkodzenie drogi współczulnej (zachowane wydzielanie potu pod wpływem środków farmakologicznych [pilokarpina])
Hemianhydrosis faciei (bez zespołu Hornera)	splot współczulny tętnicy szyjnej zewnętrznej
Hemianhydrosis dolnej połowy ciała (poniżej linii sutków)	rdzeń kręgowy między Th_3 a L_2
Anhydrosis górnej połowy tułowia (powyżej linii sutków) bez zajęcia twarzy	pień współczulny na wysokości Th_{4-5}
Anhydrosis górnej połowy tułowia (powyżej linii sutków) z zespołem Hornera	pień współczulny z zajęciem zwoju szyjno-piersiowego (zwój gwiaździsty)
Zespół Hornera bez zaburzeń wydzielania potu	obwodowo do zwoju szyjnego górnego pnia współczulnego (praktycznie powyżej rozdwojenia tętnicy szyjnej wspólnej)
Kończyna dolna	uszkodzenie pnia współczulnego na poziomie L_2

SCHEMAT BADANIA NEUROLOGICZNEGO
Radosław Kaźmierski, Adam Niezgoda

W praktyce klinicznej często zachodzi potrzeba szybkiej oceny stanu neurologicznego pacjenta. Schemat przedstawiony na stronie 81 podsumowuje podstawowe elementy badania neurologicznego.

BADANIE CHOREGO Z ZABURZENIAMI ŚWIADOMOŚCI ORAZ CHOREGO NIEPRZYTOMNEGO
Radosław Kaźmierski, Adam Niezgoda

Podstawowe informacje dotyczące ilościowych i jakościowych zaburzeń świadomości podano w rozdziale 3.

W przypadku badania chorego z zaburzeniami świadomości lub nieprzytomnego chorego wywiad zbierany jest zgodnie z zasadami podanymi na początku tego rozdziału. Różnicą jest to, że często trzeba oprzeć się na wywiadzie od rodziny, świadków zachorowania lub dokumentacji zespołu

I. Pacjent wchodzi do gabinetu – ocenia się chód, obecność ruchów mimowolnych, zachowanie

II. Pacjent siada na krześle:

   A.   Zbieranie wywiadu, w tym ocena mowy i fonacji (dyzartria, dysfazja, mowa skandowana itp.), wstępna ocena stanu psychicznego i sprawności umysłowej

   B.   Badanie nerwów czaszkowych

   C.   Badanie kończyn górnych (oglądanie, w tym ocena mięśni obręczy barkowej, ruchy mimowolne, ruchomość bierna i czynna, siła mięśniowa, odruchy ścięgniste i objawy patologiczne, czucie powierzchniowe i proprioceptywne, zborność, diadochokineza)

III. Pacjent kładzie się na kozetce

   A.   Badanie kończyn dolnych – oglądanie (zaniki mięśniowe), ruchy mimowolne, ruchomość bierna i czynna, siła mięśniowa, odruchy ścięgniste, objawy patologiczne, czucie powierzchniowe (razem z badaniem na tułowiu) i proprioceptywne, zborność

   B.   Badanie objawów oponowych i korzeniowych

IV. Pacjent wstaje – oglądanie tułowia, symetryczności ustawienia łopatek, badanie ruchomości kręgosłupa, próba Romberga, opcjonalnie próby zbornościowe z kończyn górnych, jeśli nie badano ich wcześniej

V. Pacjent przechodzi kilkanaście kroków – ocena chodu

pomocy doraźnej itp. Należy zwrócić uwagę na to, czy chory przyjmuje leki, czy wystąpiła możliwość zatrucia (zadymione pomieszczenia, zażywanie substancji psychoaktywnych itd.).

W szybkim zorientowaniu się w najistotniejszych zagadnieniach, które należy ocenić u nieprzytomnego chorego, może pomóc tzw. neurologiczne ABC... według Fullera:

N (neck) – kark
A (air way) – drogi oddechowe
B (breathing) – oddychanie
C (circulation) – krążenie
D (diabetes) – cukrzyca
D (drugs) – leki/narkotyki
E (epilepsy) – padaczka
F (fever) – gorączka
G – skala Glasgow
H (herniation) – wgłobienie
I (investigate) – zbadać.

Ocena podstawowych funkcji życiowych. Ocenę tę przeprowadza się według schematu ABC... (drożność dróg oddechowych, zachowanie oddechu własnego, tętno, ciśnienie krwi, zapach acetonu z ust – cukrzyca).

Oglądanie. W wyniku oglądania można stwierdzić, czy pacjent leży spokojnie, czy się porusza, czy występują ruchy mimowolne, drgawki, czy ruchy kończyn są symetryczne. Można też sprawdzić, czy występują zmiany skórne – ślady po iniekcjach, przygryzienie języka.

Reakcje pacjenta. Reakcje pacjenta można oceniać za pomocą skali Glasgow (odpowiedź słowna, reakcja otwierania oczu i odpowiedź ruchowa) (patrz rozdz. 3).

Badanie głowy i karku:

■ W czasie badania głowy sprawdza się, czy nie ma śladów urazu. Głowę bada się palpacyjnie i opukuje czaszkę. Ocenia się nos i uszy – trzeba sprawdzić, czy nie ma wycieku treści płynnej (płyn mózgowo-rdzeniowy, krew, treść ropna).

■ Kark bada się palpacyjnie i po wykluczeniu zmian urazowych należy sprawdzić objawy oponowe. Uwaga: w stanach głębokiej nieprzytomności mimo występowania zapalenia opon mózgowo-rdzeniowych lub krwotoku podpajęczynówkowego objawy oponowe mogą nie występować.

Badanie oczu. W stanach patologicznych zależnie od umiejscowienia ogniska uszkodzenia może występować skojarzone zbaczanie gałek w kierunku ogniska – w przypadku uszkodzenia korowego ośrodka skojarzonego spojrzenia, lub w kierunku przeciwnym – gdy uszkodzony jest pniowy ośrodek skojarzonego spojrzenia. Może też występować zez zbieżny lub rozbieżny.

Ocenić trzeba szerokość źrenic oraz reakcje źreniczne (na światło: bezpośrednia i konsensualna).

U nieprzytomnego chorego (czyli niewspółpracującego) możliwa jest tylko ocena ustawienia gałek ocznych (skojarzonego lub nieskojarzonego) oraz ich możliwych ruchów spontanicznych (np. oczopląs, ruchy „pływania"). W sytuacjach, kiedy jest to jednak możliwe (np. w senności, stuporze) ocenia się ruchomość gałek ocznych oraz bada ich ruchy dowolne.
Konieczna jest ocena odruchów spojówkowych i rogówkowych.

Badanie objawu „oczu lalki" – głowę pacjenta należy uchwycić rękami w okolicy skroniowej i jarzmowej, obrócić ją w prawo i obserwować, czy:

■ gałki oczne przesuwają się w stronę lewego kąta oczu chorego,

■ gałki oczne nie wykonują ruchu (nie zmieniają położenia),

■ porusza się tylko jedna gałka oczna.

Następnie wykonuje się skręt głowy w lewą stronę i obserwuje ponownie ruch gałek ocznych według powyższego schematu.

Wynik jest prawidłowy, jeżeli gałki oczne przesuwają się w kierunku przeciwnym do ruchu głowy, czyli badający ma wrażenie, że chory leżący na wznak stara się patrzyć stale w ten sam punkt na suficie nad swoją głową. Jeżeli gałki oczne nie przesuwają się (stale pozostają w tym samym ułożeniu), należy podejrzewać obustronne uszkodzenie pnia mózgu, szczególnie poniżej śródmózgowia. Gdy gałki oczne poruszają się tylko w jedną stronę, można podejrzewać jednostronne uszkodzenie pnia mózgu. Jeżeli odwodzenie jednego oka jest upośledzone – podejrzewa się porażenie nerwu VI.

Test kaloryczny jest bardziej dokładny niż wyżej opisane badanie (należy wcześniej ocenić otoskopowo stan błony bębenkowej).

Ważna jest **ocena dna oka.**

Następnie ogląda się gardło i wywołuje odruch gardłowy.

Z kolei przechodzi się do badania układu ruchu i obecności objawów patologicznych (jak to wyżej opisano). Przydatna tutaj może być ocena reakcji kończyn na bodziec bólowy. Energicznie pociera się mostek pacjenta – kończyna objęta niedowładem w mniejszym stopniu wykonuje zgięciowy odruch obronny (objaw Baniewicza). Natomiast w przypadku rozległych uszkodzeń obu półkul mózgu obserwuje się obustronną reakcję zgięciową kończyny w stawach łokciowych (odkorowanie) lub ich reakcję wyprostną (odmóżdżenie) w przypadku uszkodzenia pnia.

SKALE KLINICZNE W NEUROLOGII
Radosław Kaźmierski, Adam Niezgoda

W neurologii w większym nawet stopniu niż w innych dziedzinach medycyny spotkać się można z koniecznością obiektywnej oceny stanu klinicznego chorego oraz jego zmian w czasie. Powszechnie służą do tego celu punktowe skale kliniczne (skale klinimetryczne). Wyrażenie stanu chorego w skali punktowej pozwala wiarygodnie porównać nasilenie objawów u chorych cierpiących na to samo schorzenie (dzięki czemu unika się bardzo nieprecyzyjnych określeń typu „mniej/bardziej nasilony…", „bardziej/mniej zaawansowany…", „uzyskano pewną poprawę…" itp). Jest to szczególnie ważne w dziedzinach neurologii, w których ocena przedmiotowa daje w części chorób bardzo skąpy wgląd w ilościowy stan nasilenia objawów (np. zaburzenia funkcji poznawczych – zespoły otępienne, zaburzenia depresyjne).

Skale kliniczne znalazły zastosowanie jako czynnik ułatwiający podjęcie decyzji zarówno w kwalifikowaniu chorych do niektórych procedur terapeutycznych, jak i w ocenie wyników leczenia i rehabilitacji. Skale pozwalają także ocenić ryzyko wystąpienia pewnych schorzeń, czyli zidentyfikować grupy szczególnego ryzyka, co ma znaczenie we wdrażaniu postępowania profilaktycznego.

Najczęściej stosowane w neurologii skale można podzielić na niżej przedstawione grupy:

Skale prognostyczne. Na przykład skala ABCD2, uwzględniająca wiek (**A**ge), ciśnienie tętnicze (**B**lood pressure), objawy kliniczne (**C**linical features), długość trwania objawów (**D**uration of the symptoms) i występowanie cukrzycy (**D**iabetes mellitus), przydatna jest w prognozowaniu ryzyka wystąpienia udaru niedokrwiennego mózgu u osób po przebytym przemijającym niedokrwieniu mózgu (TIA).

Ważne praktyczne znaczenie mają także skale pozwalające podejmować racjonalne decyzje terapeutyczne. Przykładem może być skala CHA2DS2VASc, która pozwala prognozować roczne ryzyko wystąpienia udaru u chorych z migotaniem przedsionków. Ponieważ profilaktyka udaru niedokrwiennego z użyciem doustnego antykoagulantu u chorych z migotaniem przedsionków niesie ze sobą pewne ryzyko krwotoków, ocena w tej skali, szczególnie jeśli uwzględniana jest razem z innymi skalami umożliwiającymi ocenę ryzyka powikłań krwotocznych (np. skala HAS-BLED), pozwala na bardziej racjonalną ocenę korzyści i ryzyka włączenia terapii antykoagulantem lub jej zaniechania (i włączenia np. tylko leku antyagregacyjnego). Skala CHA2DS2VASc uwzględnia takie parametry, jak: niewydolność serca, nadciśnienie tętnicze, wiek, płeć, występowanie cukrzycy i udaru (lub przemijającego napadu niedokrwiennego) oraz innych epizodów naczyniowych w wywiadzie chorobowym.

Przy omawianiu skal prognostycznych należy także wspomnieć o skalach przedszpitalnych umożliwiających zespołom ratownictwa medycznego szybką wstępną kwalifikację chorych do określonego typu leczenia, co wiąże się z szybszymi decyzjami o transporcie do określonego ośrodka. Przykładem może być skala Los Angeles Prehospital Stroke Screen – LAPSS lub skala Cinncinati stosowane w przypadku podejrzenia udaru mózgu, choć zastosowanie tutaj ma też skala śpiączki Glasgow (GCS) będąca *de facto* skalą uszkodzeń.

Skale uszkodzeń i funkcjonowania chorego. Skale te pozwalają możliwie obiektywnie ocenić stan kliniczny chorego. Dzięki powtarzaniu badania takimi samymi skalami można w sposób porównywalny i usystematyzowany oceniać efekty leczenia i rehabilitacji, dynamikę postępu chorób przewlekłych itp. Przykłady takich skal to skale stosowane w ostrej fazie udaru mózgu, np. skala udarowa Narodowego Instytutu Zdrowia w USA (National Institutes of Health Stroke Scale – NIHSS). Umożliwia ona systematyczną i ilościową ocenę nasilenia deficytu neurologicznego na podstawie badania 15 parametrów (skala obejmuje zakres od 0 do 42 punktów), które ocenia się w czasie rutynowego badania neurologicznego. Bierze się pod uwagę takie elementy badania, jak poziom zaburzeń świadomości, obecność i zakres zaburzeń pola widzenia, obecność i nasilenie niedowładów, afazji, zaburzeń czucia, ataksji itd.

Innym przykładem skali uszkodzeń może być skala niesprawności stosowana powszechnie w stwardnieniu rozsianym, tj. rozszerzona skala niesprawności (Expanded Disability Status Scale – EDSS). Skala ta obejmuje zakres od 0 do 10 punktów (0 punktów – brak objawów uszkodzenia układu nerwowego, 10 punktów – zgon chorego). Zawiera ponadto 8 podskal funkcjonalnych pozwalających dokładnie doprecyzować deficyty funkcji w różnych układach, np. w układzie piramidowym, móżdżku, pniu mózgu, układzie wzrokowym, czuciowym itd. Wynik skali EDSS zależy od wartości uzyskanych w określonych podskalach.

W ocenie chorób układu pozapiramidowego, jak choroba Parkinsona czy choroba Huntingtona, bardzo rozpowszechnione są ujednolicone skale liczbowe – odpowiednio Unified Parkinson's Disease Rating Scale (UPDRS) i Unified Huntington's Disease Rating Scale (UHDRS). Są to kompleksowe skale służące do oceny funkcjonowania poznawczego, stanu psychicznego i ewentualnych zaburzeń behawioralnych chorych, umożliwiają także ocenę sprawności ruchowej, w tym zdolności wykonywania codziennych czynności. Dodatkowo, co istotne, skala UPDRS pozwala oceniać ewentualne powikłania leczenia.

Podobnie w chorobach obwodowego układu nerwowego (szczególnie w polineuropatiach) istnieją skale określające ilościowo stopień nasilenia choroby – np. skala Toronto Clinical Neuropathy Score (TCNS). Szczególną cechą tej skali jest uwzględnianie zarówno objawów podmiotowych, jak i odchyleń w badaniu przedmiotowym.

Obecnie w neurologii klinicznej stosuje się bardzo wiele mniej lub bardziej popularnych skal uszkodzeń, zarówno rozbudowanych, kompleksowych, jak i bardzo prostych. Przykładem prostej skali może być znana powszechnie skala śpiączki Glasgow (Glasgow Coma Scale – GCS).

Skale opisujące stan pacjenta po wystąpieniu choroby (outcome scales). Skale te stosuje się głównie w chorobach ostrych powodujących kliniczne deficyty neurologiczne. Umożliwiają one także ocenę szybkości wycofywania się objawów choroby, choć czasem mogą być też stosowane do oceny postępu chorób przewlekłych w dłuższym okresie. Przykładem może być szeroko stosowana u chorych po udarze mózgu zmodyfikowana skala Rankina (modified Rankin Scale). Jest to prosta skala zawierająca od 0 do 6 punktów (0 – bez objawów, 5 – chory z ciężką niepełnosprawnością wymagający ciągłej opieki i nadzoru pielęgniarskiego; wprowadzono także dodatkowo punkt 6 określający zgon chorego).

Inną bardziej rozbudowaną skalą pozwalającą porównywać stan chorego po udarze mózgu w różnym czasie po jego wystąpieniu jest skala Barthel (zawierająca się od 0 do 100 punktów), która pozwala ilościowo oceniać funkcjonowanie pacjenta w zakresie codziennych czynności (activities in daily living – ADL). W skali tej oceniane są osobne moduły dotyczące samoobsługi oraz autonomii ruchowej pacjenta, np. niezależność w zakresie spożywania posiłków, przemieszczenie się z łóżka na krzesło i z powrotem, korzystanie z toalety, codzienna higiena osobista, zdolność do samodzielnej kąpieli, chodzenia po płaskiej powierzchni, chodzenia po schodach, ubierania się, kontrolowania oddawania moczu i stolca itp.

Do oceny stanu klinicznego po poważnych uszkodzeniach mózgowia mogą służyć skale wyników leczenia (outcome scales), np. Glasgow Outcome Scale (GOS) (której nie należy mylić ze skalą śpiączki Glasgow – GCS) zawierająca od 1 do 5 punktów (1 – zgon chorego, 5 – powrót do normalnego funkcjonowania po uszkodzeniu mózgowia) oraz wiele innych.

Skale określające jakość życia. Ważne są także skale określające jakość życia po przebytych ostrych chorobach układu nerwowego lub na różnych etapach chorób przewlekłych. Skale takie mogą odnosić się do chorych niezależnie od pierwotnej przyczyny niesprawności lub mogą być specyficzne dla danej choroby (grupy chorób), mogą także umożliwiać ocenę stanu chorego lub służyć do kompleksowej oceny „ewolucji" objawów choroby i zmian jakości życia po upływie kolejnych okresów (pozwalają ocenić zdolność poruszania się chorego, zdolność do samoobsługi, funkcjonowanie społeczne, stan emocjonalny itp.). Istnieje rozbudowany panel takich skal, np. Mc Master Health Index Questionnaire, 36-Item Short-Form Health Survey (SF36) i wiele innych.

Listy kontrolne procedur. Listy kontrolne procedur (checklists of procedures) są kolejnym zagadnieniem związanym z dokumentowaniem badania podmiotowego i przedmiotowego – zwiększają bezpieczeństwo pacjenta przy szczególnie skomplikowanych procedurach medycznych. Listy takie zawierają wiele elementów niezbędnych do wykonania lub sprawdzenia przy wdrożeniu danego badania lub terapii. W neurologii w niektórych ośrodkach wprowadzono takie listy w przypadku leczenia trombolitycznego udaru (lekarz musi zaznaczyć na przygotowanym formularzu, że sprawdził wszystkie kryteria włączające oraz wyłączające z takiego leczenia). Należą tu też listy kontrolne procedur postępowania w przypadku ciężkich urazów układu nerwowego i inne.

W podsumowaniu skal klinicznych i list kontrolnych trzeba stwierdzić, że pełnią one ważną funkcję we współczesnej medycynie. Niektóre z nich są wymagane przez systemy opieki zdrowotnej jako narzędzia kwalifikacji chorego do określonych rodzajów leczenia (np. ocena w skali EDSS wymagana jest przy kwalifikacji chorych na stwardnienie rozsiane do leczenia immunomodulacyjnego refundowanego ze środków publicznych), inne są przydatne w kwalifikacji do danego typu leczenia w fazie ostrej – jak punktacja NIHSS (która jest zresztą elementem odnośnej listy kontrolnej) w przypadku wymienionego wyżej leczenia trombolitycznego udaru niedokrwiennego mózgu.

Proste skale kliniczne powinny być powtarzalne, możliwie czułe i swoiste oraz łatwe do interpretacji w warunkach ambulatoryjnych. Skale specjalistyczne wymagają natomiast z reguły większego doświadczenia i dobrych umiejętności badania chorego. Niektóre z wymienionych skal będą omówione szerzej w odnośnych rozdziałach dalszej części podręcznika.

SŁAWOMIR MICHALAK ■ JAN P. MEJNARTOWICZ

ZESPOŁY OBJAWOWE W NEUROLOGII

ROZDZIAŁ 3

ZABURZENIA ŚWIADOMOŚCI

Sławomir Michalak

Świadomość jest aktywnym procesem umożliwiającym postrzeganie, oddziaływanie i komunikowanie się z otoczeniem. W proces świadomości zaangażowane jest czuwanie, zdolność postrzegania własnej osoby i otoczenia, uwaga, pamięć, mowa, myślenie, napęd, stan emocjonalny i celowe działanie. Kliniczna ocena świadomości opiera się na badaniu postrzegania własnej osoby i otoczenia, zachowania oraz reakcji na bodźce zewnętrzne. Stopień zaburzenia świadomości oceniany jest według skali Glasgow (Glasgow Coma Scale – GCS) (tab. 3.1).

Strukturalnie świadomość wiąże się z układem siatkowatym aktywującym (reticular activating system – RAS), który rozciąga się od dogłowowej części tworu siatkowatego w obrębie rdzenia przedłużonego do jąder śródblaszkowych wzgórza, skąd wywodzą się projekcje do kory obu półkul. Również kora wysyła włókna wpływające na RAS. W oddziaływania te zaangażowane są układy neuroprzekaźników: cholinergiczny, noradrenergiczny, dopaminergiczny, serotoninergiczny, GABA-ergiczny i glutaminergiczny.

Wyróżnić można poziom świadomości (i ilościowe jego zaburzenia), treść świadomości (i jakościowe jej zaburzenia) oraz

Tabela 3.1.
Skala śpiączki Glasgow

Reakcja na bodziec	Punktacja
Odpowiedź słowna	
Brak	1
Niezrozumiała	2
Nieadekwatna	3
Zdezorientowana	4
Zorientowana	5
Otwieranie oczu	
Brak	1
W odpowiedzi na bodziec bólowy	2
W odpowiedzi na bodziec dźwiękowy	3
Spontaniczne	4
Odpowiedź ruchowa	
Brak	1
Wyprostna	2
Zgięciowa nieukierunkowana	3
Cofanie (reakcja ucieczki)	4
Ukierunkowana	5
Na polecenie	6

rytm snu i czuwania (i jego zaburzenia). W stanach fizjologicznego czuwania osoba jest w pełni świadoma, zorientowana co do własnej osoby i otoczenia. Udział zmian poziomu i treści świadomości oraz rytmu snu i czuwania w stanach zaburzeń świadomości jest różny (ryc. 3.1).

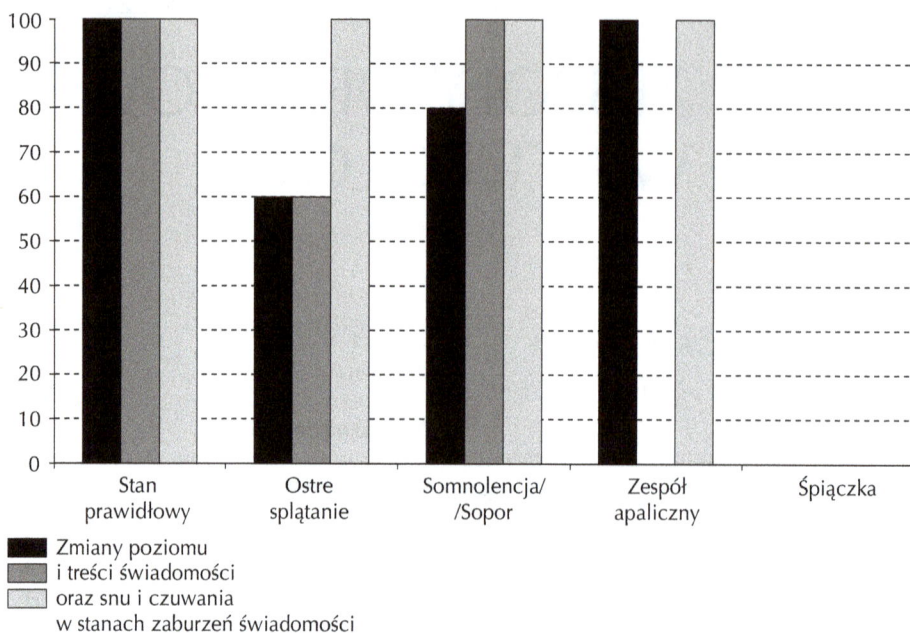

Rycina 3.1.

Zaburzenia poziomu i treści świadomości oraz rytmu snu i czuwania.

JAKOŚCIOWE ZABURZENIA ŚWIADOMOŚCI

Jakościowe zaburzenia świadomości przebiegają z zaburzeniem jej treści.

Ostre stany splątaniowe. W ostrych stanach splątaniowych zaburzona jest przede wszystkim treść świadomości. Chory w tym stanie nie jest nieprzytomny, jego świadomość jest natomiast zmieniona. W tych przypadkach zaburzona jest uwaga, koncentracja, myślenie, pamięć, orientacja w czasie, przestrzeni i co do własnej osoby oraz percepcja. Dołącza się tu ponadto zmiana poziomu świadomości (wahania od pobudzenia do somnolencji) oraz zaburzenia rytmu snu i czuwania z pobudzeniem w nocy i sennością w ciągu dnia. Często zachowana jest zdolność wykonywania automatycznych czynności i odpowiedzi. Są one jednak spowolniałe i niepewne. Chorzy powtarzają zadane pytania i z trudem, a niekiedy nieskutecznie, podtrzymują rozmowę. W ostrych stanach splątaniowych występuje drażliwość i podejrzliwość. W miarę pogłębiania się zaburzeń kontakt z chorym jest coraz gorszy, ograniczając się do pojedynczych słów lub krótkich zdań.

Do najczęstszych przyczyn ostrych stanów splątaniowych należą:
- zaburzenia metaboliczne:
  - hipoglikemia,
  - niewydolność wątroby,
  - niewydolność nerek,
  - hipoksja,
- zakażenia,
- stany pourazowe i pooperacyjne,

- niewydolność krążenia,
- zatrucia, np. lekami uspokajającymi,
- udar mózgu,
- guz mózgu,
- ropień mózgu,
- krwiak podtwardówkowy,
- zapalenie opon mózgowo-rdzeniowych,
- zapalenie mózgu.

Zespoły majaczeniowe. W zespołach majaczeniowych (*delirium*) na pierwszy plan wysuwają się omamy wzrokowe, niepokój, nadpobudliwość, uleganie sugestiom oraz zaburzenia wegetatywne: częstoskurcz, wahania ciśnienia tętniczego, nadmierna potliwość. Ponadto mogą występować zaburzenia koncentracji, uwagi, bezsenność, niespójne i długotrwałe wypowiedzi, gonitwa myśli i drżenie.

Wśród przyczyn zespołów majaczeniowych znajduje się:
- odstawienie alkoholu lub leków uspokajających,
- zapalenie płuc,
- posocznica (stan septyczny),
- stany pooperacyjne i pourazowe,
- udar mózgu,
- guz mózgu,
- zapalenie opon mózgowo-rdzeniowych,
- krwotok podpajęczynówkowy,
- zapalenie mózgu,
- zatrucia skopolaminą, atropiną, amfetaminą.

Elementem stanów splątaniowych i majaczeniowych jest często **zespół amnestyczny** – stan niezdolności magazynowania w pamięci lub odtwarzania zgromadzonych informacji pomimo zachowanej przytomności. Chory rozumie zdarzenia mające miejsce wokół, używa prawidłowo języka i wykazuje prawidłową motywację do uczenia się i odtwarzania. Istotą zespołu amnestycznego są zaburzenia pamięci epizodycznej. Wyróżnia się **niepamięć wsteczną** (*amnesia retrograda*), dotyczącą przypadków niemożności odtworzenia informacji pochodzących z czasu przed rozwojem patologii układu nerwowego, oraz **niepamięć następczą** (*amnesia anterograda*), dotyczącą niezdolności przyswojenia informacji po uszkodzeniu.

Zespół Wernickego-Korsakowa – opisany jest w rozdziale 15.

Przemijająca globalna niepamięć. Przemijająca globalna niepamięć jest stanem niepamięci zdarzeń bieżących i nieodległych oraz dezorientacji, który utrzymuje się przez kilka godzin. Świadomość jest niezaburzona i nie stwierdza się cech zaburzeń o charakterze napadowym. Chory zachowuje kontakt z otoczeniem, jego język nie jest zaburzony, jedynie zadaje powtarzające się pytania: „Co ja tu robię? Jak się tu znalazłem?". Po ustąpieniu zaburzenia pojawia się niekiedy ból głowy.

Zespół amnestyczny. Zespół amnestyczny rozwinąć się może w przebiegu:
- udaru mózgu w okolicy hipokampa – obustronnie lub w półkuli dominującej, jąder przednio-przyśrodkowych wzgórza i przodomózgowia,
- krwotoku podpajęczynówkowego,
- nagłego zatrzymania krążenia,
- guzów mózgu,
- zespołu Wernickego-Korsakowa,
- opryszczkowego zapalenia mózgu,
- zapalenia układu limbicznego (patrz rozdz. 18 – Neurologiczne zespoły paranowotworowe).

ILOŚCIOWE ZABURZENIA ŚWIADOMOŚCI

Senność. Senność jest stanem obniżenia poziomu świadomości, w którym chory nie jest zdolny do czuwania bez bodźców zewnętrznych. Spontaniczne ruchy są ograniczone, występuje spowolnienie psychoruchowe, reakcje są spowolnione, powieki chorego opadają, ale nie są całkowicie zamknięte. Chory wybudza się pod wpływem łagodnych bodźców, ale pozostawiony w spokoju zapada ponownie w sen. Bodziec bólowy wyzwala bezpośrednią i ukierunkowaną reakcję obronną.

Stupor. Stupor charakteryzuje się wyraźnie obniżonym poziomem świadomości. Chorego można wybudzić jedynie silnymi i powtarzanymi bodźcami. Otwiera wówczas oczy i kieruje spojrzenie na badającego. Nie uzyskuje się natomiast odpowiedzi na bodźce słowne lub jest ona spowolniona i nieadekwatna. Chorzy w stuporze zazwyczaj leżą nieruchomo lub wykonują stereotypowe ruchy. Zaburzenie treści świadomości zwykle przyjmuje postać splątania.

Śpiączka. Śpiączka jest stanem głęboko zaburzonej świadomości, w którym chory nie jest zdolny do reagowania na bodźce zewnętrzne, leży nieruchomo z zamkniętymi oczami. Wyróżnić można cztery stadia śpiączki, z których I i II charakteryzują lekką śpiączkę, a III i IV – jej postać ciężką.

Śpiączka w I stadium charakteryzuje się reakcją chorego na bodziec bólowy ruchem obronnym ukierunkowanym kończyn nieporażonych, nie stwierdza się zaburzeń reaktywności źrenic, zachowane są ruchy gałek ocznych i wyraźnie obecny jest nieprawidłowy objaw „oczu lalki" (odruch oczno-mózgowy; patrz rozdz. 2).

Śpiączka w II stadium cechuje się nieukierunkowaną reakcją w odpowiedzi na bodziec bólowy, zachowana jest reakcja źrenic na światło, niekiedy występuje anizokoria, a gałki oczne ustawiają się w zezie rozbieżnym.

Śpiączka w III stadium charakteryzuje się nieukierunkowaną reakcją na bodziec bólowy – wyprostną lub zgięciową, wzmożeniem napięcia mięśniowego, patologicznym objawem „oczu lalki", źrenicami o zmiennej średnicy, zwykle wąskimi, reakcja na światło jest zmienna, niekiedy występuje anizokoria, a odruchy oczno-głowowe są patologiczne (opis odruchu oczno-głowowego – patrz rozdz. 2).

Śpiączka w IV stadium cechuje się zniesieniem reakcji na ból, sporadycznie występują prężenia, źrenice są szerokie i nie reagują na światło, obecny jest również patologiczny objaw „oczu lalki", napięcie mięśniowe jest obniżone, a ponadto występują zaburzenia toru oddychania.

Odkorowanie. Chory przyjmuje pozycję ciała cechującą się zgięciem kończyn górnych w stawach łokciowym i stawach dłoni, a wyprostem kończyn dolnych. Spowodowane jest to uszkodzeniem powyżej poziomu jąder czerwiennych (od poziomu wzgórza).

Odmóżdżenie. Odmóżdżenie objawia się wyprostem kończyn górnych i dolnych z przeprostem głowy i tułowia. Uszkodzenie umiejscowione jest w obrębie pnia mózgu od poziomu jąder czerwiennych do jąder przedsionkowych.

Mutyzm akinetyczny. Mutyzm akinetyczny jest poważnym zaburzeniem, w którym czuwający chory nie wykazuje odpowiedzi słownej (mutyzm) ani ruchów spontanicznych (akinetyczny), brak też reakcji na bodźce zewnętrzne. Niekiedy może pojawić się fiksowanie spojrzenia, ale bez ruchu głowy. Zespół ten pojawia się w następstwie patologii toczącej się obustronnie w korze czołowej, zakręcie obręczy lub na poziomie komory trzeciej.

Zespół zamknięcia. Zespół zamknięcia (locked-in syndrome) rozpoznaje się u chorych, którzy przy zachowanej świadomości (co wyróżnia ich od osób z mutyzmem akinetycznym) nie są zdolni do wykonywania ruchów spontanicznych, z wyjątkiem ruchów powiek i gałek ocznych. Możliwe zatem jest porozumiewanie się z tymi chorymi, którzy zdolni są do potwierdzania lub zaprzeczania pytaniom poprzez ruchy powiek i gałek ocznych. Czynności pielęgnacyjne – zmiana pozycji ciała lub odsysanie – mogą wyzwalać u tych chorych ruchy wyprostne kończyn górnych i dolnych.

Zespół zamknięcia rozwija się w następstwie uszkodzenia drogi piramidowej na poziomie powyżej poziomu jąder nerwów czaszkowych. Najczęstszą jego przyczyną jest zakrzep tętnicy podstawnej, uraz czaszkowo-mózgowy (np. stłuczenie pnia), krwawienie lub zapalenie pnia mózgu.

Stan wegetatywny. Stan wegetatywny (zespół apaliczny) rozwija się w następstwie rozlanego uszkodzenia kory mózgu, struktur podkorowych i/lub międzymózgowia (wzgórza). Chorzy nie mają zachowanej świadomości, ale będąc w stanie czuwania, otwierają oczy, wykonują spontanicznie skojarzone ruchy gałkami ocznymi, mogą fiksować wzrok, w odpowiedzi na bodziec świetlny zamykają oczy (może to sprawiać wrażenie świadomego postrzegania otoczenia), nie spełniają poleceń, kończyny ułożone są w pozycji odmóżdżeniowej lub odkorowania, choć niekiedy mogą pojawiać się bezcelowe ruchy kończyn, głowy czy tułowia. Niekiedy spontanicznie lub w odpowiedzi na bodźce w okolicy ust wystąpić

może ziewanie, wydawanie dźwięków, ssanie lub ruchy języka, natomiast połykanie, choć występuje, często jest nieefektywne. W fazie snu chorzy mają zamknięte oczy, a ich oddech staje się regularny. U chorych w stanie wegetatywnym dochodzi ponadto do zaburzeń wegetatywnych pod postacią nadmiernej potliwości, częstoskurczu, hiperwentylacji, nietrzymania moczu i/lub stolca. W stanie wegetatywnym zachowany jest oddech własny, krążenie jest wydolne, można także wywołać odruchy oczno-przedsionkowe i oczopląs optokinetyczny.

Śmierć mózgu. Śmierć mózgu jest stanem pełnej i nieodwracalnej utraty wszystkich jego funkcji.

Rozpoznanie tego stanu opiera się na stwierdzeniu:

- całkowitego braku ruchów spontanicznych, odpowiedzi słownej i ruchowej na bodźce słuchowe, wzrokowe i czuciowe,
- wypadnięcia czynności pnia mózgu potwierdzonego brakiem spontanicznych ruchów gałek ocznych, pośrodkowym ich ustawieniem, nieobecnością objawu „oczu lalki", brakiem odruchów oczno-przedsionkowych, szerokimi lub średnio miarowymi niereagującymi na światło źrenicami, zniesieniem odruchu rogówkowego, kaszlowego i gardłowego oraz braku własnego oddechu.

Ostateczne rozpoznanie śmierci mózgu, poza opisanymi wyżej objawami klinicznymi, opiera się na wykonaniu testu apnotycznego i badań pracownianych. Test apnotyczny polega na odłączeniu chorego od respiratora po uprzednim podaniu 100% tlenu oraz obserwacji do chwili uzyskania w badaniu gazometrycznym poziomu pCO_2 powyżej 60 mm Hg. Jeśli w tych warunkach nie dojdzie do pobudzenia pniowego ośrodka oddechowego i pojawienia się oddechu – rozpoznaje się bezdech. Wykazanie w pozbawionym artefaktów, prawidłowo wykonanym i prowadzonym przez 30 minut zapisie elektroencefalograficznym braku czynności bioelektrycznej mózgu o potencjale powyżej 2 µV potwierdza śmierć mózgu. W przypadkach śmierci mózgu nie stwierdza się obecności somatosensorycznych potencjałów korowych, a brak mózgowego przepływu krwi może być potwierdzony badaniem dopplerowskim, scyntygraficznym lub komputerową tomografią emisyjną pojedynczego fotonu (SPECT).

ZESPOŁY I OBJAWY NEUROPSYCHOLOGICZNE

Sławomir Michalak

Zespoły i objawy neuropsychologiczne obejmują zaburzenia czynności poznawczych i „wyższych" człowieka. Niżej omówiono najważniejsze z nich.

Afazja. Afazja jest nabytym zaburzeniem mowy polegającym na utracie lub upośledzeniu (dysfazja) tworzenia i/lub rozumienia języka mówionego i pisanego.

Rodzaje afazji związane z uszkodzeniem typowych dla nich obszarów mózgu przedstawiono w tabeli 3.2.

Tabela 3.2.
Typ afazji

Rodzaj afazji	Objawy	Miejsce uszkodzenia	Objawy dodatkowe
Afazja motoryczna (Broki)	zaburzenie lub całkowity brak tworzenia mowy (mowy spontanicznej)	tylna część zakrętu czołowego dolnego i zakrętu przedśrodkowego półkuli dominującej	niedowład połowiczy prawostronny
	upośledzenie rozumienia składni przy zachowanym rozumieniu semantycznym		niedoczulica połowicza prawostronna
	powtarzanie wyrażeń/zwrotów („tak, tak", „dobrze, dobrze")		
	mowa przerywana (niepłynna), niewyraźna, słownictwo ubogie		
	prozodia (rytm i melodia mowy) zaburzona		
	występowanie parafazji (używanie niewłaściwych słów lub zniekształcanie wyrazów), agramatyzmów (brak rodzajników, spójników, niewłaściwe używanie przypadków i odmian, styl telegraficzny)		
	pisanie, czytanie, nazywanie i powtarzanie zaburzone		
	chorzy mają świadomość występującego zaburzenia		

Tabela 3.2 cd.
Typ afazji

Rodzaj afazji	Objawy	Miejsce uszkodzenia	Objawy dodatkowe
Afazja czuciowa płynna (Wernickego)	mowa spontaniczna płynna prozodia niezaburzona mowa zastąpiona licznymi parafazjami brak rozumienia mowy lub rozumienie zaburzone występowanie neologizmów, paragramatyzmów (błędna budowa zdań), wielomówności, „mowy żargonowej" zaburzenia czytania, pisania i powtarzania chorzy nie mają świadomości występującego zaburzenia	tylna okolica zakrętu skroniowego górnego wieczko zakręt kątowy półkuli dominującej	może wystąpić niedowidzenie połowicze prawostronne zwykle brak niedowładu i zaburzeń czucia
Afazja całkowita	zaburzenie wszystkich składników mowy: rozumienia, tworzenia, powtarzania, nazywania czytanie i pisanie zaburzone występowanie perseweracji (powtarzanie poprzedniego określenia) i neologizmów	rozległe uszkodzenie półkuli dominującej	u większości chorych: niedowład prawostronny niedoczulica prawostronna połowicze niedowidzenie prawostronne
Afazja transkorowa ruchowa	mowa spontaniczna zaburzona: chory nie jest zdolny do zainicjowania rozmowy lub mówi mało, odpowiada po długiej przerwie, często szeptem możliwość wydawania pojedynczych dźwięków (mruknięcia, sylaby) powtarzanie nawet długich zdań niezaburzone rozumienie zachowane pisanie upośledzone czytanie zachowane	płat czołowy półkuli dominującej, okolica granicząca z ośrodkiem Broki	niedowład kończyn prawych (większy prawej kończyny dolnej) inne objawy zespołu czołowego

Tabela 3.2 cd.
Typ afazji

Rodzaj afazji	Objawy	Miejsce uszkodzenia	Objawy dodatkowe
Afazja transkorowa czuciowa	zaburzone rozumienie mowy mowa płynna występowanie parafazji, anomii (niezdolność do nazywania), pustosłowia powtarzanie o charakterze echolalicznym brak zdolności czytania i pisania	tylna cześć zakrętu skroniowego górnego i pogranicze płatów ciemieniowego, skroniowego i potylicznego	
Afazja amnestyczna	mowa spontaniczna płynna nazywanie i znajdowanie słów zaburzone przerwy w wypowiedziach, poszukiwanie słów, pustosłowie lub zastępowanie słów powtarzanie i pisanie raczej niezaburzone	płat skroniowy	może być wczesnym objawem otępienia alzheimerowskiego i/lub czołowo--skroniowego
Afazja przewodze-niowa	mowa spontaniczna płynna z parafazjami i z licznymi przerwami powtarzanie w znacznym stopniu zaburzone (trudności w powtórzeniu jednego słowa) rozumienie mowy i pisanie zachowane	pęczek łukowaty	niedowład połowiczy prawostronny niedoczulica połowicza prawostronna apraksja
Afazja podkorowa	mowa spontaniczna zaburzona, dyzartria, parafazje rozumienie mowy i nazywanie zaburzone powtarzanie niezaburzone (w uszkodzeniu wzgórza) lub zaburzone (w uszkodzeniu jądra ogoniastego/torebki wewnętrznej)	wzgórze jądro ogoniaste torebka wewnętrzna skorupa w półkuli dominującej	

Agrafia. Agrafia jest nabytym zaburzeniem zdolności pisania. W czystej (izolowanej) postaci dochodzi do upośledzenia pisania i literowania w wyniku patologii toczącej się w górnej części płata ciemieniowego półkuli dominującej. Agrafia może pojawić się także jako objaw towarzyszący innym zaburzeniom: afazji, apraksji, orientacji przestrzennej i aleksji.

Aleksja. Aleksja jest nabytą utratą zdolności czytania. Podobnie jak agrafia może występować w postaci czystej, tzw. aleksja bez agrafii (aleksja potyliczna), izolowanej wynikającej z uszkodzenia płata potylicznego jako niezdolność do czytania wyrazów w całości przy zachowanej możliwości literowania i pisania (chory nie jest jednak w stanie odczytać napisanych przez siebie słów). Aleksja bez agrafii pojawia się w przebiegu udaru mózgu w zakresie unaczynienia lewej tętnicy tylnej mózgu powodującym uszkodzenie środkowej części płata potylicznego, środkowej części płata skroniowego, często obejmując trzon ciała modzelowatego. Aleksja towarzyszyć może agrafii (aleksja ciemieniowo-skroniowa), w tym przypadku nie występuje jednak afazja. Uszkodzenie powodujące wystąpienie aleksji z agrafią umiejscowione jest w dolnej części lewego płata ciemieniowego. Aleksja występuje również w przebiegu niektórych afazji (porównaj tab. 3.2) lub stanowi jeden z objawów zespołu Gertsmanna (patrz niżej).

Akalkulia. Akalkulia określa niezdolność wykonywania działań arytmetycznych, która pojawia się w wyniku patologii toczącej się w okolicy ciemieniowo-skroniowo-potylicznej półkuli dominującej.

Apraksja. Apraksja oznacza utratę zdolności do wykonywania złożonych i uprzednio wyuczonych ruchów oraz gestów u osoby bez osłabienia siły mięśniowej, niezborności lub objawów pozapiramidowych. Typy apraksji i związane z nimi miejsca uszkodzeń przedstawiono w tabeli 3.3.

Agnozja. Agnozja jest zaburzeniem rozpoznawania doznań czuciowych, które występuje przy zachowanych funkcjach narządów zmysłów.

Wyróżnia się następujące rodzaje agnozji:
- Agnozja wzrokowa – niezdolność do rozpoznawania widzianych przedmiotów, zjawisk lub osób (uszkodzenie w obrębie płatów potylicznych).
- Prozopagnozja – niezdolność rozpoznawania twarzy znanych osób.
- Astereognozja – niezdolność rozpoznawania przedmiotów dotykiem.
- Asomatognozja – niezdolność rozpoznawania części i stron ciała.
- Anozognozja – niezdolność rozpoznawania objawów chorobowych. Przykładem anozognozji jest **zespół Antona**, w którym chory dotknięty ślepotą korową zaprzecza jej istnieniu i którą czasem kompensuje konfabulacjami, w części wypadków występują także omamy.

Zespół otępienny. Zespół otępienny rozpoznawany jest w stanach postępującego, nabytego zaburzenia czynności poznawczych w zakresie więcej niż jednej sfery (pamięć, mowa, praksja, orientacja przestrzenna) u osoby bez zaburzeń świadomości. Upośledzenie funkcji poznawczych jest na tyle znaczne, że powoduje istotne zaburzenia wykonywania pracy i codziennych czynności. Cechy zespołu otępiennego wy-

Tabela 3.3.
Typy apraksji

Rodzaj apraksji	Objawy	Miejsce uszkodzenia
Apraksja ideomotoryczna	zaburzenie wykonywania sekwencji ruchów, mimo że chory zna i pamięta plan czynności oraz potrafi wykonać proste jego czynności składowe ujawnia się ona podczas próby pantomimicznego przedstawienia czynności przez chorego	płat ciemieniowy półkuli dominującej
Apraksja wyobrażeniowa (ideacyjna)	niezdolność do wyobrażenia i zaplanowania ruchu spontanicznie lub na polecenie	okolica skroniowo-ciemieniowa półkuli dominującej
Apraksja konstrukcyjna	niezdolność złożenia pojedynczych elementów w konstrukcję przestrzenną, np. składanie klocków	okolica czołowo-ciemieniowo-potyliczna

stępują w przebiegu choroby Alzheimera, otępienia wielozawałowego, otępienia czołowo-skroniowego i innych.

Zespół Gertsmanna. Zespół Gertsmanna rozwija się w przypadku uszkodzenia zakrętu kątowego i zakrętu nadbrzeżnego w półkuli dominującej. Na zespół ten składa się z agnozja palców, asomatognozja, akalkulia i agrafia.

ZESPÓŁ OPONOWY
Sławomir Michalak

Zespół oponowy jest klinicznym przejawem podrażnienia opon mózgowo-rdzeniowych w przebiegu zapalenia, krwotoku podpajęczynówkowego, nacieku nowotworowego lub innej patologii toczącej się w sąsiedztwie opon, np. korowego ogniska udarowego.

U chorych z zespołem oponowym występują objawy podmiotowe: bóle głowy, nudności i wymioty, światłowstręt i nadwrażliwość na dźwięki, a w badaniu przedmiotowym stwierdza się następujące objawy: sztywność karku, objaw Brudzińskiego, Kerniga i inne (sposób wywołania objawów w rozdz. 2).

ZABURZENIA WIDZENIA, SPOJRZENIA, ŹRENICZNE I GAŁKORUCHOWE
Sławomir Michalak

Zaburzenia widzenia mogą być następstwem patologii toczących się na różnych poziomach drogi wzrokowej.

NIEDOWIDZENIE

Zaburzenia jednooczne (ryc. 3.2 A). Nagłe niedowidzenie jednooczne, rozwijające się w czasie od kilku minut do kilku godzin, spowodowane jest zaburzeniem krążenia mózgowego (przemijający napad niedokrwienny, udar mózgu), pozagałkowym zapaleniem nerwu wzrokowego, niedokrwienną neuropatią nerwu wzrokowego (samoistną lub w przebiegu zapalenia olbrzymiokomórkowego tętnicy skroniowej) lub rozwija się w następstwach urazu w obrębie kanału nerwu wzrokowego. Poza wymienionymi przyczynami związanymi z patologią układu nerwowego w różnicowaniu należy uwzględnić przyczyny okulistyczne, takie jak krwawienie do ciała szklistego, zator tętnicy środkowej siatkówki czy ostre zapalenie tęczówki.

Przewlekłe niedowidzenie jednooczne może być następstwem zaniku nerwu wzrokowego (ucisk na nerw wzrokowy, stan zejściowy po pozagałkowym zapaleniu nerwu wzrokowego, choroba Lebera).

Zaburzenia obuoczne. Całkowita obuoczna utrata wzroku rozwijająca się nagle może być spowodowana zaburzeniem krążenia w obrębie kory potylicznej, złośliwym nadciśnieniem tętniczym, zatruciem metanolem lub rzucawką.

■ **Mroczek środkowy** (ryc. 3.2 B) – zaburzenie, które może rozwijać się w przebiegu wzmożonego ciśnienia śródczaszkowego i rozszerzania się plamki ślepej w wyniku obrzęku i rozszerzania się tarczy nerwu wzrokowego. Uszkodzenie pęczka plamkowo-tarczowego prowadzące do powstania mroczka środkowego występuje w neuropatiach nerwu wzrokowego: pozagałko-

wym zapaleniu nerwu wzrokowego (zaburzenie widzenia barwy czerwonej i zielonej), chorobie Lebera, czy chorobie Taya-Sachsa. Natomiast mroczek środkowy przyjmujący postać jednoimiennego niedowidzenia połowiczego pojawia się w wyniku uszkodzenia okolicy bieguna płata potylicznego.

■ **Widzenie lunetowate** (ryc. 3.2 C) – rozpoznawane jest u chorych, u których centralna część pola widzenia zostaje zachowana, gdyż zaoszczędzone są u nich włókna dochodzące do plamki żółtej. Zaburzenie obserwowane jest w obustron-

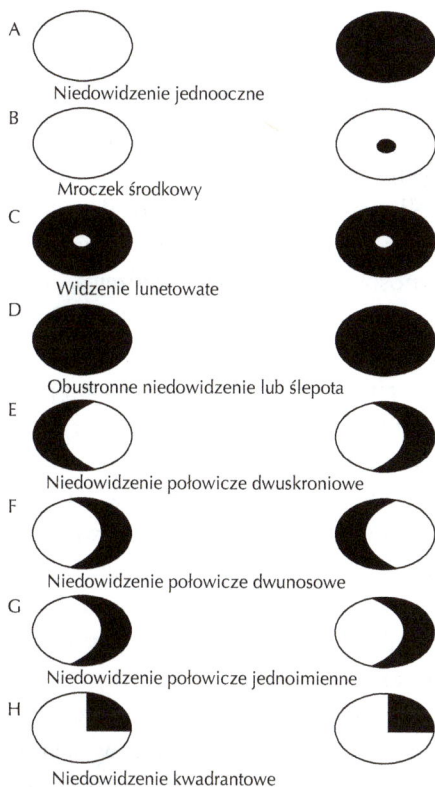

A — Niedowidzenie jednooczne

B — Mroczek środkowy

C — Widzenie lunetowate

D — Obustronne niedowidzenie lub ślepota

E — Niedowidzenie połowicze dwuskroniowe

F — Niedowidzenie połowicze dwunosowe

G — Niedowidzenie połowicze jednoimienne

H — Niedowidzenie kwadrantowe

Rycina 3.2.
Zaburzenia pola widzenia.

nych uszkodzeniach drogi wzrokowej poza skrzyżowaniem nerwów wzrokowych – w okolicy bruzdy ostrogowej i przyśrodkowej części płata potylicznego, a także w przypadku zajęcia nerwów w zakażeniu kiłowym układu nerwowego.

■ **Obustronne niedowidzenie** (ślepota) (ryc. 3.2 D) – występuje w przebiegu obustronnego pozagałkowego zapalenia nerwów wzrokowych, w chorobie Devica, w obustronnej niedokrwiennej neuropatii nerwu wzrokowego.

■ **Niedowidzenie połowicze dwuskroniowe** (ryc. 3.2 E) – polega na obustronnych odskroniowych ubytkach pola widzenia, które rozwijają się w wyniku uszkodzenia przyśrodkowej części skrzyżowania nerwów wzrokowych na skutek patologii rozwijającej się w tej okolicy (guz przysadki, oponiak, tętniak, zlepne zapalenie pajęczynówki).

■ **Niedowidzenie połowicze dwunosowe** (ryc. 3.2 F) – określa obustronny ubytek przynosowych części pola widzenia, który występuje w następstwie uszkodzenia bocznych części skrzyżowania wzrokowego przez guzy nadsiodłowe, zmienione i patologicznie wydłużone tętnice szyjne wewnętrzne lub zlepne zapalenie pajęczynówki.

■ **Niedowidzenie połowicze jednoimienne** (ryc. 3.2 G) – rozpoznawane jest u chorych, u których występuje ubytek w prawej lub lewej połowie pola widzenia w wyniku patologii toczącej się w paśmie wzrokowym po stronie przeciwnej.

■ **Niedowidzenie kwadrantowe** (ryc. 3.2 H) – stanowi zaburzenie w zakresie $1/4$ pola widzenia będące następstwem uszkodzenia promienistości wzrokowej po przeciwnej stronie.

Inne zaburzenia widzenia:

■ **Mroczek migoczący** – objaw pojawiający się podczas wzrokowej aury migrenowej. Jego cechą jest występowanie rozszerzającego się ubytku w polu widzenia, otoczonego błyszczącym „halo".

■ **Palinopsja** – utrwalone lub nawracające postrzeganie uprzednio widzianego obrazu występujące w przypadku uszkodzenia płata potylicznego.

■ **Dysmorfopsje** – zaburzenia widzenia, w których chory widzi zniekształcone obrazy przypominające wydłużone odbicia w „krzywych zwierciadłach". „Zespół Alicji w krainie czarów" – określenie tego zaburzenia występującego w migrenie dziecięcej.

ZABURZENIA ŹRENICZNE

Brak reakcji źrenicy na światło. Obustronny brak reakcji źrenicy na światło w odpowiedzi bezpośredniej i konsensualnej występuje w głębokiej śpiączce w przypadku uszkodzenia śródmózgowia (źrenice szerokie). Natomiast jednostronny brak reakcji szerokiej źrenicy na światło występuje u chorych z porażeniem nerwu okoruchowego. Brak reakcji źrenic na światło występuje ponadto w przypadku uszkodzenia nerwu wzrokowego, zapalenia zwoju rzęskowego oraz po podaniu leków rozszerzających źrenice (atropina i jej pochodne).

Objaw Argylla Robertsona. Źrenice w objawie Argylla Robertsona są wąskie, odokrąglone, nie reagują na światło i słabo rozszerzają się w ciemności (oraz słabo reagują na leki rozszerzające – mydriatyki), choć wykazują zachowaną reakcję na zbieżność i nastawność. Patologią, której towarzyszy to zaburzenie, jest najczęściej kiła ośrodkowego układu nerwowego (o.u.n.) (późna, również wyleczona), stwardnienie rozsiane i cukrzyca.

Źrenica atoniczna. Źrenica atoniczna (źrenica w **zespole Adiego**) jest to stan, w którym reakcja na światło i zbieżność jest spowolniona, a przy pobieżnym badaniu może powstać wrażenie jej braku. Występuje ponadto **nierówność źrenic (anizokoria)** wynikająca z rozszerzenia chorej źrenicy. Źrenica reaguje na leki rozszerzające i zwężające. Objaw występuje częściej u kobiet i może współistnieć ze zniesieniem lub osłabieniem odruchu kolanowego i skokowego, segmentowymi zaburzeniami pocenia, niedociśnieniem ortostatycznym (zespół Holmesa-Adiego). Przyczyną jego jest idiopatyczne zwyrodnienie zwoju rzęskowego i pozazwojowych włókien przywspółczulnych.

Zespół Hornera. Zespół Hornera obejmuje triadę objawów: zwężenie źrenicy, opadanie powieki i zapadnięcie gałki ocznej (*miosis, ptosis, enophthalmus*), której może towarzyszyć upośledzenie wydzielania potu po tej samej stronie. Zespół może mieć charakter obwodowy w wyniku uszkodzenia na dowolnym poziomie włókien współczulnych przebiegających od podwzgórza do nerwów rzęskowych długich. Uszkodzenie może obejmować:

■ włókna neuronów podwzgórzowych przebiegających w pniu mózgu i rdzeniu kręgowym do poziomu pierwszego neuromeru piersiowego (Th_1); przyczyny ich uszkodzenia obejmują udar w obrębie pnia mózgu (zespół Wallenberga);

■ przedzwojowe włókna współczulne przebiegające w korzeniu Th_1 i pniu współczulnym do górnego zwoju szyjnego; najczęściej uszkodzenie spowodowane jest guzami szyi lub guzem szczytu płuca;

■ pozazwojowe włókna współczulne przebiegające od górnego zwoju szyjnego w splocie tętnicy szyjnej do nerwu ocznego; uszkodzenia na tym poziomie spowodowane mogą być tętniakiem rozwarstwiającym tętnicy szyjnej wewnętrznej lub tętniakiem penetrującym do zatoki jamistej.

ZABURZENIA RUCHOMOŚCI GAŁEK OCZNYCH

Patrz też rozdz. 20 – Uszkodzenia nerwów czaszkowych

Porażenie nerwu okoruchowego. Porażenie nerwu okoruchowego (nerwu III) objawia się opadaniem powieki, rozszerzeniem źrenicy i brakiem jej reakcji na światło, porażeniem ruchów gałki ocznej (zachowane jest odwodzenie – czynność zapewniana przez nerw VI) oraz ruch ku dołowi i na zewnątrz (nerw IV). Przewaga mięśni unerwianych przez nieuszkodzone nerwy IV i VI powoduje, że gałka oczna ustawiona jest w kierunku ku dołowi i na zewnątrz. Podwójne widzenie występuje we wszystkich kierunkach poza patrzeniem w dół i w kierunku uszkodzenia.

Objaw Marcusa Gunna. Objaw Marcusa Gunna jest objawem z kręgu współruchów (współruch żuchwowo-powiekowy) i polega na unoszeniu się powiek górnych przy obniżaniu żuchwy. Występuje w przypadku rodzinnego opadania powiek i wynika z powstania czynnościowego połączenia między nerwem III i nerwem V.

Porażenie nerwu bloczkowego. Porażenie nerwu bloczkowego (nerwu IV) cechuje się ustawieniem gałki ocznej po stronie uszkodzenia ku górze i donosowo (przewaga mięśni unerwianych przez nerwy III i VI).

Obrazy podwójne powstają przy spojrzeniu donosowym i ku dołowi. Pochylenie głowy w stronę porażonego oka nasila zeza i podwójne widzenie, a odchylenie głowy w stronę zdrową powoduje zmniejszenie zeza i podwójnego widzenia. Zjawisko to jest powodem kompensacyjnego ustawiania głowy w pochyleniu w celu zmniejszenia objawów porażenia. Uszkodzenie pojawia się w wyniku patologii toczącej się w śródmózgowiu, w okolicy jądra nerwu bloczkowego lub jego pnia.

Porażenie nerwu odwodzącego. Porażenie nerwu odwodzącego (nerwu VI) rozpoznaje się w sytuacjach, gdy gałka oczna ustawiona jest donosowo (w zezie zbieżnym), a obrazy podwójne powstają przy spojrzeniu w stronę porażenia. Porażenie tego nerwu pojawić się może w stanach przebiegających ze wzmożeniem ciśnienia śródczaszkowego oraz jako element zespołów naprzemiennych pnia mózgu (patrz niżej).

ZABURZENIA SPOJRZENIA SKOJARZONEGO

Porażenie nadjądrowe. Porażenie nadjądrowe rozpoznaje się u chorych z porażeniem dowolnych ruchów pionowych gałek ocznych. Jego przyczyną jest uszkodzenie na poziomie śródmózgowia, a izolowane porażenie spojrzenia ku górze (zespół Parinauda – patrz niżej) jest następstwem uszkodzenia w okolicy przedpokrywowej. Występuje ono również w chorobie Steele'a-Richardsona-Olszewskiego (postępujące porażenie nadjądrowe).

Ostre uszkodzenie półkulowe (np. w udarze mózgu) obejmujące ośrodek skojarzonego spojrzenia w płacie czołowym powoduje toniczny zwrot obu gałek ocznych ku ognisku uszkodzenia i w stronę przeciwną do niedowładu. Spojrzenie w stronę od ogniska może być niemożliwe. Objawy wynikają z przewagi ośrodka skojarzonego spojrzenia w drugiej, nieuszkodzonej półkuli. Natomiast podczas napadu padaczki wyładowania obejmujące ośrodek spojrzenia powodują, że u chorego występuje przymusowe spojrzenie w kierunku przeciwnym do ogniska padaczkowego.

Porażenie międzyjądrowe. Porażenie międzyjądrowe objawia się porażeniem przywodzenia gałki ocznej po stronie uszkodzenia przy jednoczesnym występowaniu oczopląsu w oku odwodzonym. Zachowany jest ruch zbieżny gałek ocznych. Przyczyną jest uszkodzenie pęczka podłużnego przyśrodkowego łączącego jądro nerwu odwodzącego i jądro ruchowe nerwu odwodzącego. Porażenie międzyjądrowe występuje w przebiegu stwardnienia rozsianego lub zmian naczyniowych (pacjenci w starszym wieku). Obustronne uszkodzenie pęczka podłużnego przyśrodkowego lub występujące u osoby młodej silnie przemawiają za rozpoznaniem stwardnienia rozsianego. Poza dwoma wymienionymi przyczynami obejmującymi 80% przypadków rzadsze przyczyny to zapalenie pnia mózgu, guzy pnia, syringobulbia, zatrucie lekami uspokajającymi, encefalopatia Wernickego.

Zespół „jeden i pół". Zespół „jeden i pół" (one-and-a half syndrome) charakteryzuje się współistnieniem porażenia poziomych ruchów jednej gałki ocznej („jeden") i porażenia ruchów drugiej gałki ocznej z zachowaniem odwodzenia („pół") oraz współistnieniem z nim oczopląsu. Zespół pojawia się w przebiegu patologii rozwijającej się w dolnej części mostu obejmującej ośrodek skojarzonego spojrzenia i pęczek podłużny przyśrodkowy po tej samej stronie.

OPADANIE POWIEK

Opadanie powiek (ptoza) może mieć pochodzenie neurogenne lub miogenne. Wynikające z patologii układu nerwowego opadanie powiek występuje we wspomnianym wyżej porażeniu nerwu okoruchowego i zespole Hornera. Może ono ponadto pojawiać się w chorobach złącza nerwowo-mięśniowego (miastenia, zespół miasteniczny Lamberta-Eatona) lub miopatiach, dystrofii miotonicznej Steinerta czy jako postać rodzinna.

ZESPOŁY NERWÓW CZASZKOWYCH

Sławomir Michalak

Zaburzenia węchu. Zaburzenia węchu dzieli się na zaburzenia o charakterze ilościowym:

- anosmia – zniesienie węchu,
- hiposmia – osłabienie węchu,
- hiperosmia – nadmierne odczuwanie wrażeń węchowych

i jakościowym:

- parosmia – spaczenie węchu,
- kakosmia – odczuwanie nieprzyjemnych wrażeń węchowych.

Odpowiedzialne są za nie procesy patologiczne mogące toczyć się na całej rozciągłości drogi węchowej, od nitek węchowych poprzez opuszkę węchową, pasmo węchowe, prążek węchowy boczny, korę przedgruszkowatą i przymigdałową (pierwszorzędowa kora węchowa otaczająca hak), jądro grzbietowe przyśrodkowe wzgórza, podwzgórze, ciało migdałowate, hipokamp, korę śródwęchową (entorynalną) do kory czołowo-oczodołowej, w której zachodzi analiza bodźców węchowych. Rozpoznanie neurogennych zaburzeń węchu możliwe jest po wykluczeniu przyczyn miejscowych związanych z chorobami toczącymi się w obrębie jamy nosowej – nieżytu błony śluzowej, zaniku błony śluzowej, niedrożności, obrzęku czy polipów.

Osłabienie (**hiposmia**) lub **zniesienie** (**anosmia**) węchu wystąpić może w następstwie urazu głowy prowadzącego do złamania blaszki sitowia i przerwania nitek węchowych lub uszkodzenia płatów czołowych. Guzy rozwijające się w okolicy rynienki węchowej (oponiak, ropień) prowadzą najczęściej do jednostronnego osłabienia węchu. Ilościowe zaburzenia węchu występują również w przebiegu zapalenia opon mózgowo-rdzeniowych, stwardnienia rozsianego, choroby Parkinsona, choroby Huntingtona, choroby Alzheimera, jako powikłania popromienne lub chorób narządów wewnętrznych (marskość wątroby, niewydolność nerek). Zniesienie węchu jest jednym z objawów zespołu Fostera Kennedy'ego (patrz niżej).

Spaczenie węchu (parosmia) pojawia się u chorych po urazach głowy oraz z depresją. W patologii toczącej się w obrębie haka występuje parosmia i napadowo pojawiające się odczuwanie **nieprzyjemnych wrażeń węchowych (kakosmia)**. Pochodzące z przyśrodkowych części płata skroniowego **"napady hakowe"** należy różnicować z omamami węchowymi jako objawami psychopatologicznymi. Omamy węchowe mogą wystąpić w przebiegu zespołu z odstawienia alkoholu lub u chorych z otępieniem. Najczęściej – w odróżnieniu od omamów węchowych – pacjent zachowuje krytycyzm w stosunku do występujących u niego objawów. Pomocnym badaniem laboratoryjnym jest w tej sytuacji całodobowe badanie EEG.

Zespół Fostera Kennedy'ego. Zespół Fostera Kennedy'ego objawia się występowaniem jednostronnej anosmii i zaniku nerwu wzrokowego oraz obrzękiem tarczy nerwu wzrokowego po stronie przeciwnej. Przyczyną powyższych objawów jest guz (najczęściej oponiak, a także glejak opuszki węchowej) rozwijający się w przednim dole czaszki lub okolicy skrzydła mniejszego kości klinowej.

Zespół szczeliny oczodołowej górnej. Zespół szczeliny oczodołowej górnej rozpoznawany jest w przypadkach występowania porażenia nerwów: III, IV, VI, zaburzeń czucia w zakresie V_1, wytrzeszczu i bólu gałki ocznej. Do jego powstania przyczyniają się guzy oczodołu, tętniaki, naczyniaki, urazy, zapalenie opony twardej, zajęcie zatoki jamistej.

Zespół Raedera. Zespół Raedera stanowi współistnienie zwężenia źrenicy i opadania powieki z neuralgią w zakresie pierwszej gałęzi nerwu trójdzielnego (nerw V_1). Wydzielanie potu jest niezaburzone. Przyczyną tego zespołu jest patologia (guzy, ziarniniak) tocząca się w okolicy okołosiodłowej.

Zespoły naprzemienne. Uszkodzenie na poziomie śródmózgowia prowadzi do rozwoju zespołu Webera (część przednia), zespołu Benedikta (część środkowa), zespołu Parinauda (część grzbietowa) oraz zespołu Nothnagla. Są to tak zwane zespoły naprzemienne, które charakteryzują się deficytem w zakresie nerwów czaszkowych po stronie uszkodzenia oraz przeciwstronnym występowaniem objawów uszkodzenia dróg długich:

■ **Zespół Webera** – cechuje się porażeniem nerwu III występującym po stronie uszkodzenia oraz przeciwstronnym porażeniem połowiczym i ośrodkowym porażeniem nerwów VII i XII. Jego stwierdzenie wskazuje na uszkodzenie w obrębie konara środkowego mózgu, najczęściej w przebiegu udaru mózgu (obszar unaczynienia tętnicy podstawnej).

■ **Zespół Benedikta** – objawia się porażeniem nerwu III po stronie ogniska uszkodzenia oraz przeciwwstronnym występowaniem drżenia, ruchów pląsawiczych lub atetotycznych, niezborności i niedowładu/porażenia połowiczego. Obserwowany jest u chorych z uszkodzeniem w obrębie jądra czerwiennego, konara środkowego mózgu i nakrywki. Przyczyną jego powstania jest najczęściej udar mózgu w zakresie unaczynienia tętnicy podstawnej.

■ **Zespół Parinauda** – obejmuje objawy porażenia nerwów III i IV oraz porażenie pęczka podłużnego przyśrodkowego. Źrenice nie reagują na światło, występuje porażenie ruchów gałek ocznych w górę i ku dołowi, zachowana jest natomiast reakcja źrenic na zbieżność. Wśród jego przyczyn znajdujących się w obrębie wzgórków górnych pokrywy stwierdza się guz komory trzeciej, udar, wady naczyniowe, stwardnienie rozsiane, urazy.

■ **Zespół Nothnagla** – rozpoznawany jest u chorych, u których występuje porażenie nerwu III po stronie uszkodzenia oraz niezborność kończyn po stronie przeciwnej. Miejsce procesu patologicznego (udar, guz) w tych przypadkach znajduje się we wzgórkach górnych lub dolnych.

Zespół Gradenigo. Zespół Gradenigo obejmuje współistnienie porażenia nerwu VI i neuralgii nerwu V. Najczęściej rozwija się u dzieci, w przebiegu zapalenia lub guzów w okolicy szczytu części skalistej kości skroniowej.

Zespół Foville'a. Zespół Foville'a cechuje się porażeniem nerwu VI i (w przypadkach patologii w obrębie wzgórka twarzowego) nerwu VII oraz porażeniem spojrzenia w stronę uszkodzenia (udar w obszarze unaczynienia tętnicy podstawnej lub guz). Miejscem rozwoju procesu patologicznego jest nakrywka i podstawa mostu.

Zespół Tolosy-Hunta. Zespół Tolosy--Hunta objawia się porażeniem nerwów: III, IV, V i VI oraz bólem w tylnej okolicy gałki ocznej. Rozwija się w przebiegu zapalenia lub zakrzepicy zatoki jamistej, tętniaków tętnicy szyjnej wewnętrznej lub guzów wywodzących się z zatok lub siodła tureckiego. Należy do tzw. zespołów bolesnych oftalmoplegii.

Zespół Millarda-Gublera. Zespół Millarda-Gublera rozpoznaje się u chorych z porażeniem nerwu VII po stronie uszko-

dzenia i przeciwstronnym niedowładem połowiczym. Patologia (udar w obszarze unaczynienia tętnicy podstawnej) rozwija się w tych przypadkach w dolnej części mostu.

Porażenie opuszkowe. Porażenie opuszkowe charakteryzuje się obwodowym porażeniem nerwów: IX, X i XII, które rozwija się w następstwie uszkodzenia jąder lub pni nerwów czaszkowych i jako takie powoduje zaniki mięśni przez nie unerwianych oraz zniesienie odruchów podniebiennych i gardłowych. Rozwija się w przebiegu jamistości opuszki, choroby neuronu ruchowego, udaru, stwardnienia rozsianego lub błonicy.

Porażenie rzekomoopuszkowe. Porażenie rzekomoopuszkowe występuje w następstwie uszkodzenia (udar) dróg korowo-jądrowych i objawia się porażeniem nerwów: V, VII, IX, X i XII. Ze względu na uszkodzenie górnego neuronu stwierdza się wygórowanie odruchu żuchwowego, nie występują zaniki mięśni, pojawia się natomiast nietrzymanie afektu (napadowy płacz lub śmiech).

Zespół Wallenberga. Zespół Wallenberga jest stanem, w którym po stronie uszkodzenia występuje porażenie nerwów: V, IX, X, zespół Hornera, niedosłuch, oczopląs, niezborność i drżenie zamiarowe, a po stronie przeciwnej – rozszczepienne zaburzenia czucia. Patologia (udar w zakresie unaczynienia tętnicy móżdżku tylnej dolnej lub tętnicy kręgowej, stwardnienie rozsiane, przerzut) dotyczy grzbietowo-bocznej części rdzenia przedłużonego.

Zaburzenia słuchu. Zaburzenia słuchu mogą mieć charakter **przewodzeniowy,**

odbiorczy lub **ośrodkowy**. Rozróżnienie powyższych stanów w badaniu neurologicznym opiera się na ocenie przewodzenia powietrznego i kostnego (test Rinnego i test Webera – patrz rozdz. 2). W warunkach fizjologicznych przewodzenie powietrzne jest lepsze niż kostne (ocena w teście Rinnego):

■ Zaburzenie typu przewodzeniowego – uszkodzenie ucha środkowego powoduje, że przewodzenie kostne jest lepsze niż powietrzne (test Rinnego ujemny), natomiast w próbie Webera następuje lateralizacja w stronę, po której występuje osłabienie słuchu.

■ Zaburzenie typu odbiorczego – w uszkodzeniu nerwu słuchowego ma miejsce sytuacja przeciwna (lepsze przewodzenie powietrzne niż kostne – test Rinnego dodatni), a w próbie Webera zachodzi lateralizacja w stronę zdrową.

■ Ośrodkowe zaburzenia słuchu – rozpoznawane są głównie na podstawie towarzyszących objawów wynikających z uszkodzenia pnia mózgu, wzgórza lub płata skroniowego.

Zespół kąta mostowo-móżdżkowego. Zespół kąta mostowo-móżdżkowego, rozwijający się najczęściej u chorych z nerwiakiem nerwu słuchowego, charakteryzuje się postępującym ubytkiem słuchu, szumem usznym i zaburzeniami równowagi oraz niedowładem nerwu V i nerwu VII (patrz rozdz. 18 – Neurologiczne zespoły paranowotworowe).

Zespół Jacksona. W zespole Jacksona występuje porażenie nerwu X i nerwu XII po stronie ogniska, a niedowład połowiczy po stronie przeciwnej. Miejscem uszkodzenia,

najczęściej w przebiegu udaru mózgu lub guza, jest nakrywka rdzenia przedłużonego.

ZESPOŁY USZKODZENIA PŁATÓW PÓŁKUL MÓZGU

Sławomir Michalak

Zespół płata czołowego. Zespół płata czołowego występuje w następstwie uszkodzenia tej okolicy w przebiegu urazu czaszkowo-mózgowego, guza, zapalenia lub procesu zwyrodnieniowego i obejmuje objawy psychopatologiczne – zmiany osobowości, zaburzenia zachowania: odhamowanie, wesołkowatość (*moria*), pobudzenie psychoruchowe i agresję lub – przeciwnie – apatię i abulię. Ponadto występować może przymusowe ustawienie gałek ocznych i głowy w stronę przeciwną do uszkodzenia, afazja niepłynna, zaburzenia pamięci, niedowład i częściowe napady padaczkowe. U chorych stwierdza się również występowanie **objawów deliberacyjnych** (pochwytywanie, objaw ryjkowy, objaw dłoniowo-bródkowy [Marinesco-Radoviciego], objaw glabellarny, objaw Kochanowskiego) (technika badania w rozdz. 2).

Zespół płata skroniowego. Zespół płata skroniowego rozwija się u chorych z guzami mózgu, zapaleniem lub zwyrodnieniem tej okolicy. Do jego cech klinicznych należą zaburzenia mowy o charakterze afazji płynnej, zaburzenia pamięci, zaburzenia orientacji wzrokowo-przestrzennej, automatyzmy ruchowe, napady padaczkowe częściowe złożone, niedowidzenie kwadrantowe.

Zespół płata ciemieniowego. Zespół płata ciemieniowego obserwowany jest u chorych z udarem mózgu, guzami lub procesem zwyrodnieniowym. Objawia się agnozją, apraksją, asomatognozją, anozognozją, agrafią, aleksją, akalkulią, objawami psychopatologicznymi – zespół majaczeniowy i napadami padaczkowymi.

Zespół płata potylicznego. Zespół płata potylicznego najczęściej dotyczy chorych z udarem mózgu i klinicznie objawia się zaburzeniami widzenia (niedowidzenie połowicze przeciwstronne – w przypadkach uszkodzenia jednego płata, lub obustronne – u chorych z uszkodzeniem obu płatów, zniekształceniem obrazu – metamorfopsje), agnozją wzrokową lub zespołem Antona.

ZABURZENIA SIŁY MIĘŚNIOWEJ
Jan P. Mejnartowicz

Osłabienie siły mięśniowej jest jedną z najczęstszych dolegliwości neurologicznych. Gdy ubytek siły jest częściowy, mówi się o niedowładzie (*paresis*), gdy całkowity – o porażeniu (*plegia*).

Osłabienie siły mięśniowej może być wynikiem:
■ uszkodzenia górnego neuronu ruchowego (drogi korowo-rdzeniowej lub korowo-jądrowej),
■ uszkodzenia dolnego neuronu ruchowego,
■ uszkodzenia złącza nerwowo-mięśniowego,
■ uszkodzenia mięśni.

Współistniejące objawy neurologiczne, poza samym osłabieniem siły mięśniowej, pomagają określić miejsce uszkodzenia na jednym z poziomów układu nerwowego.

ZESPÓŁ GÓRNEGO NEURONU RUCHOWEGO

W zespole górnego neuronu ruchowego, zwanym również zespołem piramidowym, obserwuje się:
■ osłabienie siły mięśniowej,
■ osłabienie/zniesienie napięcia mięśniowego w przypadku „czystego" uszkodzenia neuronu ruchowego (w praktyce – uszkodzenie samych ciał neuronalnych kory), a wzmożenie napięcia o charakterze spastycznym w przypadku jednoczesnego uszkodzenia układu siatkowatego,
■ wygórowane odruchy ścięgniste,
■ obecność objawów patologicznych, np. objaw Babińskiego, objaw Rossolimo,
■ zniesienie odruchów brzusznych,
■ nie obserwuje się zaników mięśniowych – jeśli istnieją, są wtórne do braku aktywności.

Podobnie jak w przypadku innych zespołów neurologicznych również zespół górnego neuronu ruchowego nie zawsze wyrażony jest w pełni, np. izolowane uszkodzenie pierwotnej kory ruchowej (pole 4. w klasyfikacji Brodmanna) nie prowadzi do rozwinięcia wzmożenia napięcia mięśni typu spastycznego, choć wystąpią inne objawy uszkodzenia drogi piramidowej, jak osłabienie czy objawy patologiczne (np. objaw Babińskiego). Warto zwrócić uwagę, że w tym konkretnym przypadku terminy „zespół górnego neuronu ruchowego" i „niedowład spastyczny" nie mogą być użyte w pełni wymiennie.

Stwierdzenie w badaniu objawów zespołu górnego neuronu ruchowego zobowiązuje do ustalenia, który poziom o.u.n. został uszkodzony.

Uszkodzenie półkulowe

Rozległe uszkodzenie kory mózgu powoduje wystąpienie przeciwstronnego niedowładu lub porażenia połowiczego obejmującego twarz, kończynę górną i kończynę dolną (odpowiednio *hemiparesis* i *hemiplegia)*. Objawom niedowładu zazwyczaj towarzyszą inne objawy uszkodzenia kory mózgu, takie jak afazja (przy uszkodzeniu półkuli dominującej), korowe zaburzenia czucia lub niedowidzenie wynikające z uszkodzenia promienistości wzrokowej. Rozległe uszkodzenia powodują często również wystąpienie zaburzeń spojrzenia, co uwidocznia się zwrotem gałek ocznych, a niekiedy również całej głowy ku ognisku uszkodzenia („chory patrzy na ognisko"). Objaw ten wynika z uszkodzenia korowego ośrodka skojarzonego spojrzenia w bok (pole 8. w klasyfikacji Brodmanna) oraz dominacji przeciwstronnego ośrodka nieuszkodzonego i często ustępuje po kilku dniach. Należy pamiętać, że niewielkie uszkodzenie przeciwstronnej kory ruchowej (np. płacika przyśrodkowego) może prowadzić do izolowanego niedowładu jednej kończyny – w tym wypadku dolnej.

W związku ze znacznym zagęszczeniem włókien nerwowych w tej części układu nerwowego uszkodzenia na poziomie torebki wewnętrznej powodują wystąpienie ciężkiego przeciwstronnego niedowładu połowiczego z niedowładem kończyn i ośrodkowym porażeniem nerwu twarzowego. Towarzyszyć może niedowład nerwu podjęzykowego po stronie przeciwnej do uszkodzenia (zbaczanie języka w stronę niedowładu połowiczego), a także niedowidzenie połowicze jednoimienne wynikające z uszkodzenia promienistości wzrokowej (niedowidzenie dotyczy połowy pola widzenia po stronie niedowładu).

Uszkodzenie pnia mózgu

Uszkodzenia pnia mózgu zazwyczaj prowadzą do wystąpienia niedowładu czterokończynowego. Rzadziej są przyczyną występowania zespołów naprzemiennych z jednostronnym niedowładem kończyn i przeciwstronnymi objawami uszkodzenia różnych nerwów czaszkowych w zależności od poziomu uszkodzenia pnia mózgu (patrz rozdz. 20 – Uszkodzenia nerwów czaszkowych).

Uszkodzenie rdzenia kręgowego

Uszkodzenia rdzenia kręgowego powodują zwykle wystąpienie nie tylko niedowładu, ale również zaburzeń czucia i zaburzeń funkcji zwieraczy. W zależności od rozległości zmiany w wymiarze poprzecznym i możliwego uszkodzenia włókien drogi korowo-rdzeniowej po jednej stronie lub obu niedowład może obejmować kończyny tylko po jednej stronie ciała lub po obu. Natomiast w zależności od poziomu uszkodzenia rdzenia niedowładem mogą być objęte zarówno kończyny górne, jak i dolne lub tylko kończyny dolne. Ponadto uszkodzenie rdzenia kręgowego wiąże się z wystąpieniem objawów niedowładu wiotkiego mięśni unerwionych przez motoneurony uszkodzonego neuromeru, co pozwala bardziej dokładnie określić miejsce występowania procesu chorobowego. Należy podkreślić, że uszkodzeniom rdzenia kręgowego nie towarzyszą objawy ze strony nerwów czaszkowych – z wyjątkiem uszkodzenia na poziomie otworu wielkiego.

Uszkodzenie rdzenia kręgowego:

▪ **W otworze wielkim** – zazwyczaj powoduje wystąpienie niedowładu spastycznego początkowo w kończynie górnej po tej samej stronie i stopniowo obejmującego tożstronną kończynę dolną, a dalej przeciwstronne kończyny dolną i górną. Proces kończy się wystąpieniem niedowładu czterokończynowego. Uszkodzeniu rdzenia w otworze wielkim mogą towarzyszyć objawy ze strony nerwów czaszkowych – oczopląs, zaburzenia czucia na twarzy (uszkodzenie jądra rdzeniowego nerwu V), dyzartria, dysfagia. Objawom niedowładu często towarzyszą, zwłaszcza w przypadku guzów okolicy otworu wielkiego, zaburzenia czucia pod postacią bólu i parestezji oraz niedoczulicy w kończynach objętych niedowładem. Zaburzenia czucia często mają charakter rozszczepienny.

▪ **W górnym odcinku szyjnym** (C_1–C_4) – związane jest z podobną symptomatologią jak w przypadku uszkodzenia w otworze wielkim. Niedowład obejmuje kończyny tożstronne do uszkodzenia i stopniowo postępuje do czterokończynowego. Zazwyczaj jednak pierwszymi dolegliwościami są bóle karku i potylicy (skóra potylicy unerwiona jest czuciowo przez korzeń C_2) lub bóle szyi i barku (korzenie C_3 i C_4) ograniczające ruchy bierne i czynne szyi. Niedowład rozwija się później. Przepona unerwiona jest przez motoneurony neuromerów C_3 i C_4. Całkowite przerwanie rdzenia kręgowego na poziomie C_1–C_3 prowadzi do zatrzymania oddechu. W przypadku poprzecznego przerwania rdzenia na poziomie C_4 możliwe jest tzw. oddychanie przeponowe – poprzez włókna prowadzone z neuromeru C_3.

▪ **W dolnym odcinku szyjnym** – wiążą się z wystąpieniem wiotko-spastycznego niedowładu kończyny górnej oraz niedowładu spastycznego kończyny dolnej. Niedowład może być po tej samej stronie lub czterokończynowy. Na poziom uszkodzenia wskazują objawy niedowładu wiotkiego (dystrybucja niedowładu z zanikami i osłabienie lub zniesienie odruchów) oraz zaburzenia czucia, które zazwyczaj poprzedzają wystąpienie niedowładów.

▪ **Poniżej poziomu C_5 do poziomu Th_1** – niedowład kończyny górnej jest niepełny i dotyczy zwykle mięśni rąk.

▪ **Poniżej poziomu Th_1** – powoduje niedowład wyłącznie jednej lub obu kończyn dolnych.

Różny zakres uszkodzenia rdzenia kręgowego w płaszczyźnie poprzecznej rdzenia wiąże się z wystąpieniem charakterystycznych zespołów: zespołu poprzecznego uszkodzenia połowy rdzenia (Browna-Séquarda), zespołu uszkodzenia rogów przednich, zespołu części przedniej rdzenia, zespołu części środkowej rdzenia, zespołu stożka rdzenia.

Zespół Browna-Séquarda. Jednostronne poprzeczne uszkodzenie połowy rdzenia kręgowego powoduje tożstronny niedowład piramidowy i tożstronne zaburzenia czucia proprioceptywnego (wibracji, ruchu i położenia) kończyn oraz przeciwstronne zaburzenia czucia eksteroceptywnego, np. bólu i temperatury. W przypadku zmian o szerszym zakresie, które poza drogami rdzeniowymi uszkadzają również motoneurony rogów przednich, obserwuje się niedowład wiotki w zakresie mięśni unerwionych przez uszkodzony neuromer. Rzadko obserwuje się czysty klinicznie zespół, gdyż rzadko zmiany mają ściśle ograniczony charakter – w praktyce częściej mamy do czynienia z częściowym zespołem Browna-Séquarda. Do najczęstszych przyczyn tego zespołu należą urazy (pchnięcie nożem), a także guzy zewnątrzrdzeniowe. Rzadko przyczyną są przerzuty nowotworowe do rdzenia. Opisywano także występowanie tego zespołu jako powikłanie radioterapii i w przebiegu choroby kesonowej.

Zespół uszkodzenia rogów przednich i dróg piramidowych. Zespół ten bez jednoczesnego zajęcia dróg czuciowych lub układu autonomicznego obserwuje się w chorobie neuronu ruchowego. W badaniu przedmiotowym stwierdza się jednoczesną obecność objawów uszkodzenia dolnego neuronu ruchowego (osłabienie, zaniki, fascykulacje) i górnego neuronu ruchowego (np. osłabienie, spastyczność, wygórowanie odruchów głębokich, objawy patologiczne). W badaniu chorego zwracają uwagę zachowane mimo zaników i niewspółmiernie żywe odruchy. Niekiedy jednak przez wiele lat przeważać mogą wyłącznie objawy uszkodzenia górnego neuronu ruchowego lub dolnego.

Zespół części przedniej rdzenia. Zespół ten powstaje w wyniku obustronnego uszkodzenia dróg korowo-rdzeniowych i rdzeniowo-wzgórzowych bocznych. Efektem jest niedowład czterokończynowy lub niedowład kończyn dolnych (w zależności od poziomu uszkodzenia rdzenia) z towarzyszącymi zaburzeniami czucia bólu i temperatury poniżej uszkodzenia. Nie występują zaburzenia czucia położenia, ruchu i wibracji. Ponadto uszkodzenie dróg autono-

micznych powoduje zaburzenia funkcji seksualnych, oddawania moczu i stolca. Najczęściej zespół pojawia się nagle w wyniku zawału w zakresie unaczynienia tętnicy środkowej rdzenia (tętnica Adamkiewicza).

Pozostałe zespoły rdzeniowe, w których występuje niedowład, to **zespół części środkowej rdzenia** i **zespół stożka rdzeniowego**. Ze względu na charakterystyczne zaburzenia czucia, które przeważają w obrazie klinicznym tych zespołów, omówiono je w rozdziale poświęconym zaburzeniom czucia (s. 115).

Tabela 3.4.
Choroby rdzenia kręgowego

Mielopatia pourazowa

Mielopatie demielinizacyjne
- Stwardnienie rozsiane
- Ostra demielinizacyjna encefalomielopatia

Mielopatie zakaźne i inne zapalne
- Ropień nadtwardówkowy
- Kiła
- Gruźlica
- AIDS
- Inne infekcje wirusowe (wirusy *Herpes*: CMV, HZV, HS 1 i 2)
- Tężec

Mielopatie naczyniowe
- Zawał rdzenia
- Krwotok śródrdzeniowy
- Krwotok podpajęczynówkowy lub podtwardówkowy
- Malformacja tętniczo-żylna

Tabela 3.4 cd.
Choroby rdzenia kręgowego

Mielopatie niedoborowe
- Niedobór witaminy B_{12}
- Niedobór witaminy E

Choroby kręgosłupa
- Choroba zwyrodnieniowa kręgosłupa
- Dyskopatie

Wady wrodzone
- Jamistość rdzenia

Guzy rdzenia
- Zewnątrzrdzeniowe (90%)
  - Wewnątrzoponowe
    - Nerwiakowłókniaki
    - Oponiaki
  - Zewnątrzoponowe
    - Przerzuty (raka płuc, sutka, prostaty)
    - Ogniska białaczkowe, ogniska chłoniaka
    - Szpiczak
- Śródrdzeniowe (10%)
  - Wyściółczaki
  - Glejaki

ZESPÓŁ DOLNEGO NEURONU RUCHOWEGO

Cechy charakterystyczne dla zespołu dolnego neuronu ruchowego:
- Niedowład.
- Zanik mięśni z fascykulacjami.
- Obniżone napięcie mięśniowe (wiotkość).
- Osłabienie lub zniesienie odruchów ścięgnistych.
- Nie stwierdza się objawów patologicznych.

Niedowład wiotki może być wynikiem uszkodzenia neuronu ruchowego na poziomie: komórek rogów przednich, korzeni nerwowych, splotów lub nerwu obwodowego.

Znajomość unerwienia mięśni przez poszczególne nerwy obwodowe, sploty, korzenie i poziomy rdzenia pozwala określić, który z tych poziomów układu nerwowego uległ uszkodzeniu.

Dodatkowo poziom uszkodzenia pomagają uściślić objawy współwystępujące z niedowładem, takie jak rozkład zaburzeń czucia. Należy pamiętać, że niektóre choroby powodują wystąpienie objawów uogólnionego uszkodzenia dolnego neuronu ruchowego (np. rdzeniowy zanik mięśni, polineuropatie), a także współistniejące z uszkodzeniem górnego neuronu ruchowego (np. stwardnienie zanikowe boczne).

Zespoły korzeniowe

W pełnym zespole uszkodzenia korzenia rdzeniowego występuje ból korzeniowy, zaburzenia czucia w obrębie dermatomu zaopatrywanego przez dany korzeń, niedowład mięśni należących do miotomu zaopatrywanego przez uszkodzony korzeń i osłabienie lub zniesienie odruchu ścięgnistego, którego łuk zamyka się na poziomie danego korzenia. Pełen zespół korzeniowy jest wynikiem uszkodzenia zarówno korzenia grzbietowego (czuciowego), jak i brzusznego (ruchowego). Zakres unerwienia korzeniowego może różnić się u poszczególnych osób. Mięśnie szkieletowe najczęściej unerwiane są przez kilka korzeni, dlatego uszkodzenie pojedynczych korzeni rzadko powoduje porażenie (całkowity niedowład) pojedynczego mięśnia lub grupy mięśni. Najczęściej występują uszkodzenia korzeni C_6 i C_7 oraz korzeni od L_4 do S_1. Należy pamiętać, że uszkodzenie korzenia ruchowego może przypominać uszkodzenie komórek rogów przednich odpowiadającego neuromeru.

Przyczyny uszkodzenia korzeni nerwowych omówiono w rozdziale dotyczącym zaburzeń czucia (s. 115).

Uszkodzenia splotów

Uszkodzenie splotu barkowego. Uszkodzenia splotu barkowego dzielą się na uszkodzenia dotyczące jego części nadobojczykowej i podobojczykowej.

Uszkodzenia **części nadobojczykowej** dotyczą górnej części splotu – obejmującej korzenie C_5 i C_6, lub dolnej części – korzenie C_8 i Th_1 oraz rzadko występujące uszkodzenie części środkowej (korzeń C_7).

Porażenie górnej części splotu (porażenie Erba-Duchenne'a) powoduje wystąpienie niedowładu w zakresie odwodzenia ramienia i zginania w stawie łokciowym. Kończyna jest zrotowana do wewnątrz, ramię nawrócone, a łokieć wyprostowany. Zniesione są odruchy z mięśnia dwugłowego i odruch promieniowy. Zaburzenia czucia mają niewielki zakres i dotyczą obszaru skóry pokrywającej mięsień naramienny.

Porażenie dolnej części splotu (porażenie Klumpkego) powoduje osłabienie mięśni odsiebnych kończyny z zanikiem drobnych mięśni rąk oraz zginaczy prostowników długich palców. W związku z uszkodzeniem korzenia Th_1 może występować objaw Hornera.

W uszkodzeniu części środkowej splotu objawy wynikają z uszkodzenia korzenia C_7.

Przyczynami uszkodzenia splotu barkowego są urazy, idiopatyczne uszkodzenie splotu barkowego (czyli neuralgia amiotroficzna obejmująca najczęściej korzenie C_5 i C_6), zespół górnego otworu klatki piersiowej (w tym zespół żebra szyjnego – uszkodzenie C_8, Th_1), przerzuty, popromienne uszkodzenie splotu.

Przy porażeniu **części podobojczykowej** uszkodzone są nerwy lub pęczki:

■ boczny – osłabienie zgięcia w łokciu, przedramię w pronacji, zaburzenia czucia na przednio-bocznej powierzchni przedramienia, zniesiony odruch z mięśnia dwugłowego,

■ pęczek przyśrodkowy – osłabienie zginania, prostowania i odwodzenia palców, ręka w zgięciu łokciowym, zaburzone czucie na przyśrodkowej części przedramienia, ramienia i ręki,

■ pęczek tylny – osłabienie odwodzenia ramienia i zgięcia ramienia ku przodowi oraz osłabienie prostowania przedramienia, nadgarstka i palców, zaburzenia czucia w obszarze skóry nad mięśniem naramiennym i u podstawy kciuka.

Uszkodzenia części podobojczykowej najczęściej spowodowane są radioterapią węzłów pachowych (pęczek boczny), postrzałami, złamaniami (kości ramiennej, obojczyka), zabiegami leczniczymi (ortopedycznymi, blokadami splotu, arteriografią pachową), chorobami nerwowo-naczyniowymi oraz w przebiegu zespołu przedziału mięśni przyśrodkowych ramienia.

Tabela 3.5.
Uszkodzenia korzeni i ich objawy (w tabeli rozróżniono ubytek czucia będący wynikiem uszkodzenia i zakres unerwienia, który jest większy)

Korzeń	Zakres unerwienia ruchowego (mięśnie)	Zakres unerwienia czuciowego	Ubytek czucia	Okolica objęta bólem	Zniesienie odruchu
C$_5$	mięsień dwugłowy mięsień naramienny (nadgrzebieniowy, podgrzebieniowy)	boczna powierzchnia ramienia i nad mięśniem naramiennym	jak obok	jak obok, rzadko poniżej łokcia	z mięśnia dwugłowego
C$_6$	mięsień dwugłowy mięsień ramienno--promieniowy mięśnie prostowni-ki nadgrastka	boczna powierzchnia przedramienia kciuk palec wskazujący	jak obok	jak obok, zwłaszcza palec wskazujący	z mięśnia dwugłowego lub rzadziej odruchu promieniowego
C$_7$	mięsień trójgłowy mięśnie prosto-wniki nadgarstka mięsień zębaty przedni	nad mięśniem trójgłowym obszar skóry na przedniej części przedramienia palec środkowy	palec środkowy i ewentualnie obrączkowy lub wskazujący	jak obok, zwłaszcza palec środkowy przyśrodkowa krawędź łopatki	z mięśnia trójgłowego
C$_8$	drobne mięśnie ręki mięsień zginacz długi kciuka mięsień prostownik palca wskazującego	przyśrodkowa powierzchnia przedramienia i mały palec	palec mały	jak obok, zwłaszcza palec mały	
Th$_1$	drobne mięśnie ręki	przednio--przyśrodkowa powierzchnia ramienia i przedramienia	dół pachowy i przyśrodkowa powierzchnia ramienia	jak obok	nie dotyczy
L$_2$	mięsień biodrowo--lędźwiowy (zginanie uda)	skośny obszar na przedniej po-wierzchni środko-wej części uda	zazwyczaj brak osłabienia czucia	przednia powierzchnia górnej części uda	nie dotyczy

Tabela 3.5 cd.

Uszkodzenia korzeni i ich objawy (w tabeli rozróżniono ubytek czucia będący wynikiem uszkodzenia i zakres unerwienia, który jest większy)

Korzeń	Zakres unerwienia ruchowego (mięśnie)	Zakres unerwienia czuciowego	Ubytek czucia	Okolica objęta bólem	Zniesienie odruchu
L₃	mięsień czworogłowy uda	skośny obszar na przedniej powierzchni środkowej części uda	zazwyczaj brak osłabienia czucia	przednia powierzchnia dolnej części uda	nie dotyczy
L₄	mięsień piszczelowy przedni (osłabione zgięcie grzbietowe stopy) mięsień czworogłowy uda (prosty uda, obszerny boczny i przyśrodkowy) mięśnie przywodziciele	skośny obszar od poziomu kolana do kostki przyśrodkowej	przyśrodkowa powierzchnia kończyny dolnej do kostki przyśrodkowej	jak obok	kolanowego
L₅	mięśnie prostowniki palców (osłabione zgięcie grzbietowe palucha) mięsień piszczelowy przedni	boczna powierzchnia uda skośnie przez podudzie do grzbietu stopy i palucha	grzbiet stopy	boczna powierzchnia uda boczna powierzchnia łydki do grzbietu stopy	brak zniesienia odruchu!
S₁	mięsień brzuchaty łydki mięsień dwugłowy uda (osłabione zgięcie podeszwowe stopy i stawanie na palcach) mięsień odwodziciel palucha	boczna powierzchnia podudzia i stopy	boczna krawędź stopy mały palec	jak obok oraz tylna powierzchnia uda boczna powierzchnia podudzia i stopy	skokowego

Uszkodzenie splotu lędźwiowego (korzenie L$_1$–L$_4$). Uszkodzenie splotu lędźwiowego charakteryzuje się niedowładem i utratą czucia w zakresie unerwienia zarówno nerwu zasłonowego, jak i nerwu udowego. Stwierdza się osłabienie zgięcia stawu biodrowego, prostowania w stawie kolanowym i przywodzenia uda oraz utratę czucia w zakresie przednio-przyśrodkowej powierzchni uda. Odruch kolanowy jest osłabiony lub zniesiony.

Uszkodzenie splotu krzyżowego. Uszkodzenie splotu krzyżowego objawia się osłabieniem siły mięśniowej i czucia w zakresie nerwów: pośladkowego, strzałkowego i piszczelowego. Powoduje to szeroki zakres objawów niedowładu prostowników i przywodzicieli uda, zginaczy kolana, zginaczy podeszwowych stopy i zginaczy grzbietowych stopy. Zaburzenia czucia obejmują tylną powierzchnię uda, przednio-boczną i tylną powierzchnię podudzia oraz grzbietowo-boczne powierzchnie i podeszwową powierzchnię stopy. Zniesiony jest odruch skokowy.

Przyczyny uszkodzenia splotu lędźwiowo--krzyżowego obejmują: krwiak mięśnia lędźwiowego, ropnie tej okolicy, tętniaki aorty, urazy, poród z ułożeniem poprzecznym płodu, nowotwory, popromienne uszkodzenie splotu, zapalenie naczyń i idiopatyczną pleksopatię lędźwiowo-krzyżową.

Uszkodzenie nerwów obwodowych

Uszkodzenie nerwów obwodowych może dotyczyć pojedynczego nerwu (mononeuropatia), wielu pojedynczych nerwów (mononeuropatia mnoga) lub wszystkich/niemal wszystkich nerwów obwodowych jednocześnie (polineuropatia). Całkowite uszkodzenie obwodowego nerwu mieszanego związane jest z wystąpieniem objawów ruchowych, czuciowych i wegetatywnych. Uszkodzenie włókien ruchowych prowadzi do niedowładu mięśni unerwionych przez ten nerw i znacznie częściej niż jest to w przypadku uszkodzeń korzeni prowadzi do porażeń mięśni lub ich grup. W zależności od rodzaju zajętych włókien nerwowych i rodzaju nerwu przeważać mogą objawy ruchowe, czuciowe lub wegetatyw-

Tabela 3.6.
Neuropatie o przewadze objawów ruchowych

Polineuropatie objawiające się nagłym osłabieniem siły mięśniowej
Ostra zapalna poliradikuloneuropatia demielinizacyjna
Przewlekła zapalna poliradikuloneuropatia
Polineuropatia krztuścowa
Neuropatia w przebiegu porfirii
Ostre zatrucie talem
Ostre zatrucie arszenikiem
Polineuropatia w wyniku zatrucia związkami fosforoorganicznymi

Mononeuropatia mnoga
Zatrucie ołowiem
Mnoga mononeuropatia ruchowa z blokiem przewodzenia

Mononeuropatia prosta
Idiopatyczne porażenie nerwu twarzowego (porażenie Bella)

ne, choć w wielu przypadkach uszkodzeń nerwów obwodowych wszystkie te objawy obecne są jednocześnie.

Klasyczne objawy ruchowe polineuropatii to symetryczny niedowład mięśni odsiebnych kończyn dolnych i górnych. Niedowłady występują początkowo głównie w kończynach dolnych (podudzia, stopy), w późniejszych okresach obejmują również kończyny górne (ręce, przedramiona).

ZABURZENIA ZŁĄCZA NERWOWO-MIĘŚNIOWEGO

W przypadku chorób powodujących zaburzenia transmisji w złączu nerwowo-mięśniowym obserwuje się niedowład, najczęściej o zmiennym nasileniu zależnym od zakresu podejmowanej aktywności ruchowej. Niedowład ten obejmuje zarówno mięśnie kończyn, jak i mięśnie opuszkowe. Napięcie mięśniowe jest prawidłowe lub obniżone, odruchy głębokie osłabione lub prawidłowe, nie ma objawów czuciowych. Nie występują zaburzenia zwieraczy.

Diagnostyka różnicowa zaburzeń złącza nerwowo-mięśniowego obejmuje miastenię rzekomoporaźną (*myastenia gravis*), zespół miasteniczny Lamberta-Eatona, zatrucie jadem kiełbasianym, zatrucie antybiotykami aminoglikozydowymi i bardzo rzadko występujące wrodzone zespoły miasteniczne.

MIOPATIE

Miopatie objawiają się symetrycznym osłabieniem siły mięśniowej mięśni ksobnych (dosiebnych), zwykle o postępującym charakterze. Odruchy ścięgniste są prawidłowe, czasem osłabione w miejscach znacznie

Tabela 3.7.
Miopatie

Dystrofie mięśniowe
Miopatie wrodzone
Miopatie metaboliczne
Miopatie w przebiegu chorób wewnętrznych
Miopatie zapalne
Miopatie toksyczne
alkoholowa
indukowane lekami
Zespoły miotoniczne
Porażenia okresowe

nasilonego procesu. Osłabienie siły mięśniowej jest zazwyczaj znacznie bardziej wyrażone niż zaniki mięśniowe, które pojawiają się dopiero w zaawansowanych stadiach choroby. W miopatiach nie stwierdza się obecności objawów patologicznych, odruchy brzuszne są zachowane, nie ma zaburzeń czucia lub zaburzeń czynności zwieraczy.

Objawem niektórych miopatii jest **miotonia**, która polega na spowolnionym rozkurczu mięśnia po wykonaniu ruchu dowolnego. Pacjent może skarżyć się na utrudnione otwieraniem powiek, sztywność mięśniową, spowolnione rozwarcie zaciśniętej dłoni, kurcze mięśniowe. W badaniu przedmiotowym obserwować można objawy miotonii perkusyjnej wywoływanej opukiwaniem mięśnia.

ZABURZENIA CZUCIA
Jan P. Mejnartowicz

W przebiegu badania układu czucia ustala się rozkład przestrzenny zaburzeń oraz rodzaje zaburzeń czucia. Dzięki temu, uwzględniając dodatkowo inne objawy neurologiczne, można określić poziom uszkodzenia układu nerwowego. Należy podkreślić, że brak stwierdzanych obiektywnie w badaniu przedmiotowym zaburzeń czucia nie pozwala wnioskować jednoznacznie o „psychogennym" charakterze dolegliwości. Objawy zaburzeń czucia nierzadko występują później niż odczuwane przez pacjenta dolegliwości związane z patologią w zakresie układu.

USZKODZENIE NERWÓW OBWODOWYCH

Uszkodzenie nerwów obwodowych może przyjmować postać mononeuropatii lub polineuropatii.

Mononeuropatie czuciowe. W mononeuropatiach czuciowych zakres upośledzonego czucia jest zazwyczaj mniejszy niż można by się spodziewać na podstawie danych anatomicznych, gdyż zakresy unerwienia poszczególnych nerwów się pokrywają. Utrata czucia powierzchniowego dotyczy tylko strefy zaopatrywanej wyłącznie przez uszkodzony nerw (tzw. strefa autonomiczna). Zaburzeniom czucia powierzchniowego towarzyszą również zaburzenia czucia proprioceptywnego (głębokiego ucisku, położenia, wibracji i ruchu biernego), które jednak mają mniejszy zakres. Uszkodzeniom nerwów obwodowych z czasem towarzyszą również objawy wegetatywne: skóra staje

się cienka, sucha, zmniejsza się wydzielanie potu, występuje zasinienie i pogorszenie ucieplenia.

Polineuropatie czuciowe. W polineuropatiach czuciowych typowo obserwuje się osłabienie czucia na odsiebnych częściach kończyn o charakterze „skarpetek i rękawiczek". Osłabienie czucia zazwyczaj jest bardziej nasilone w kończynach dolnych niż w górnych, a ogólna zasada mówi, że zaburzenia czucia w kończynach górnych pojawiają się, gdy zaburzenia czucia w kończynach dolnych osiągną poziom stawu kolanowego.

USZKODZENIE KORZENI I SPLOTÓW

Uszkodzenie korzeni grzbietowych powoduje zaburzenia czucia w zakresie dermatomu unerwianego przez dany korzeń czuciowy (patrz tab. 3.5). Obszary skórnego unerwienia czucia dotyku przez poszczególne korzenie (dermatomy czucia dotyku) pokrywają się, w związku z tym całkowita utrata czucia dotyku pojawi się dopiero, gdy uszkodzeniu ulegną dwa lub więcej korzenie unerwiające przylegające dermatomy. Zakres bólowego unerwienia korzeniowego jest węższy i nie pokrywa się z innymi polami korzeniowego unerwienia bólowego, dlatego ubytek czucia bólu może być obecny przy zachowanym czuciu dotyku. Podrażnienie korzeni czuciowych prowadzi do wystąpienia ostrego, przeszywającego, piekącego bólu, tzw. bólu neuropatycznego. Ból promieniuje do dermatomów unerwionych przez uszkodzony korzeń, a nasila się pod wpływem kaszlu i kichania, defekacji lub manewru Valsalvy. Ponadto ból narasta lub może być wyzwolony przy stosowaniu rękoczynów prowadzących do rozciągnięcia nerwu i korzeni, np. unoszenie wyprostowanej kończyny w objawie Lasègue'a.

Należy pamiętać, że bólowi korzeniowemu, który ma największe znaczenie lokalizacyjne, towarzyszyć może ból wynikający z uszkodzenia unerwionych struktur kręgosłupa (okostna, więzadła, opona twarda, stawy międzykręgowe) oraz rzutowany ból niekorzeniowy. Rzutowany ból niekorzeniowy, choć nie zawsze łatwy do odróżnienia od bólu korzeniowego (również będącego bólem rzutowanym), wynika z uszkodzenia unerwionych struktur kręgosłupa. W przypadku kręgosłupa lędźwiowego zwykle promieniuje do boków tułowia, pośladków, pachwin i ud, nie promieniuje poniżej stawów kolanowych. Nie jest zgodny z unerwieniem segmentowym, dlatego nie jest też przydatny w umiejscawianiu zmian patologicznych, a ponadto nie koreluje z innymi objawami neurologicznymi, tzn. z ubytkiem siły, czucia lub odruchów.

Do zespołów wynikających z uszkodzenia korzeni zaliczyć można również **zespół ogona końskiego**. W zespole tym, najczęściej spowodowanym guzem (często wyściółczakiem lub tłuszczakiem), objawy zwykle narastają powoli, są jednostronne, występuje silny ból o rozkładzie korzeniowym. Objawy nasilają się pod wpływem chodzenia, zwłaszcza schodzenia z pochyłej powierzchni, a zaburzone są wszystkie rodzaje czucia. Występują objawy uszkodzenia neuronu obwodowego w zakresie korzeni ogona końskiego, częste są fascykulacje, a odruchy kolanowe są bardziej osłabione od skokowych. Objawy czuciowe i ruchowe

są bardziej wyrażone w okolicach unerwionych przez korzenie lędźwiowe niż przez korzenie krzyżowe, mogą przyjmować jednak układ „spodni jeździeckich" – uszkodzenie niższych włókien ogona końskiego, S_3–S_5. Zaburzenia funkcji pęcherza, jeśli występują, nie mają dużego nasilenia i pojawiają się późno. Często przyczyną zespołu ogona końskiego jest zwężenie kanału kręgowego na poziomie lędźwiowym.

Przyczyny zespołów uszkodzenia korzeni obejmują protruzję lub wypadnięcie krążka międzykręgowego, chorobę zwyrodnieniową kręgosłupa, urazy (wyrwanie [awulsja] lub pociąganie korzeni, kompresyjne złamania kręgów), miejscowy proces nowotworowy (oponiaki, nerwiakowłókniaki) lub przerzutowy, choroby zakaźne (wiąd rdzenia, poliradikuloneuropatia w zakażeniu HIV, poliradikuloneuropatia w przebiegu boreliozy, półpasiec), poliradikuloneuropatia cukrzycowa, poliradikuloneuropatia nowotworowa oraz poliradikuloneuropatie zapalne demielinizacyjne (ostra i przewlekła). W przypadku półpaśca i wiądu rdzenia zajęte są korzenie czuciowe.

USZKODZENIE RDZENIA KRĘGOWEGO

Zespół wewnątrzrdzeniowy. Zespół wewnątrzrdzeniowy (uszkodzenia części środkowej rdzenia) spowodowany jest zmianami powstającymi w środkowej lub okołośrodkowej części rdzenia kręgowego. Towarzyszą mu charakterystyczne tzw. rozszczepienne zaburzenia czucia: osłabione jest czucie bólu i temperatury przy zachowanym czuciu dotyku. Wynika to z uszkodzenia włókien przewodzących te rodzaje czucia w miejscu, gdzie krzyżują one linię pośrodkową w rdzeniu kręgowym w obrębie spoidła białego. Objawy dotyczą wyłącznie obszaru unerwienia uszkodzonymi neuromerami, zazwyczaj są symetryczne. Jeżeli zmiana powodująca uszkodzenia jest bardziej rozległa, dołączają się objawy uszkodzenia górnego neuronu ruchowego poniżej poziomu rozszczepiennych zaburzeń czucia (uszkodzenie drogi korowo-rdzeniowej), a na poziomie uszkodzonych neuromerów stwierdza się objawy uszkodzenia dolnego neuronu ruchowego (uszkodzenie rogów przednich) lub zaburzenia czucia położenia i wibracji (uszkodzenie sznurów tylnych). Klasyczną przyczyną tego zespołu jest jamistość rdzenia (*syringomyelia*). Inne przyczyny to krwotok do rdzenia lub guz (najczęściej nowotwór) śródrdzeniowy.

Zespół części przedniej rdzenia. Objawy tego zespołu obejmują zaburzenia czucia bólu i temperatury oraz niedowład piramidowy, oszczędzone natomiast jest czucie położenia i wibracji. Najczęstszą przyczyną jest niedokrwienie rdzenia w obrębie unaczynienia tętnicy rdzeniowej przedniej.

Zespół części tylnej rdzenia. W zespole części tylnej rdzenia (zespół tylnosznurowy) przeważają objawy uszkodzenia sznurów tylnych (zaburzenia czucia położenia i wibracji) przy względnie zachowanych pozostałych rodzajach czucia. Objawia się to zaburzeniami chodu i ataksją czuciową (objaw Romberga). Najczęściej zespół spotykany jest w niedoborze witaminy B_{12}, w wyniku uszkodzenia sznurów tylnych przez osteofit, w ataksji Friedreicha i w kile. Niedobór witaminy B_{12} powoduje nie tylko uszkodzenie sznurów tylnych, lecz również

dróg piramidowych, prowadząc do objawów spastycznego niedowładu kończyn dolnych z obustronnym objawem Babińskiego.

Zespół stożka rdzeniowego. Zespół stożka rdzeniowego charakteryzuje się symetrycznymi objawami zaburzeń czucia obejmującymi skórę okolicy perianalnej, narządów płciowych i wewnętrznej strony ud (zaburzenie czucia typu „spodni jeździeckich"). Zaburzeniom czucia towarzyszą zaburzenia mikcji (pęcherz autonomiczny wiotki), nietrzymanie stolca i zaburzenia funkcji seksualnej. Niekiedy zaburzenia czucia mogą mieć charakter rozszczepienny. Objawom towarzyszy ból zajętej okolicy. Zniesiony jest odruch ze zwieracza odbytu i opuszkowo-jamisty. Funkcje ruchowe mogą być nieupośledzone lub może występować osłabienie mięśni pośladkowych. Zespół występuje w wyniku urazów, nowotworów, a także na podłożu niedokrwiennym (w tętniaku aorty).

USZKODZENIE PNIA MÓZGU

Zaburzeniom czucia w uszkodzeniu pnia mózgu towarzyszą objawy niedowładu, objawy uszkodzenia nerwów czaszkowych lub objawy móżdżkowe.

Objawy zaburzeń czucia bólu i temperatury zależą od poziomu uszkodzenia pnia mózgu, tj. od tego, czy uszkodzenie następuje w śródmózgowiu, moście czy rdzeniu przedłużonym:

■ zmiana patologiczna w grzbietowo-bocznej części rdzenia przedłużonego oraz mostu obejmuje drogę rdzeniowo-wzgórzową (wstęga rdzeniowa) – objawy zaburzeń czucia bólu i temperatury występują na kończynach i połowie tułowia przeciwnych do uszkodzenia,

■ zmiana patologiczna w obrębie rdzenia przedłużonego – zwykle powoduje również uszkodzenie jądra rdzeniowego nerwu trójdzielnego, co na twarzy prowadzi do zaburzenia czucia bólu i temperatury po stronie uszkodzenia, a na tułowiu i kończynach po stronie przeciwnej,

■ zmiana patologiczna powyżej jądra rdzeniowego nerwu trójdzielnego – objawy czuciowe dotyczą tej samej, przeciwnej do uszkodzenia, strony (twarz, tułów, kończyny).

Uszkodzenia wstęgi przyśrodkowej powodują zaburzenia czucia epikrytycznego w kończynach przeciwnych do uszkodzenia. Natomiast w śródmózgowiu drogi czucia epikrytycznego (wstęga przyśrodkowa) i protopatycznego (wstęga rdzeniowa) znajdują się blisko siebie, co sprawia, że zmiany patologiczne uszkadzają obie drogi, powodując jednoczesną utratę czucia powierzchniowego i proprioceptywnego po przeciwnej stronie ciała.

USZKODZENIE WZGÓRZA

Uszkodzenie wzgórza powoduje zaburzenia wszystkich rodzajów czucia po stronie przeciwnej do uszkodzenia. Mniej rozległe uszkodzenia zaburzają głównie czucie proprioceptywne, wiązać się jednak mogą z występowaniem bólu wzgórzowego. Ból wzgórzowy jest samoistny, obejmuje połowę ciała i towarzyszy mu hiperpatia (zwana wzgórzową). Nasilone zaburzenia czucia głębokiego powodują występowanie ruchów pseudoatetotycznych kończyn. W przypadku uszkodzenia wzgórza obserwuje się charakterystyczny układ ręki – – zgięcie palców w stawach śródręczno-paliczkowych i nadmierne wyprostowanie w stawach międzypaliczkowych (tzw. ręka wzgórzowa).

USZKODZENIE KORY MÓZGU

Uszkodzenie kory czuciowej zakrętu zaśrodkowego może powodować wystąpienie zaburzenia czucia odpowiadające dermatomowym zakresom unerwienia, często jednak obszar zaburzonego czucia ma owalne kształty. We wczesnym okresie po uszkodzeniu zaburzenia dotyczą wszystkich rodzajów czucia w obrębie części ciała przeciwnych do uszkodzenia. Z czasem następuje powrót czucia bólu, a następnie dotyku, jednak mogą się utrzymywać zaburzenia czucia dyskryminacyjnego (rozróżnianie dwóch punktów) oraz czucia wibracji i ułożenia kończyn. Uszkodzenia kory czuciowej nie powodują występowania bólu, ani też zniesienia czucia bólu. Ponadto obserwuje się trudności w określeniu nasilenia bodźca. Inne zaburzenia czucia obserwowane w przypadkach uszkodzeń korowych to **topagnozja**, czyli utrata zdolności do określenia miejsca bodźca czuciowego, i **agrafestezja**, czyli utrata zdolności do rozpoznawania bez pomocy wzroku cyfr, liter lub innych znaków rysowanych na skórze. **Astereognozja**, polegająca na niezdolności do rozpoznawania przedmiotów wyłącznie dotykiem (przy zamkniętych oczach), stwierdzana jest w przypadku uszkodzeń kory płacika ciemieniowego górnego.

Uszkodzenie kory płacika ciemieniowego dolnego powoduje wystąpienie **zespołu zaniedbywania**. Zespół ten może mieć różne nasilenie, a także dotyczyć bodźców o różnym charakterze: czuciowych, wzrokowych, słuchowych. Pacjenci mogą nawet zaprzeczać istnieniu jednej strony ciała, zaniedbując ją podczas mycia lub ubierania. Zespół zaniedbywania najczęściej jest lewostronny i wynika z uszkodzenia prawej półkuli. Rzadko może być wynikiem uszkodzenia półkuli lewej – wówczas jest to prawostronny zespół zaniedbywania.

ZABURZENIA KOORDYNACJI I ZAWROTY GŁOWY

Jan P. Mejnartowicz

NIEZBORNOŚĆ

Niezborność (ataksja) jest zaburzeniem koordynacji ruchów niewynikającym z niedowładu.

Ataksja móżdżkowa

Uszkodzenia móżdżku objawiają się na wiele sposobów: obniżeniem napięcia mięśniowego, niezbornością kończyn (dyssynergia, dysmetria i dysdiadochokineza), drżeniem, zaburzeniami fonacji (dyzartria), zaburzeniem ruchów gałek ocznych (w tym oczopląsem), zaburzeniami stania i chodu. Niezborność móżdżkowa może być wynikiem uszkodzenia zarówno struktur samego móżdżku, jak i jego dróg aferentnych (częściej) lub eferentnych. Jeśli uszkodzenie móżdżku jest jednostronne, wówczas objawy kliniczne występują po stronie uszkodzenia.

■ **Obniżenie napięcia mięśniowego** – występuje w ostrych zespołach móżdżkowych i ustępuje po kilku dniach. Pośrednio objawia się również w badaniu odruchów ścięgnistych, które mają charakter wahadłowy, ruchy dowolne mają szerszy zakres niż normalnie. Wynikiem obniżonego napięcia mięśniowego jest również „objaw odbicia" (niem. Gegenhalten; objaw Stewarta-Holmesa).

■ **Dysmetria** – trajektoria ruchu dowolnego jest nieprawidłowa, co prowadzi do powstania nieadekwatnego co do zakresu ruchu celowego i w wyniku czego kończyna może minąć cel (**hipermetria**) lub rzadziej – nie dosięgnąć celu (**hipometria**).

■ **Dyssynergia** – odnosi się do zaburzonej koordynacji skurczów różnych mięśni biorących udział w wykonywaniu złożonych ruchów, co prowadzi do rozłożenia ruchu na jego części składowe i zmniejszenia płynności ruchu.

■ **Dysdiadochokineza** – polega na nieprawidłowym wykonywaniu szybkich ruchów naprzemiennych.

■ **Drżenie** – w chorobach móżdżku ma częstotliwość 4–7 Hz, pojawia się w czasie ruchu, oscylacje są prostopadłe do kierunku ruchu, a nasilenie drżenia jest największe w jego końcowej fazie (drżenie zamiarowe). Drżenie występuje częściej w chorobach demielinizacyjnych niż zwyrodnieniowych móżdżku.

■ **Zaburzenia mowy (dyzartria móżdżkowa)** – dotyczą nieprawidłowości artykulacji i prozodii (intonacji). Mowa jest spowolniała, niewyraźna, monotonna, obserwuje się również drżenie głosu. Zaburzona jest koordynacja mowy i oddechu, co może sprawiać, że mowa jest wybuchowa. Nadmierne wydłużenie pauz między sylabami prowadzi do tzw. mowy skandowanej.

■ **Zaburzenia ruchów gałek ocznych** – przyjmują wiele postaci i obejmują między innymi oczopląs, porażenie spojrzenia, zaburzenia ruchów skokowych (sakadycznych) i ruchów wodzących (wolnych) gałek ocznych. Najczęściej spotykaną postacią oczopląsu jest oczopląs w kierunku spojrzenia. Przy uszkodzeniach półkul móżdżku obserwuje się przejściowe porażenie spojrzenia w kierunku uszkodzonej półkuli. Zaburzenia ruchów sakadycznych polegają na wystąpieniu hipermetropii spojrzenia: szybkie spojrzenie w dany punkt nie jest możliwe, gdyż gałki oczne wykonujące szybki ruch mijają cel spojrzenia, a dopiero następnie wzrok fiksowany jest na przedmiocie spojrzenia. Ruchy wodzące są zdekomponowane, co sprawia, że ruch gałki jest niespokojny, drgający.

■ **Zaburzenia chodu i stania** – najczęstsze objawy uszkodzenia móżdżku. Ataksja tułowia wyraża się trudnościami w utrzymaniu ciała w ustalonej pozycji. Pacjenci stoją na szerokiej podstawie, chwieją się, występuje tendencja do padania w bok – w kierunku uszkodzenia. W próbie Romberga zamknięcie oczu nasila zaburzenia, jednak w sposób mniej wyraźny niż w ataksji czuciowej. Pacjenci z chorobą móżdżku chodzą na szerokiej podstawie, kroki są nierównej długości i stawiane nieregularnie, powoli, często stopy unoszone są zbyt wysoko. Może wystąpić tendencja do padania na jedną stronę. W pozycji stojącej oraz siedzącej bez podparcia widoczne może być rytmiczne chwianie się głowy, tułowia lub całego ciała o częstotliwości 3–4 Hz (**titubacja**). Ruch ten może odbywać się w płaszczyźnie strzałkowej, czołowej lub wokół osi ciała, zanika w pozycji leżącej. W nasilonych przypadkach ataksji tułowia ani chód, ani siedzenie bez podparcia nie jest możliwe (**zespół astazja-abazja**).

Uszkodzenia struktur linii pośrodkowej móżdżku. Uszkodzenia struktur linii pośrodkowej móżdżku (robaka móżdżku i płata kłaczkowo-grudkowego) powoduje wystąpienie ataksji chodu i zaburzeń stania, ataksję tułowia, zaburzenia ruchomości gałek ocznych. Często w przypadku uszkodzenia struktur linii pośrodkowej móżdżku obserwuje się przekrzywienie lub skręcenie głowy w jedną stronę bez wyraźnego związku z miejscem uszkodzenia. Wybiórcze **uszkodzenie górnej części robaka** będące wynikiem alkoholowego zwyrodnienia móżdżku powoduje wystąpienie wyłącznie ataksji chodu i stania bez towarzyszących objawów niezborności kończyn lub z niewielkimi objawami. Zespół uszkodzenia górnej części robaka obserwuje się również w przebiegu encefalopatii Wernickego, nowotworów i stwardnienia rozsianego. Natomiast **zespół uszkodzenia płata kłaczkowo-grudkowego i tylnej części robaka**, w którym obserwuje się ataksję tułowia, oczopląs i ustawienie głowy w rotacji, często jest spotykany u małych dzieci, u których występuje rdzeniak (*medulloblastoma*) sklepienia komory czwartej lub inne nowotwory tej okolicy. Zespół ten obserwuje się również w przebiegu stwardnienia rozsianego.

Tabela 3.8.
Przyczyny ataksji móżdżkowej (podział według przebiegu klinicznego)

Ostre zespoły móżdżkowe

- Zatrucia
  - alkoholem
  - lekami (benzodiazepiny, barbiturany, meprobamat, fenytoina, fencyklidyna)
- Encefalopatia Wernickego
- Niedokrwienie lub udar w zakresie unaczynienia kręgowo-podstawnego
- Krwotok do móżdżku
- Choroby zapalne

Przewlekłe zespoły móżdżkowe

- Stwardnienie rozsiane
- Alkoholowe zwyrodnienie móżdżku
- Zwyrodnienie móżdżku indukowane fenytoiną
- Guzy tylnej jamy czaszki
- Niedoczynność gruczołu tarczowego
- Paranowotworowe zwyrodnienie móżdżku
- Dziedziczne dominujące ataksje rdzeniowo-móżdżkowe i ataksja Friedreicha
- Choroba Wilsona
- Choroba Creutzfeldta-Jakoba
- Wady wrodzone tylnej jamy czaszki
- Zespół ataksja-teleangiektazja

Zespół uszkodzenia półkuli móżdżku. Zespół uszkodzenia półkuli móżdżku prowadzi do wystąpienia objawów niezborności kończyn, drżenia, dyzartrii, hipotonii oraz ataksji chodu i zaburzeń stania. Najczęściej przyczyną są: udar niedokrwienny lub krwotoczny móżdżku, nowotwory, ropnie i zmiany demielinizacyjne.

Zespół pancerebellarny. Zespół pancerebellarny łączy wszystkie cechy kliniczne uszkodzenia móżdżku. Stwierdza się go w przebiegu ostrych zatruć alkoholem, lekami (barbiturany, benzodiazepiny, feny-

toina), również w przebiegu niedoczynności gruczołu tarczowego, dziedzicznych chorób zwyrodnieniowych móżdżku, w chorobie Wilsona, w paranowotworowym zwyrodnieniu móżdżku, stwardnieniu rozsianym, chorobie Creutzfeldta-Jakoba.

Ataksja czuciowa

Ataksja czuciowa jest wynikiem uszkodzenia dróg proprioceptywnych przebiegających w nerwach czuciowych, w korzeniach czuciowych, w sznurach tylnych rdzenia kręgowego i we wstędze przyśrodkowej. Rzadko niezborność czuciowa może być wywołana uszkodzeniem wzgórza lub kory ciemieniowej. Najczęściej ataksję czuciową obserwuje się w przypadku uszkodzenia sznurów tylnych (wówczas określana jest mianem tylnosznurowej) lub w przebiegu polineuropatii. Typowym objawem ataksji tylnosznurowej jest objaw Romberga w jego klasycznej postaci, tzn. znaczne nasilenie się zaburzeń równowagi po zamknięciu oczu w pozycji stojącej. Ataksja czuciowa w przebiegu polineuropatii występuje u chorych ze znacznymi zaburzeniami czucia (polineuropatia pseudotabetyczna). Towarzyszą jej zaburzenia czucia dotyku, położenia i wibracji na kończynach. Niezborność bardziej wyrażona jest w kończynach dolnych. Nie stwierdza się oczopląsu, dyzartrii ani układowych zawrotów głowy (o charakterze wirowania), choć pacjenci mogą doświadczać uczucia niestabilności (patrz dalej).

Najczęstszymi przyczynami ataksji czuciowej są polineuropatie demielinizacyjne, mielopatie z zajęciem sznurów tylnych (poprzeczne zapalenie rdzenia, stwardnienie rozsiane, ucisk rdzenia, guz rdzenia, malformacje naczyniowe) lub procesy chorobowe powodujące jednoczesne zajęcie nerwów obwodowych i rdzenia kręgowego (niedobór witaminy B_{12}, wiąd rdzenia, ataksja Friedreicha).

ZAWROTY GŁOWY

Zawroty głowy są skargą i dolegliwością bardzo rozpowszechnioną. Zawrót głowy zdefiniować można jako zaburzenie percepcji położenia połączone z uczuciem niepokoju i dyskomfortu, będące wynikiem zaburzeń o różnorodnym umiejscowieniu,

przede wszystkim dotyczące jednak układu przedsionkowego. Układ przedsionkowy (równowagi) obejmuje błędnik, nerw przedsionkowy, jądra przedsionkowe i układ leżących powyżej ośrodków oraz połączeń między nimi w obrębie pnia mózgu, móżdżku i kory mózgu.

Osoby doświadczające zawrotów głowy używają bardzo wielu określeń na opisanie swej dolegliwości. Dokładne zebranie wywiadu pozwala wyróżnić dwie podstawowe grupy skarg:

■ **Układowe zawroty głowy** – pacjenci skarżą się na wirowanie otoczenia lub własnego ciała (złudzenia ruchu), uczucie chwiania się (kołysania), padania na jedną stronę lub zapadania się. Pacjenci doświadczający tego typu zawrotów głowy stosunkowo precyzyjnie opisują swoje dolegliwości.

■ **Nieukładowe zawroty głowy** – pacjenci skarżą się na niepewność, „zawroty w głowie", „zamglenie w głowie" oraz niepewność chodu, wrażenia chodzenia po wacie lub miękkim, falującym podłożu. Mają trudności ze sprecyzowaniem swoich dolegliwości.

Rozróżnienie układowych i nieukładowych zawrotów głowy ma zasadnicze znaczenie dla ukierunkowania dalszej diagnostyki. Równie ważne jest wyróżnienie grupy pacjentów, których dolegliwości mogą przypominać zawroty głowy, ale które w znaczeniu klinicznym zawrotami nie są. Do tej ostatniej grupy należą objawy związane z tzw. stanem przedomdleniowym (*presyncope*, zwane też zasłabnięciem lub półomdleniem) oraz objawy w przebiegu zaburzeń równowagi i chodu bez towarzyszących rzeczywistych

Tabela 3.9.
Przyczyny zawrotów głowy (w nawiasie podano dodatkowe uwagi)

Błędnikowe zawroty głowy

- Łagodne napadowe położeniowe zawroty głowy (układowe, krótkotrwałe, zwykle trwające < 30 sekund, prowokowane zmianą pozycji głowy)
- Zapalenie błędnika
- Toksyczne uszkodzenie błędnika (zatrucie alkoholem etylowym, **aminoglikozydy**, salicylany, chinidyna, cis-platyna)
- Pourazowe zawroty głowy
- Choroba Ménière'a (napadowe, układowe, trwające od 20 minut do kilku godzin, towarzyszy szum uszny, utrata słuchu, uczucie pełności w uchu)
- Otoskleroza (napadowe, układowe)
- Choroba lokomocyjna

Pozabłędnikowe zawroty głowy

- Migrena – przede wszystkim o typie podstawnym (układowe i nieukładowe, trwające od kilku sekund do dni, migrena w wywiadzie)
- Półpasiec uszny
- Zawroty głowy w chorobach naczyniowych mózgu
  - Przemijający napad niedokrwienny w układzie kręgowo-podstawnym (trwa minuty, towarzyszą objawy ogniskowe)
    - Zespół podkradania tętnicy podobojczykowej (układowe)
  - Udary niedokrwienne pnia mózgu i móżdżku (towarzyszą objawy ogniskowe)
    - Zamknięcie tętnicy błędnika (zwanej gałęzią przewodu słuchowego wewnętrznego; towarzyszy nagła głuchota jednostronna)
    - Zespół Wallenberga (zespół naprzemienny pnia mózgu)
    - Udar móżdżku
    - Zespół Benedikta (zespół naprzemienny pnia mózgu)
- Krwotok do móżdżku
- Guz kąta mostowo-móżdżkowego (przewlekłe, układowe lub nieukładowe)
- Stwardnienie rozsiane (zwykle zawroty przewlekłe, lecz również ostro występujące)
- Padaczka (układowe)
- Zawroty psychogenne (nieukładowe)
- Zatrucia lekami

zawrotów, a wynikających z niedowładu, ataksji móżdżkowej lub czuciowej (patrz wyżej), w przebiegu zespołu parkinsonowskiego i w mielopatii.

Układowe zawroty głowy najczęściej spowodowane są zaburzeniami błędnikowymi, co pozwala na wyróżnienie na podstawie wywiadu chorób dotyczących obwodowej części układu przedsionkowego (błędnik, nerw przedsionkowy) lub chorób dotyczących ośrodkowej części układu przedsionkowego.

Przeprowadzając badanie podmiotowe i przedmiotowe pacjenta z zawrotami głowy, należy zwrócić szczególną uwagę na takie dolegliwości, jak częstotliwość zawrotów, czas ich trwania, szumy uszne, nudności i wymioty niekiedy im towarzyszące, związek z ułożeniem głowy, a także na stan emocjonalny pacjenta (depresja, zaburzenia lękowe) oraz na objawy uszkodzenia nerwów czaszkowych, dróg piramidowych, zaburzenia czucia i objawy uszkodzenia móżdżku. W przypadku zawrotów głowy położeniowych bardzo przydatne jest przeprowadzenie prób prowokacyjnych, np. próby Dixa-Hallpike'a.

Zespół kąta mostowo-móżdżkowego. Na zespół kąta mostowo-móżdżkowego występującego w przebiegu guzów tej okolicy składają się następujące dolegliwości i objawy: szumy uszne i inne paraakuzje (świsty, gwizdy, szelesty) i postępujący niedosłuch, układowe zawroty głowy, neuropatia nerwu trójdzielnego, niedowład obwodowy nerwu twarzowego, ataksja móżdżkowa jednostronna, objawy uszkodzenia pnia (zespół piramidowy).

ZABURZENIA RUCHOWE I RUCHY MIMOWOLNE

Jan P. Mejnartowicz

Wynikiem zmian w obrębie układu pozapiramidowego jest występowanie ruchów mimowolnych. Nie wszystkie jednak ruchy mimowolne są wywołane uszkodzeniem tego układu. Takie nieprawidłowe zaburzenia ruchowe, jak drgawki padaczkowe, fascykulacje czy miokimie, mimo że objawiają się obecnością nieprawidłowych ruchów mimowolnych, nie są opisane w niniejszym rozdziale. Rozdział dotyczy **dyskinez**, czyli ruchów mimowolnych, występujących zwykle w spoczynku, najczęściej nasilających się pod wpływem ruchów dowolnych i zanikających w czasie snu. Uszkodzenie układu pozapiramidowego powoduje zaburzenia koordynacji ruchu dowolnego bez bezpośredniego wpływu na siłę mięśniową.

Zespoły neurologiczne będące wynikiem uszkodzenia móżdżku, choć powodujące zaburzenia ruchowe związane niekiedy z ruchami mimowolnymi (drżenie zamiarowe), ze względu na charakterystyczny obraz z przewagą innych dolegliwości i objawów omówione zostały wyżej.

DRŻENIE

Drżenie jest rytmicznym, oscylacyjnym ruchem mimowolnym. Spośród licznych podziałów drżenia do celów klinicznych optymalny wydaje się podział oparty na związku z ruchem dowolnym. **Drżenie spoczynkowe** występuje, gdy objawowa kończyna znajduje się w spoczynku i drżenie zmniejsza się pod wpływem ruchu dowolnego. Drżenie związane z ruchem może być **drżeniem posturalnym** (pozycyjne), które pojawia się, gdy kończyna przyjmie określoną pozycję i może utrzymywać się podczas ruchu, który jednak powoduje jego nasilenia. Inne rodzaje drżenia związanego z ruchem to drżenie zamiarowe i drżenie kinetyczne. **Drżenie zamiarowe** pojawia się pod koniec zamierzonego ruchu, natomiast **drżenie kinetyczne** utrzymuje się przez cały czas trwania ruchu. W przebiegu chorób, w których występuje drżenie, mogą współwystępować różne rodzaje drżenia, np. w chorobie Parkinsona typowe jest drżenie spoczynkowe, ale występuje również drżenie posturalne, w drżeniu samoistnym (z typowym drżeniem posturalnym) występuje także drżenie spoczynkowe, jednak ruch czynny nasila drżenie.

Drżenie spoczynkowe ma zwykle częstotliwość 4–6 Hz i typowe jest dla chorób przebiegających z objawami parkinsonizmu, czy to wtórnych zespołów parkinsonowskich czy idiopatycznego zespołu parkinsonowskiego (choroby Parkinsona).

Drżenie zamiarowe jest wynikiem uszkodzenia górnego konaru móżdżku. Zwykle ma dużą amplitudę i może przypominać niezborność, od której jednak różni się bardziej oscylacyjnym charakterem.

Drżenie może dotyczyć również innych niż kończyny części ciała, np. głowy, głosu. Należy podkreślić, że drżenie głowy nie występuje w przebiegu choroby Parkinsona. Drżenie o częstotliwości 5–8 Hz obserwuje się również w przebiegu dystonii (patrz niżej). Jest ono wyrazem wzmożonego napięcia mięśni anatagonistycznych.

Grubofaliste trzepoczące drżenie rąk (*asterixis*), choć określane mianem drżenia, jest jednak odmianą mioklonii. Podczas badania, gdy pacjent trzyma kończyny górne wyciągnięte przed siebie, obserwuje się krótkotrwałe, zwykle nierytmiczne opadanie rąk, a następnie ich powrót do pozycji wyjściowej, co jest wynikiem krótkotrwałego spadku napięcia (mioklonii negatywnej) prostowników nadgarstka. Zaburzenie to występuje w encefalopatiach metabolicznych w przebiegu niewydolności wątroby lub nerek.

Tabela 3.10.
Przyczyny drżenia

Drżenie pozycyjne

Drżenie fizjologiczne (6–12 Hz)

Wygórowane drżenie fizjologiczne (6–12 Hz) – nadczynność gruczołu tarczowego

Drżenie samoistne (4–12 Hz)

Choroba Wilsona

Choroby móżdżku (drżenie móżdżkowe, 4–6 Hz)

Drżenie polekowe (kwas walproinowy, sole litu, trójpierścieniowe leki przeciwdepresyjne, inhibitory zwrotnego wychwytu serotoniny)

Drżenie „psychogenne"

Drżenie zamiarowe i kinetyczne

Uszkodzenie pnia mózgu lub móżdżku (< 4–5 Hz)

Zatrucia lekowe (alkohol, leki przeciwpadaczkowe, leki uspokajające)

Choroba Wilsona

Drżenie „psychogenne"

Drżenie spoczynkowe

Choroba Parkinsona (4–6 Hz)

Inne zespoły parkinsonowskie (4–6 Hz)

Zatrucie metalami ciężkimi (rtęcią, ołowiem)

PLĄSAWICA

Ruchy pląsawicze są nagłymi, mimowolnymi, sprawiającymi wrażenie bezcelowych, skoordynowanymi ruchami, które kolejno obejmują różne części ciała. Siła wykonywanego ruchu zazwyczaj jest pełna. Ruchy pląsawicze mogą dotyczyć części bliższych i dalszych kończyn, a także mięśni osiowych. Nasilają się pod wpływem czynności dowolnej i powodują jej zniekształcenie. U chorych z pląsawicą można obserwować również ruchy rzekomocelowe,

którymi chorzy próbują maskować ruch mimowolny. Pląsawicy towarzyszą również ruchy mimowolne w obrębie twarzy (marszczenie czoła, grymasy), zwłaszcza w początkowej fazie rozwoju zespołu. Chód osoby z pląsawicą jest kołyszący, niepewny, z nagłym przeniesieniem masy ciała to na jedną, to na drugą stronę, co przypominać może chód taneczny czy pląsanie. U niektórych pacjentów z nasilonymi objawami pląsawicy występować mogą zaznaczone ruchy atetotyczne lub dystoniczne, pojawiają się także zaburzenia mowy i połykania. Objawy pląsawicy ustępują podczas snu, a nasilają się pod wpływem emocji.

Objawy pląsawicy powiązano z uszkodzeniem jądra ogoniastego i skorupy, również mogą występować pod wpływem leków dopaminergicznych. Przyczyn pląsawicy jest wiele, najważniejsze wymieniono w tabeli 3.11.

Tabela 3.11.
Przyczyny pląsawicy

Dziedziczne

Choroba Huntingtona
Zanik jądra zębatego, jądra czerwiennego, gałki bladej i jądra niskowzgórzowego
Choroba Wilsona
Dziedziczna niepostępująca pląsawica
Neuroakantocytoza

Powikłania okołoporodowe

Ciężka żółtaczka noworodków
Niedotlenienie okołoporodowe

Zakaźne

Pląsawica Sydenhama
Wirusowe zapalenie mózgu

Polekowe

Lewodopa i inne leki dopaminergiczne
Neuroleptyki
Węglan litu
Fenytoina
Doustne leki antykoncepcyjne

Tabela 3.11 cd.
Przyczyny pląsawicy

Zaburzenia metaboliczne i endokrynologiczne

Nadczynność gruczołu tarczowego
Niedoczynność przytarczyc
Choroba Addisona
Pląsawica ciężarnych
Hiperosmolarna nieketonowa encefalopatia cukrzycowa

Choroby naczyniowe i hematologiczne

Czerwienica prawdziwa
Toczeń rumieniowaty układowy
Zespół antyfosfolipidowy
Zapalenia naczyń
Udar krwotoczny lub niedokrwienny
Krwiak podtwardówkowy

ZABURZENIA ZWIĄZANE Z USZKODZENIEM JĄDRA NISKOWZGÓRZOWEGO (LUYSA)

Hemibalizm

Hemibalizm polega na występowaniu gwałtownych i zamaszystych ruchów kończyny jednej połowy ciała, które obejmują bliższe części kończyn, co w efekcie prowadzi do powstania ruchu o dużej amplitudzie. Klasycznie ruchy hemibaliczne wiązano z uszkodzeniem jądra niskowzgórzowego (Luysa) przeciwstronnego do ruchów, jednak uszkodzenie może być umiejscowione w innych jądrach podstawnych, we wzgórzu lub istocie białej półkul.

Najczęstszą przyczyną hemibalizmu są choroby naczyniowe: udar niedokrwienny lub krwotoczny mózgu. Z rzadszych przyczyn tego i tak nieczęsto występującego zespołu wymienia się hiperosmolarną nieketonową encefalopatię cukrzycową, nowotwory, zmiany demielinizacyjne.

DYSTONIA

Dystonia jest zespołem dłużej trwających skurczów mięśni, które zwykle prowadzą do powstania skręcających ruchów kończyn lub przyjęcia nieprawidłowej postawy ciała. Koniec ruchu dystonicznego wyraźnie zaznacza się utrzymaniem kończyny lub innej części ciała w określonej pozycji. Ruchy dystoniczne powtarzają się z umiarkowaną częstotliwością oraz obserwuje się obecność jednoczesnego wzmożonego napięcia mięśni agonistycznych i antagonistycznych. Przy próbach przerwania ruchu mimowolnego może pojawiać się drżenie, określane mianem drżenia dystonicznego. Ruch dys-

toniczny może się wyzwalać przy podejmowaniu określonych ruchów dowolnych (np. kurcz pisarski, kurcz muzyków) lub nasilać się podczas ruchów dowolnych w innej części ciała lub innej kończyny. W przebiegu dystonii pojawiać się mogą również tzw. skurcze torsyjne powodujące ruch równie gwałtowny jak obserwowany w pląsawicy, jednak o bardziej skręcającym charakterze i dłużej trwający. Ruchy dystoniczne wykazują duże zróżnicowanie pod względem szybkości, amplitudy, rytmiczności, siły i części ciała, których dotyczą, jednak charakterystyka ruchu u każdego chorego pozostaje dość stała.

Dystoniczne postawy ciała wiążą się ze skręcającymi lub zginającymi ruchami wzdłuż głównej osi ciała i związane są z uczuciem sztywności i bólem.

Ruchy dystoniczne zanikają podczas snu, mogą również zanikać krótkotrwale pod wpływem bodźców dotykowych, takich jak dotknięcie brody lub policzka (*gestes antagonistes*), odkrywanych samodzielnie przez niektórych pacjentów.

Pod względem zakresu mięśni objętych ruchami nieprawidłowymi dystonię można podzielić na:
■ dystonię ogniskową – ruchami mimowolnymi objęte są mięśnie jednej części ciała, np. kurcz powiek, kręcz karku, dysfonia spastyczna, kurcz pisarski, dystonia ust i żuchwy;
■ dystonię segmentową – rozszerzenie się obszaru objętego ruchami mimowolnymi na dwie lub więcej przylegające części ciała, np. zespół Meige'a (współistnienie kurczu powiek z dystonią mięśnia okrężnego ust), zespół szyjno-czaszkowy;

■ dystonię uogólnioną – ruchami mimo-wolnymi objęte są kończyny dolne i dodatkowo jedna inna część ciała;

■ dystonię wieloogniskową – ruchami mimowolnymi objęte są nieprzylegające części ciała.

Ból jest częsty w dystonicznym kręczu karku i w innych postaciach dystonii powodujących powstawanie nieprawidłowych postaw ciała, a także w postaciach wtórnych dystonii, zwłaszcza w okresach wyłączeń (off) w chorobie Parkinsona.

ATETOZA

Ruchy atetotyczne są powolnymi („robacz-kowymi”), nieregularnymi, skręcającymi ruchami głównie odsiebnych, lecz również i dosiebnych części kończyn, a także tułowia, głowy lub twarzy. Ruchy wydają się przesadne – dochodzi do nadmiernego wykręcenia palców lub przeprostów w stawach. Napięcie mięśni antagonistycznych jest bardzo silne. Z chwilą gdy ruch taki utrzymuje się dłużej, a napięcie mięśniowe

Tabela 3.12.
Przyczyny atetozy

Przyczyny atetozy
▫ Postać dyskinetyczna mózgowego porażenia dziecięcego (atetoza podwójna)
◦ Ciężkie niedotlenienie okołoporodowe (stan marmurkowaty)
◦ Ciężka żółtaczka noworodków (stan dysmielinizacyjny)
▫ Neurozwyrodnienie z akumulacją żelaza typu I (dawniej choroba Hallervordena-Spatza)
▫ Patologiczne procesy ogniskowe w obrębie jąder podstawy (udar mózgu, zmiany zapalne, rozrostowe)

wzrasta, przyjmuje on charakter dystoniczny. W odróżnieniu od ruchów pląsawiczych odbywających się prostopadle od osi kończyny ruchy atetotyczne odbywają się równolegle do osi kończyny. Ruchy atetotyczne mogą jednak nakładać się z ruchami pląsawiczymi (choreoatetoza), jak to się dzieje w chorobie Huntingtona.

Ruchy atetotyczne spowodowane są uszkodzeniem prążkowia, gałki bladej i (rzadziej) wzgórza lub jądra czerwiennego. Ciężkie zaburzenia czucia położenia mogą prowadzić do występowania ruchów mimowolnych przypominających tylko atetotyczne (ruchy pseudoatetotyczne), które jednak nie są wynikiem uszkodzenia jąder podstawy mózgu.

MIOKLONIE

Mioklonie są nierytmicznymi, bardzo szybkimi skurczami (szarpnięciami) całego mięśnia lub jego części, które mogą różnić się nasileniem. Te o niewielkim nasileniu nie powodują powstania ruchu w stawach, jednak te znacznie nasilone mogą powodować duży i bardzo widoczny ruch. W miokloniach czynność mięśni antagonistycznych jest skoordynowana. Znane są również mioklonie negatywne polegające na krótkotrwałej utracie napięcia mięśniowego, co prowadzi do powstania drżenia o typie *asterixis* (porównaj podrozdział o drżeniu – s. 124).

W zależności od zakresu mięśni objętych występowaniem mioklonii rozróżnia się mioklonie ogniskowe, segmentowe lub uogólnione. Częstotliwość występowania mioklonii również może być bardzo zróżnicowana: od rzadkich, pojedynczych i nieregularnych ruchów do rytmicznie występujących mioklonii, które mogą przypominać drżenie.

Ponadto mioklonie mogą występować albo samoistnie, albo mogą być prowokowane bodźcem dotykowym, dźwiękowym, wzrokowym (światło) lub ruchem. Różne rodzaje mioklonii wykazują zróżnicowany związek ze snem i nie można jednoznacznie stwierdzić, że mioklonie nie występują lub występują podczas snu.

Występowanie mioklonii może wynikać ze zmian na jednym z wielu pięter układu nerwowego. W związku z tym wyróżnia się mioklonie korowe, wzgórzowe, pniowe, rdzeniowe i obwodowe.

TIKI

Tiki są pojawiającymi się nagle, skoordynowanymi i stereotypowymi ruchami mimowolnymi, które mogą występować na tle czynności dowolnej. Pojawiający się ruch mimowolny, czyli tik, może być również bez większego wysiłku wykonany przez pacjenta jako ruch dowolny.

Ruchy mogą być proste i być wynikiem skurczu pojedynczych mięśni, zwykle górnej części ciała, zwłaszcza twarzy i szyi, dając takie stereotypowe ruchy jak mruganie, unoszenie brwi, wzruszenie ramionami. Tiki ruchowe mogą być również bardziej skomplikowanymi ruchami, wynikającymi ze skoordynowanego skurczu wielu grup mięśniowych i mogą przypominać zwykle gesty, niekiedy obsceniczne (kopropraksja) lub polegać na wymachiwaniu rękami, podskakiwaniu. Skurcze mięśni oddechowych, krtani, gardła i ust prowadzą do występowania wokalizacji („tiki głosowe"), takich jak pochrząkiwanie, krzyk lub werbalizacje. Werbalizacje mogą polegać na wypowia-

daniu treści obscenicznych (koprolalia), powtarzaniu własnych dźwięków (powtarzanie ostatnich sylab – palilalia) lub dźwięków wydawanych przez innych (echolalia).

Tiki pojawiają się nagle i nierytmicznie, zazwyczaj są ruchami szybkimi. Odwrócenie uwagi osoby chorej lub skoncentrowanie się przez nią na innej czynności powoduje zmniejszenie częstości występowania tików. Możliwe jest również chwilowe powstrzymanie ich występowania. Tiki zanikają we śnie, a niepokój nasila ich częstość. Tikom ruchowym mogą towarzyszyć objawy czuciowe pod postacią rzadko spotykanych odczuć – dotykowych, mięśniowo-szkieletowych lub z narządów wewnętrznych. Odczucia te, określane mianem „tików czuciowych", zwykle są nieprzyjemne, a niekiedy nawet odczuwane jako ból. Pojawiający się następnie tik zmniejsza owe nieprzyjemne odczucia, a pacjenci mogą interpretować tik jako ruch dowolny konieczny do usunięcia nieprawidłowego odczucia.

Tiki mogą występować jako zjawisko pierwotne lub wtórne:

■ **tiki pierwotne** – występują jako izolowane lub jako składowa zespołu Gilles de la Tourette'a,

■ **tiki wtórne** – mogą wystąpić w przebiegu wielu chorób układu nerwowego, takich jak: zapalenie mózgu, udar mózgu, zatrucie tlenkiem węgla, neuroakantocytoza, choroby neurozwyrodnieniowe, wynik działania niepożądanego leków (lewodopa, neuroleptyki, leki sympatykomimetyczne).

Patofizjologia tików jest słabo poznana. Uważa się, że są one wynikiem nieprawidłowej aktywności połączeń jąder podstawy, wzgórza i kory mózgu.

ZABURZENIA CZYNNOŚCI PĘCHERZA MOCZOWEGO I ZABURZENIA ODDECHU

Jan P. Mejnartowicz

ZABURZENIA CZYNNOŚCI PĘCHERZA MOCZOWEGO

Wyróżnia się następujące podstawowe typy neurogennych zaburzeń oddawania moczu:
- pęcherz neurogenny odruchowy (typu górnego neuronu),
- pęcherz neurogenny wiotki (areflektoryczny, typu dolnego neuronu).

Zaburzenia w oddawaniu moczu mogą mieć również przyczynę urologiczną wynikającą z anatomicznych uszkodzeń pęcherza moczowego lub cewki moczowej, np. guzy pęcherza moczowego, przeszkoda podpęcherzowa spowodowana zwężeniem cewki moczowej lub przerostem gruczołu krokowego.

Pęcherz neurogenny odruchowy. W przypadku pęcherza neurogennego odruchowego (spastycznego, typu górnego neuronu) uszkodzenie znajduje się w rdzeniu kręgowym powyżej neuromerów krzyżowych.

Tabela 3.13.
Poziomy układu nerwowego, choroby i związane z nimi zaburzenia oddawania moczu

Poziom układu nerwowego	Choroby i cechy charakterystyczne zaburzeń oddawania moczu
Kora mózgu	uszkodzenie płatów czołowych poudarowe nietrzymanie moczu
Jądra podstawne	choroba Parkinsona (zaawansowana) zanik wieloukładowy
Pień mózgu	guzy tylnej jamy (rzadki objaw)
Rdzeń kręgowy	obrażenia pourazowe stwardnienie rozsiane poprzeczne zapalenie rdzenia mielopatia szyjna na tle choroby zwyrodnieniowej kręgosłupa malfromacja tętniczo-żylna (może być wczesnym objawem i objawiać się jako uszkodzenie stożka lub ogona końskiego) kiła układu nerwowego
Stożek rdzenia i ogon koński	pęcherz autonomiczny wiotki
Choroby obwodowego układu nerwowego	polineuropatia cukrzycowa neuropatia amyloidowa ostra demielinizacyjna poliradikuloneuropatia jatrogenne (po zabiegach chirurgicznych w obrębie miednicy mniejszej – prostatektomia radykalna, histerektomia radykalna)

Przerwanie dróg rdzeniowych do ośrodka pęcherzowego w moście, który koordynuje skurcz mięśnia wypierającego pęcherza i rozkurcz mięśnia zwieracza zewnętrznego cewki, powoduje dyssynergię wypieraczo-wo-zwieraczową. Obecna jest również nad-reaktywność mięśnia wypierającego, co sprawia, że pęcherz jest obkurczony i mało pojemny. Pacjent odczuwa dolegliwości w postaci silnego i częstego parcia na mocz z koniecznością jego szybkiego oddania, co może również wiązać się z nietrzymaniem moczu.

Należy jednak podkreślić, że początkowo po nagłym poprzecznym uszkodzeniu rdzenia kręgowego powyżej stożka rdzeniowego, w okresie tzw. wstrząsu rdzeniowego, występują zaburzenia oddawania moczu polegające na jego zatrzymaniu, a potencjalne nietrzymanie moczu wynika z przepuszczania moczu przez zaciśnięty zwieracz. Po fazie wstrząsu rdzeniowego stopniowo rozwijają się objawy opisanego wyżej pęcherza neurogennego odruchowego. Pęcherz neurogenny może rozwinąć się również w przebiegu wolno postępujących chorób powodujących uszkodzenie górnego neuronu ruchowego.

Pęcherz autonomiczny wiotki. W przypadku uszkodzeń stożka rdzeniowego lub ogona końskiego występuje pęcherz autonomiczny wiotki. Pęcherz wypełnia się znacznie, gdyż obniżone jest napięcie mięśnia wypierającego pęcherza, jednak utrzymujący się skurcz zwieracza zewnętrznego cewki sprawia, że mocz oddawany jest kroplami. Pacjent nie odczuwa parcia na mocz, jednak może pojawiać się ból związany z nadmiernym wypełnieniem pęcherza.

Równocześnie występują zaburzenia zwieracza odbytu.

Zaburzenia oddawania moczu występują w przebiegu wielu chorób układu nerwowego (tab. 3.12).

ZABURZENIA ODDECHU

Zaburzenia oddechu najczęściej występują u pacjentów pozostających w stanie śpiączki.

Oddech Cheyne'a-Stokesa. W przypadku oddechu Cheyne'a-Stokesa, zwanego oddechem periodycznym, głębokość i częstość oddechu jest cyklicznie zmienna: od okresu bezdechu, po którym pojawiają się coraz głębsze oddechy, do osiągnięcia określonego maksimum, po czym głębokość oddechu znowu zmniejsza się ponownie do bezdechu. Epizody bezdechu mogą trwać do 30 sekund lub mogą nie występować. Obserwuje się wówczas wyraźne zmniejszenie głębokości oddechu. Oddech Cheyne'a-Stokesa świadczy o obustronnym uszkodzeniu powyżej poziomu mostu, np. rozlane uszkodzenie półkul mózgu, uszkodzenie międzymózgowia.

Oddech przyspieszony regularny. Przyspieszony, regularny oddech (hiperwentylacja, *tachypnoè*) może wynikać z różnych przyczyn. Najczęściej przyczyną są zaburzenia homeostazy kwasowo-zasadowej. W klasycznych podręcznikach opisywano tzw. ośrodkową hiperwentylację neurogenną, która miałaby być wynikiem uszkodzenia nakrywki pnia mózgu między śródmózgowiem i mostem, jednak nowsze badania nie wykazały, aby ten typ oddechu miał wartość lokalizacyjną, gdyż stwierdzano jego występowanie w uszkodzeniach każdego poziomu mózgowia: od półkul do pnia mózgu.

Hipowentylacja. Hipowentylację obserwuje się w śpiączkach przebiegających z depresją ośrodka oddechowego w przypadkach zatruć lekami lub w przewlekłej niewydolności płuc z retencją dwutlenku węgla.

Oddech apneustyczny. W przypadku oddechu apneustycznego faza wdechu jest przedłużona w stosunku do wydechu, a wydech poprzedzony 2–3-sekundową przerwą, która niekiedy może trwać dłużej. Oddech ten obserwuje się w sytuacjach uszkodzenia mostu, zwykle w następstwie udaru. W śpiączkach metabolicznych występuje rzadko.

Oddech ataktyczny. Oddech ataktyczny (oddech Biota) jest nieregularny pod względem głębokości i częstotliwości. Prawdopodobnie jako jedyny z nieprawidłowych wzorców oddechu ma wartość lokalizacyjną, wskazującą na uszkodzenie rdzenia przedłużonego wynikające z procesów toczących się w tylnej jamie czaszki. Oddech ataktyczny występuje stosunkowo często w stanach agonalnych i może przejść w bezdech.

SŁAWOMIR MICHALAK ■ RADOSŁAW KAŹMIERSKI
ADAM NIEZGODA ■ MIKOŁAJ PAWLAK ■ JAN P. MEJNARTOWICZ

ROZDZIAŁ 4

BADANIA LABORATORYJNE* W CHOROBACH UKŁADU NERWOWEGO

BADANIE PŁYNU MÓZGOWO-RDZENIOWEGO

Sławomir Michalak

NAKŁUCIE LĘDŹWIOWE

Zabieg wykonuje się po uprzednim wykluczeniu wzmożonego ciśnienia śródczaszkowego i innych stanów stanowiących przeciwwskazanie do jego wykonania. Wskazania i przeciwwskazania do wykonania nakłucia lędźwiowego przedstawiono w tabeli 4.1.

Badanie dna oka ma na celu wykluczenie obrzęku tarczy nerwu wzrokowego, a „złotym standardem" postępowania jest wykonanie badania tomografii komputerowej (TK) głowy. Pozwala ono na stwierdzenie obrzęku mózgu w przebiegu patologii, które nie ujawniają się w badaniu dna oka.

Nakłucie lędźwiowe wykonuje się w warunkach jałowych (dezynfekcja pola działania, jałowe rękawice, igła jednorazowego użytku) na poziomie odpowiadającym 4. lub 5. (rzadziej 3. lub 4.) przestrzeni międzykręgowej w odcinku lędźwiowym, wprowadzając igłę pod kątem 15°, dogłowowo. Po wykonaniu nakłucia lędźwiowego chory powinien pozostać w pozycji leżącej przez 24 godzi-

---

* Nie używa się obecnie nazwy „badania dodatkowe", jako że niektóre z nich (np. genetyczne) stanowią podstawę rozpoznania danej jednostki nozologicznej, nie mogą być przeto traktowane/nazywane jako „dodatkowe".

Tabela 4.1.
Najistotniejsze wskazania i przeciwwskazania do wykonania nakłucia lędźwiowego

Wskazania	Przeciwwskazania i stany wymagające ostrożności
Zapalenie opon mózgowo-rdzeniowych	Wzmożone ciśnienie śródczaszkowe
Krwotok podpajęczynówkowy (przy negatywnym wyniku badania TK głowy)	Miejscowy stan zapalny lub infekcja (np. półpasiec)
Stwardnienie rozsiane	Trombocytopenia
Zespół Guillaina-Barrégo	Leczenie lekami przeciwzakrzepowymi

ny, a przez pierwsze 2–3 godziny w pozycji „na brzuchu", aby zmniejszyć prawdopodobieństwo pojawienia się objawów zespołu popunkcyjnego.

W warunkach fizjologicznych ciśnienie płynu mózgowo-rdzeniowego wynosi od 50 do 180 mm H_2O, jeśli mierzone jest w pozycji leżącej, natomiast na siedząco jest ono nieznacznie wyższe.

RÓŻNICOWANIE PRZYPADKOWEGO SKRWAWIENIA PŁYNU MÓZGOWO-RDZENIOWEGO OD KRWOTOKU PODPAJĘCZYNÓWKOWEGO

Podczas nakłucia lędźwiowego może dojść do przypadkowego wynaczynienia krwi, co prowadzi do krwistego podbarwienia płynu mózgowo-rdzeniowego. Wypływający wówczas płyn mózgowo-rdzeniowy stopniowo oczyszcza się z krwi, stając się ostatecznie przejrzystym bezpośrednio lub po wirowaniu.

U chorych z krwotokiem podpajęczynówkowym krwiste zabarwienie płynu mózgowo-rdzeniowego jest stałe, a po wirowaniu płyn ma podbarwienie żółte (płyn ksantochromiczny).

Próba pirymidynowa pozwala na potwierdzenie obecności hemolizowanej krwi w płynie mózgowo-rdzeniowym; wynik jest zatem pozytywny w przypadkach krwotoku podpajęczynówkowego.

PODSTAWOWE BADANIA PŁYNU MÓZGOWO-RDZENIOWEGO

Na podstawowe badanie płynu mózgowo-rdzeniowego składają się ocena jego właściwości fizykochemicznych – przejrzystości i barwy, ilościowe oznaczenie elementów morfotycznych – krwinek białych i czerwonych, oraz oznaczenie stężenia białka.

Właściwości fizykochemiczne płynu mózgowo-rdzeniowego ocenia się już podczas wykonywania nakłucia lędźwiowego, zwracając uwagę na przejrzystość i barwę płynu, a następnie po jego odwirowaniu.

Prawidłowo płyn mózgowo-rdzeniowy jest bezbarwny i przejrzysty. Zmętnienie jest najczęściej następstwem zwiększenia ilości elementów morfotycznych (krwinek białych > 200/mm³, krwinek czerwonych > 400/

Tabela 4.2.
Wartości prawidłowe wyników badania płynu mózgowo-rdzeniowego

Parametr	Wartości prawidłowe
Wygląd	Bezbarwny, przejrzysty
Cytoza	0–5/mm³
Białko	15–45 mg/dl (0,15–0,45 g/l)
Glukoza	50–80 mg/dl (2,75–4,40 mmol/l)
Jony chlorkowe	115–130 mmol/l (115–130 mEq/l)
Mleczany	10–22 mg/dl (1,1–2,4 mmol/l)
IgG	do 3,15 mg/dl
Indeks IgG	do 0,75
Osad	limfocyty (40–80%), monocyty (15–45%) granulocyty obojętnochłonne (0–6%)

/mm³, drobnoustrojów) lub stężenia białka. Zmiana zabarwienia płynu mózgowo-rdzeniowego wynikać może z obecności krwi (patrz różnicowanie przypadkowego skrwawienia i krwotoku podpajęczynówkowego), produktów przemian hemoglobiny w stanach, gdy nakłucie lędźwiowe wykonano w kilka dni po krwawieniu (płyn zażółcony – ksantochromiczny), przy zwiększeniu stężenia białka ogólnego lub fibrynogenu (płyn ksantochromiczny). Płyn ksantochromiczny pojawić się może także u chorych z krwotokiem śródmózgowym, hiperbilirubinemią lub przerzutami czerniaka do opon mózgowo-rdzeniowych.

Badanie elementów morfotycznych przeprowadza się przy użyciu komór do liczenia krwinek w warunkach mikroskopii świetlnej. Prawidłowa liczba **krwinek białych** wynosi do 5/mm³ i stanowią je limfocyty i monocyty. W stanach zapalnych lub odczynowym podrażnieniu opon mózgowo-rdzeniowych ich liczba wzrasta. Zapalenia wirusowe przebiegają zazwyczaj z obecnością krwinek białych w liczbie kilkaset/mm³, zapalenia bakteryjne nieswoiste – od kilku do kilkunastu tysięcy/mm³, a gruźlicze – od kilkuset do kilku tysięcy/mm³.

W warunkach fizjologicznych nie stwierdza się w płynie mózgowo-rdzeniowym obecności **krwinek czerwonych**. W krwotoku podpajęczynówkowym liczba krwinek czerwonych stwierdzana w badaniu wynosi kilkadziesiąt do kilkaset tysięcy/mm³.

Oznaczenie stężenia **białka ogólnego** pozwala wykryć jego wzrost, do którego dojść może w mechanizmie uszkodzenia bariery krew–mózg (zapalenia opon mózgowo-rdzeniowych, udar mózgu), zmniejszenia reabsorpcji płynu mózgowo-rdzeniowego do krwi żylnej (guzy mózgu, przepuklina jądra miażdżystego), nasilonej produkcji w ośrodkowym układzie nerwowym (o.u.n.) (np. stwardnienie rozsiane, kiła) lub w następstwie przypadkowego skrwawienia. Prawidłowe stężenie białka w płynie mózgowo-rdzeniowym wynosi od 15 do 45 mg/dl (od 0,15 do 0,45 g/l). Zwiększenie stężenia białka w płynie mózgowo-rdzeniowym obserwuje się w różnych stanach patologii układu nerwowego – zapaleniu opon mózgowo-rdzeniowych, zapaleniu wielokorzeniowym i wielonerwowym (zespół Guillaina-Barrégo), zapaleniu mózgu oraz nowotworowych i nienowotworowych guzach mózgu.

BIOCHEMICZNE BADANIA PŁYNU MÓZGOWO-RDZENIOWEGO

Stężenie **glukozy** w płynie mózgowo-rdzeniowym pozostaje w stanie dynamicznej równowagi z glikemią surowicy i odzwierciedla jej poziom od 30 do 90 minut przed nakłuciem lędźwiowym. Prawidłowe wartości wynoszą 50–80 mg/dl (2,75 do 4,40 mmol/l) i stanowią od 60 do 70% glikemii. Zwiększenie stężenia glukozy w płynie mózgowo-rdzeniowym nie ma znaczenia diagnostycznego w chorobach układu nerwowego i pojawia się u chorych z hiperglikemią lub w wyniku przypadkowego skrwawienia. Natomiast zmniejszenie stężenia glukozy towarzyszy bakteryjnemu zapaleniu opon mózgowo-rdzeniowych oraz nowotworowym guzom pierwotnym i przerzutowym. Obniżenie stężenia glukozy pojawia się w mechanizmie zmniejszonego transportu przez barierę krew–mózg, nasilonej glikolizy w o.u.n. albo zużycia glukozy w metabolizmie bakterii lub komórek nowotworowych.

Stężenie **chlorków** w płynie mózgowo-rdzeniowym pozostaje w relacji do ich poziomu w surowicy (stosunek stężeń 1,2:1). Wartości prawidłowe wynoszą od 115 do 130 mmol/l (115 do 130 mEq/l). Patologia, której towarzyszy uszkodzenie bariery krew–mózg, powoduje, w wyniku wyrównania stężeń jonów Cl⁻ po obu jej stronach, obniżenie ich stężenia w płynie mózgowo-rdzeniowym.

Mleczan występuje prawidłowo w płynie mózgowo-rdzeniowym w stężeniach wynoszących 10–22 mg/dl (1,1–2,4 mmol/l). Wzrost jego stężenia obserwuje się w stanach nasilonego metabolizmu beztlenowego w o.u.n. (hipoksja, udar niedokrwienny, wodogłowie, obrzęk) i w zapaleniu opon mózgowo-rdzeniowych. Stężenie mleczanu, podobnie jak wspomniane powyżej stężenie glukozy, może być pomocne w różnicowaniu wirusowego i bakteryjnego zapalenia opon mózgowo-rdzeniowych. Wartości powyżej 35 mg/dl występują u chorych z bakteryjnym zapaleniem, podczas gdy w wirusowym rzadko stwierdza się stężenia przekraczające 25–30 mg/dl.

IMMUNOLOGICZNE BADANIA PŁYNU MÓZGOWO-RDZENIOWEGO

Oznaczanie stężenia immunoglobuliny G (IgG), indeksu IgG oraz obecności prążków oligoklonalnych immunoglobulin ma przede wszystkim znaczenie w diagnostyce stwardnienia rozsianego.

Stężenie immunoglobuliny G w płynie mózgowo-rdzeniowym mieści się w warunkach fizjologicznych poniżej 3,15 mg/dl. Podwyższenie stężenia IgG towarzyszy stwardnieniu rozsianemu, może jednakże być stwierdzane także w innych chorobach przebiegających ze zwiększeniem jej produkcji. Należą do nich zapalenie wielokorzeniowe i wielonerwowe (zespół Guillaina-Barrégo) i kiła.

Prawidłowa wartość indeksu IgG wynosi poniżej 0,75. Wartości wyższe wskazują na syntezę IgG na terenie o.u.n. i wystąpić mogą u chorych ze stwardnieniem rozsianym lub zespołem Guillaina-Barrégo.

Przeprowadzenie elektroforezy białek płynu mózgowo-rdzeniowego techniką izoelektroogniskowania pozwala na stwierdzenie obecności **prążków oligoklonalnych**, co z wysokim prawdopodobieństwem wskazuje na

Dla potwierdzenia wewnątrzoponowej (intratekalnej, w zakresie dróg płynowych o.u.n.) produkcji IgG wylicza się tzw. **indeks IgG** (indeks Linka):

$$\text{Indeks IgG} = \frac{\text{IgG}_{pmr}\,(mg/dl)}{\text{IgG}_s\,(g/dl)} \times \frac{\text{albumina}_s\,(g/dl)}{\text{albumina}_{pmr}\,(mg/dl)}$$

gdzie:
pmr – płyn mózgowo-rdzeniowy, s – surowica.

stwardnienie rozsiane. Ich obecność jest jednakże stwierdzana także w kile o.u.n., podostrym stwardniającym zapaleniu mózgu i zapaleniach wirusowych lub bakteryjnych.

Badanie osadu płynu mózgowo-rdzeniowego przeprowadza się po jego uprzednim zagęszczeniu oraz wybarwieniu składników morfotycznych. W mikroskopii świetlnej można następnie różnicować elementy komórkowe. U zdrowych osób dominującymi komórkami są limfocyty (40–80%), a ponadto stwierdza się obecność monocytów (15–45%) i pojedynczych granulocytów obojętnochłonnych (0–6%).

W stanach patologicznych związanych z infekcją bakteryjną odsetek **granulocytów obojętnochłonnych** jest zwiększony, choć pojawić się one mogą także u chorych z krwotokiem podpajęczynówkowym lub śródmózgowym.

Zwiększenie liczby **limfocytów** występuje w infekcjach wirusowych, grzybiczych, gruźlicy lub kile.

Monocyty rzadko są komórkami dominującymi w obrazie osadu płynu mózgowo-rdzeniowego w stanach patologicznych, raczej towarzyszą innym komórkom w gruźliczym, grzybiczym lub przewlekłym bakteryjnym zapaleniu opon mózgowo-rdzeniowych.

Zwiększenie liczby **granulocytów kwasochłonnych** (zwykle powyżej 10%) pojawia się w infekcjach pasożytniczych lub grzybiczych.

Makrofagi w płynie mózgowo-rdzeniowym wywodzą się z linii monocytów, a być może także z komórek układu siateczkowo-śródbłonkowego pajęczynówki i opony miękkiej. Nie występują one w warunkach fizjologicznych w płynie mózgowo-rdzeniowym, pojawiają się natomiast w przebiegu krwotoku podpajęczynówkowego lub innych stanów związanych z pobudzeniem aktywności fagocytarnej. Zawierające hemosyderynę makrofagi mogą być obecne nawet przez 2–8 tygodni po krwawieniu podpajęczynówkowym.

Komórki nowotworowe stwierdza się niekiedy w przebiegu pierwotnych guzów układu nerwowego (rdzeniak zarodkowy), a częściej w przypadkach przerzutów lub rakowatości opon mózgowo-rdzeniowych (rak piersi, czerniak, nowotwory płuc, białaczki).

Badanie bakteriologiczne płynu mózgowo-rdzeniowego jest istotnym postępowaniem diagnostycznym u chorych z zapaleniem opon mózgowo-rdzeniowych. Opiera się ono na badaniu mikroskopowym osadu płynu mózgowo-rdzeniowego (preparat bezpośredni) oraz hodowli w warunkach tlenowych i beztlenowych. U chorych z zapaleniem opon mózgowo-rdzeniowych rutynowo pobiera się próbki do hodowli w warunkach tlenowych i beztlenowych, jednakże mogą się okazać konieczne hodowle w warunkach wymaganych przez prątki gruźlicy lub grzyby.

Badania serologiczne płynu mózgowo-rdzeniowego pozwalają (wiązanie dopełniacza) na stwierdzenie obecności antygenów drobnoustrojów (bakterii, grzybów) lub skierowanych przeciw nim (wirusy) przeciwciał.

Odczyny kiłowe znajdujące zastosowanie w diagnostyce kiły o.u.n. to mikroskopowy test kłaczkowania (Venereal Disease Research Laboratory – VDRL), jest on jednak źródłem fałszywie ujemnych wyników w 30–57% przypadkach aktywnej kiły układu nerwowego, natomiast częściej dodatnie wyniki daje test immunofluorescencji krętków w modyfikacji absorpcyjnej (Fluorescent Treponemal Antibody Absorption – FTA-ABS) i test hemaglutynacji (*Treponema pallidum* hemagglutination assay – TPHA).

U chorych z podejrzeniem infekcji pasożytniczych (np. *Toxoplasma, Toxocara*) układu nerwowego oznacza się odpowiednie przeciwciała w płynie mózgowo-rdzeniowym.

Kryteria pewnego rozpoznania neuroboreliozy wymagają obecnie określenia wewnątrzoponowej produkcji przeciwciał przeciw borelii. W związku z powyższym konieczne jest oznaczanie swoistych przeciwciał w surowicy i płynie mózgowo-rdzeniowym oraz wyznaczenie dla nich indeksów produkcji wewnątrzoponowej na podstawie nomogramów wykorzystujących krzywe Reibera (reiberogramy).

IDENTYFIKACJA DROBNOUSTROJÓW METODĄ POLIMERAZOWEJ REAKCJI ŁAŃCUCHOWEJ

Polimerazowa reakcja łańcuchowa (Polimerase Chain Reaction – PCR), dzięki namnożeniu materiału genetycznego drobnoustroju, pozwala na jego identyfikację. Znajduje ona zastosowanie przede wszystkim w diagnostyce zakażeń gruźliczych, wirusami (enterowirusy, HSV1, HSV2, VZV, CMV, EBV, HHV6), bakteriami (*Neisseria meningitidis, Streptococcus pneumoniae*, treptokokami grupy B (*Haemophilus influenzae, Listeria monocytogenes*) oraz grzybami (*Aspergillus, Candida*).

Białko 14-3-3
To wysoce konserwatywne białko występujące w wielu komórkach zyskało na znaczeniu w diagnostyce sporadycznej postaci choroby Creutzfeldta-Jakoba. Stwierdzenie jego obecności w płynie mózgowo-rdzeniowym (po wykluczeniu kontaminacji erytrocytami) przydatne jest w przyżyciowym

rozpoznaniu choroby (patrz rozdział „Choroby infekcyjne układu nerwowego”).

Białko tau i α-amyloid
Diagnostyka chorób zwyrodnieniowych układu nerwowego opiera się obecnie przede wszystkim na ocenie objawów klinicznych oraz neuroobrazowaniu, w rutynowym postępowaniu nie są wykorzystywane markery biologiczne umożliwiające stawianie pewnego rozpoznania. Niemniej jednak pojawienie się możliwości oznaczania stężenia białka tau i α-amyloidu przyniosło nowe możliwości diagnostyczne. Wartości referencyjne stężenia białka tau w płynie mózgowo-rdzeniowym uzależnione są od wieku badanych osób i stanowią poniżej 300 ng/l między 21. a 50. rokiem życia, poniżej 450 ng/l między 51. a 70. rokiem życia i poniżej 500 ng/l między 71. a 93. rokiem życia. Natomiast stężenie α-amyloidu w płynie mózgowo-rdzeniowych nie zależy od wieku i jego wartości prawidłowe wynoszą powyżej 500 ng/l.

BIOCHEMICZNE RÓŻNICOWANIE PŁYNU MÓZGOWO-RDZENIOWEGO I WYDZIELINY Z NOSA

Wyciek wodnistego płynu z otworów nosowych czyni często koniecznym, szczególnie u chorych po urazie głowy lub zabiegu neurochirurgicznym w obrębie przedniego dołu czaszki, ustalenie jego pochodzenia. Pomocne są w tych przypadkach analizy biochemiczne pozwalające potwierdzić płynotok (wyciek płynu mózgowo-rdzeniowego) lub obecność wydzieliny z nosa (tab. 4.3).

Tabela 4.3.
Różnicowanie płynu mózgowo-rdzeniowego i wydzieliny z nosa

	Płyn mózgowo-rdzeniowy	Wydzielina z nosa
Glukoza	>50 mg/dl	< 10 mg/dl
Białko	15–45 mg/dl	300 mg/dl
α_2-transferyna	Obecna	Nieobecna

ZNACZENIE PODSTAWOWYCH BADAŃ HEMATOLOGICZNYCH W CHOROBACH UKŁADU NERWOWEGO
Sławomir Michalak

W praktyce neurologicznej, szczególnie prowadząc diagnostykę różnicową, nie można zapominać o przydatności podstawowych badań laboratoryjnych. Pomimo swojej nieswoistości mogą one być użyteczne diagnostycznie, przy uwzględnieniu charakterystycznego obrazu klinicznego chorób układu nerwowego, którym towarzyszą.

Szybkość opadania krwinek czerwonych (odczyn Biernackiego, OB) należy do najbardziej niespecyficznych badań laboratoryjnych. Znajduje ona jednakże zastosowanie w diagnostyce wielokomórkowego zapalenia tętnicy skroniowej, któremu poza typowym obrazem klinicznym towarzyszy zwiększenie wartości odczynu.

Przyspieszenie OB występuje także w wielu chorobach narządów wewnętrznych (reumatoidalne zapalenie stawów, ziarnica złośliwa, nowotwory, stany zapalne), którym towarzyszą powikłania ze strony układu nerwowego (patrz rozdział „Zaburzenia neurologiczne w chorobach ogólnoustrojowych narządów wewnętrznych").

Badanie morfologii krwi obwodowej może przynieść dane pomocne w diagnostyce niektórych chorób lub zespołów neurologicznych. Wśród parametrów, które zasługują na szczególną uwagę, należy podkreślić **średnią objętość krwinki czerwonej** (mean cell volume – MCV). Zwiększenie MCV występuje w przebiegu niedoboru witaminy B_{12} i/lub kwasu foliowego, będąc badaniem laboratoryjnym łatwo dostępnym i użytecznym w diagnostyce stanów niedoborowych oraz ich powikłań w obrębie układu nerwowego (patrz rozdział „Zatrucia i zespoły niedoborowe układu nerwowego"). MCV jest ponadto istotnym wykładnikiem abstynencji, co znajduje zastosowanie u chorych z zespołem zależności alkoholowej i towarzyszącymi mu zespołami neurologicznymi. U chorych z udarem niedokrwiennym mózgu należy zwrócić uwagę na nadkrwistość, która zmieniając właściwości reologiczne krwi, zwiększa ryzyko wystąpienia choroby. Niedokrwistość normocytarna pojawiająca się w wyniku hemolizy wywołanej niedoborami enzymatycznymi, np. fosfofruktokinazy, może towarzyszyć chorobom mięśni (choroba Tarui).

Monitorowanie obrazu krwi ma ponadto znaczenie podczas leczenia przeciwpłytkowego (tiklopidyna) lub przeciwdrgawkowego (walproinian).

Rozmaz krwi obwodowej, niosąc informacje o morfologii krwinek, znajduje zastosowanie w diagnostyce różnicowej chorób układu nerwowego. Nieprawidłowości istotne dla diagnostyki neurologicznej dotyczyć mogą układu białokrwinkowego, czerwonokrwinkowego i płytkowego.

W zakresie układu białokrwinkowego nieprawidłowości mogą obejmować **przesunięcie w lewo** (zwiększenie odsetka postaci młodych), które pojawia się w stanach zapalnych oraz chorobach rozrostowych (białaczki).

Niedobór witaminy B_{12} i/lub kwasu foliowego powodują anizocytozę (różną wielkość krwinek czerwonych) oraz zwiększenie ich średnicy (makrocytoza).

Rzadkim schorzeniem neurologicznym, któremu towarzyszy niezwykle charakterystyczny obraz rozmazu krwi obwodowej, jest neuroakantocytoza (patrz rozdział „Choroby układu pozapiramidowego").

Akantocyty są krwinkami czerwonymi o kształcie przypominającym owoce morwy.

ZNACZENIE BADANIA MOCZU W CHOROBACH UKŁADU NERWOWEGO

Sławomir Michalak

Mocz jest materiałem biologicznym, który z pozoru wydaje się odległy od diagnostyki neurologicznej, jednakże wymienione poniżej badania znajdują zastosowanie zarówno w diagnostyce, jak i różnicowaniu patologii pojawiających się w praktyce neurologicznej.

Badanie moczu w kierunku obecności **porfiryn** jest istotne dla diagnostyki porfirii, która może być przyczyną burzliwych objawów ze strony układu nerwowego (patrz rozdział „Zaburzenia neurologiczne w chorobach ogólnoustrojowych narządów wewnętrznych"). Podczas ostrego ataku porfirii kilkadziesiątkrotnie zwiększa się wydalanie z moczem **porfobilinogenu** (wartości referencyjne 0–18 μmol/d, 0–4 mg/d), kilka do kilkunastokrotnie **kwasu δ-aminolewulinowego** (wartości referencyjne 8–53 μmol/d, 1–7 mg/dobę) i **kopropofiryny** (wartości referencyjne 13–179 μg/d).

Oznaczenie obecności **białka Bence Jonesa** jest przydatne w diagnostyce gammapatii monoklonalnych, a przede wszystkim szpiczaka mnogiego i choroby Waldenströma, którym towarzyszyć mogą powikłania neurologiczne pod postacią neuropatii. Coraz częściej dostępne jest ilościowe oznaczanie wydalania łańcuchów lekkich λ i κ.

Obniżenie **osmolalności moczu** (wartości referencyjne 50–1200 mOsm/l) obserwuje się u chorych z krwotokiem podpajęczynówkowym lub po urazie czaszkowo-mózgowym, co wskazuje na rozwój moczówki.

Dobowe wydalanie **miedzi** z moczem (wartości referencyjne 10–60 μg/dobę) zwiększa się w przebiegu choroby Wilsona.

BADANIA BIOCHEMICZNE W CHOROBACH UKŁADU NERWOWEGO
Sławomir Michalak

Badania biochemiczne surowicy należą do analiz mniej lub bardziej rutynowo przeprowadzanych podczas hospitalizacji chorego. Uwzględnienie ich wyników może być przydatne w diagnostyce różnicowej patologii układu nerwowego.

Ocena wydolności nerek przez oznaczenie stężenia **mocznika** i **kreatyniny** w surowicy/osoczu pozwala na określenie stopnia zaburzenia funkcji nerek w obserwowanych powikłaniach neurologicznych – encefalopatii lub neuropatii oraz w zaburzeniach świadomości (np. śpiączka).

Stężenie **bilirubiny** i aktywność **aminotransferaz** w surowicy przydatne są w ocenie udziału uszkodzenia wątroby w rozwoju encefalopatii lub w diagnostyce choroby Wilsona czy zaburzeń świadomości (śpiączka).

Oznaczenie stężenia **jonów sodu** należy do rutynowych badań laboratoryjnych, jakie należy zlecić choremu z zaburzeniami świadomości. Zarówno hipernatremia, jak i hiponatremia oraz niewłaściwe ich wyrównywanie są stanami stwarzającymi zagrożenie powikłaniami w obrębie o.u.n. (patrz – mielinoliza środkowa mostu w rozdziale „Zatrucia i zespoły niedoborowe układu nerwowego").

Stężenie **jonów wapnia** należy monitorować u chorych z tężyczką.

Badania profilu lipidowego (stężenie **cholesterolu całkowitego**, cholesterolu we frakcji **HDL**, **LDL** oraz stężenie **triacy-**loglicerolu) pozwala na ocenę i monitorowanie tych czynników ryzyka udaru niedokrwiennego mózgu.

W określeniu zagrożenia udarem niedokrwiennym mózgu istotne jest oznaczenie tzw. nowych czynników ryzyka: stężenia **homocysteiny** (wartości referencyjne < 10 µmol/l) oraz **białka C-reaktywnego** (wartości referencyjne < 0,5 mg/dl).

Badanie **gazometrii** jest niezbędną analizą, jaką należy przeprowadzić u każdego chorego z zaburzeniem świadomości w celu wykluczenia jego metabolicznych przyczyn (kwasica metaboliczna, zatrucia, np. glikolem, metanolem).

Witamina B$_{12}$ (wartości referencyjne > 250 pg/ml) i **kwas foliowy** (wartości referencyjne > 4 µg/l) są parametrami, których oznaczenie jest niezbędne do rozpoznania ich niedoborów i wynikających z nich objawów neurologicznych (patrz rozdział „Zatrucia i zespoły niedoborowe układu nerwowego").

Stężenie **miedzi** w surowicy (wartości referencyjne 75–150 µg/dl) jest obniżone i wraz ze zmniejszeniem stężenia **ceruloplazminy** (wartości referencyjne 20–45 mg/dl) znajduje zastosowanie w diagnostyce choroby Wilsona.

BADANIA UKŁADU KRZEPNIĘCIA
Sławomir Michalak

Badanie **liczby płytek krwi, czasu trombinowego, wskaźnika INR, czasu APTT,** stężenia **fibrynogenu**, oznaczenie **przeciwciał antyfosfolipidowych, antytrombiny III**, stężenia **białka C i S** pozwala rozpoznać ryzyko zakrzepicy i jej powikłań w obrębie o.u.n. (udar niedokrwienny mózgu, zakrzepica zatok żylnych). Obecnie dostępne w praktyce klinicznej są badania genetyczne w kierunku trombofilii (mutacja Leyden, mutacja genu protrombiny). Badania koagulologiczne należy także wykonać u chorych z krwawieniem do o.u.n. w celu wykluczenia skazy krwotocznej jako jego przyczyny.

Monitorowanie układu krzepnięcia należy ponadto prowadzić u chorych leczonych pochodnymi kumaryny (wskaźnik INR) lub heparyną niefrakcjonowaną, a także niskocząsteczkowymi frakcjonowanymi heparynami (czas APTT).

Zespół rozsianego wykrzepiania wewnątrznaczyniowego (DIC), który przebiegać może z powikłaniami w obrębie układu nerwowego, jest stanem szczególnie wymagającym skrupulatnej diagnostyki i monitorowania układu krzepnięcia.

BADANIA W ZAKRESIE UKŁADU WYDZIELANIA WEWNĘTRZNEGO

Sławomir Michalak

Ocena czynności gruczołu tarczowego ma istotne znaczenie w diagnostyce zespołów otępiennych. Badanie przeglądowe w tym zakresie powinno obejmować przynajmniej oznaczenie poziomu TSH.

Moczówka prosta rozwinąć się może u chorych po urazach czaszkowo-mózgowych lub z krwotokiem podpajęczynówkowym i objawia się obniżeniem **osmolalności** osocza i moczu.

Zespół nieadekwatnego wydzielania hormonu antydiuretycznego (SIADH) obserwowany jest u chorych z zapaleniem opon mózgowo-rdzeniowych i/lub mózgu, urazami czaszkowo-mózgowymi, krwawieniem do o.u.n. w wyniku pobudzenia wydzielania wazopresyny (hormonu antydiuretycznego) z przysadki i cechuje się **hiponatremią** i wysoką **osmolalnością moczu** (> 300 mOsm/l).

BADANIA LABORATORYJNE (BIOCHEMICZNE) PRZYDATNE W PODSTAWOWEJ DIAGNOSTYCE CHORÓB MIĘŚNI

Sławomir Michalak

Aktywność **kinazy fosfokreatynowej (CPK)** jest znacznie podwyższona w dystrofiach mięśniowych. Nie jest to parametr swoisty, jednakże charakterystycznym jest, że aktywność CPK przyjmuje tu wartości od kilkunastu do kilkudziesięciu tysięcy jednostek.

Podobnie oznaczenie stężenia **mioglobiny** w surowicy może być przydatne we wstępnej diagnostyce dystrofii mięśniowych.

Test Munsata jest stosunkowo prostym badaniem polegającym na oznaczeniu stężenia kwasu mlekowego w spoczynku (wartości referencyjne 0,45–1,50 mmol/l), a następnie pobieraniu próbek krwi z żyły przedramienia w czasie 1, 3, 5, 10 i 20 minut wykonywanego wysiłku z użyciem ergometru i przy uciśnięciu ramienia mankietem aparatu do mierzenia ciśnienia. U ludzi stężenie kwasu mlekowego wzrasta w 3. minucie 3–5-krotnie w porównaniu z wartościami wyjściowymi. Produkcja kwasu mlekowego zaburzona jest w niedoborach enzymatycznych (choroba Mc Ardle'a, choroba Tarui) oraz miopatiach mitochondrialnych i wówczas nie obserwuje się charakterystycznego wzrostu jego stężenia we krwi podczas wysiłku.

BADANIA IMMUNOLOGICZNE W CHOROBACH UKŁADU NERWOWEGO
Sławomir Michalak

Częstość rozpoznawania chorób układu nerwowego o podłożu autoimmunologicznym wzrasta i stąd konieczne jest badanie autoprzeciwciał, które mają znaczenie patofizjologiczne i/lub są przydatne w diagnostyce.

Zapalenie nerwów wzrokowych i rdzenia kręgowego (NMO/NMO spectrum, *neuromyelitis optica*) rozpoznawane jest obecnie na podstawie kryteriów diagnostycznych, których istotnym elementem jest oznaczanie przeciwciał przeciw **akwaporynie-4.**

Oznaczenie **przeciwciał przeciwjądrowych (ANA)** jest przydatne w przypadkach podejrzenia powikłań neurologicznych w przebiegu chorób tkanki łącznej.

Natomiast badanie **przeciwciał antyfosfolipidowych** i **antykardiolipinowych** znajduje zastosowanie u młodych kobiet, które doznały udaru niedokrwiennego mózgu.

Przeciwciała przeciwtarczycowe: **TRAK**, **anty-TPO**, **anty-Tg** oznaczane są u chorych z podejrzeniem zapalenia mózgu Hashimoto.

Stwierdzenie obecności **przeciwciał onkoneuronalnych** (anty-Hu, anty-Yo, anty-Ri, anty-CV2, anty-Ma/Ta, anty-amfifizyna) jest elementem diagnostyki zespołów paranowotworowych (patrz rozdział „Nowotwory ośrodkowego układu nerwowego i neurologiczne zespoły paranowotworowe").

W przypadku diagnostyki zapaleń mózgu i encefalopatii o podłożu autoimmunologicznym zastosowanie znajdują badania **przeciwciał skierowanych przeciw receptorom glutaminianu** (NMDA, AMPA), **gabaergicznym** (GABA) lub **kanałom potasowym bramkowanym napięciem** (VGKC – voltage-gated kalium channels) albo ich podjednostkom (CASPR i LGI1 – leucine-rich glioma inactivated protein 1). Diagnostyka miastenii obejmuje obecnie oznaczanie **przeciwciał przeciw receptorom dla acetylocholiny** (AChR), przeciw **tytynie** oraz **specyficznej dla mięśni kinazie** (MUSK – muscle specific kinase). Natomiast w przypadkach zespołu miastenicznego Lamberta-Eatona oznacza się **przeciwciała przeciw kanałom wapniowym** (VGCC – voltage-gated calcium channels) oraz **przeciwciała anty-SOX1** (AGNA – anti-glial nuclear antibody).

Przeciwciała przeciw **gangliozydom** (anty-GM1, anty-GM2, anty-GD1a, anty-GD1b, anty-GQ1b) przydatne są w diagnostyce zespołu Guillaina-Barrégo oraz u chorych z wieloogniskową neuropatią ruchową (anty-GM1, anty-GD1).

Badania serologiczne zlecane u chorych z podejrzeniem boreliozy i neuroboreliozy obejmują przeciwciała anty-borrelia. Należy w tych przypadkach dochowywać standardów postępowania diagnostycznego, zlecając najpierw oznaczenia techniką ELISA (badanie przesiewowe), a następnie – po uzyskaniu wyniku dodatniego – techniką Western blotting. Jak wspomniano powyżej, dla pewnego rozpoznania neuroboreliozy niezbędne jest wyznaczenie indeksu wewnątrzoponowej produkcji przeciwciał przeciw krętkom *Borrelia burgdorferi*.

DIAGNOSTYKA NEUROGENETYCZNA

Jan P. Mejnartowicz

Wiele chorób neurologicznych uwarunkowanych jest genetycznie lub czynniki genetyczne odgrywają istotną rolę w ich etiologii. Diagnostyka genetyczna w takich dziedzinach, jak choroby nerwowo-mięśniowe czy zaburzenia pozapiramidowe, stała się rutynowym elementem procesu diagnostycznego. I choć u wielu chorych wykazanie etiologii genetycznej choroby nie wiąże się z możliwością jej wyleczenia, to postawienie właściwego rozpoznania umożliwia ustalenie rokowania oraz stanowi wymóg właściwego poradnictwa genetycznego. Coraz większe znaczenie mają badania predyspozycji genetycznych do wystąpienia chorób uwarunkowanych wieloczynnikowo, takich jak choroba Alzheimera czy niedokrwienny udar mózgu. Również coraz większą rolę odgrywać będą badania farmakogenetyczne, służące określeniu genetycznych uwarunkowań zróżnicowanych odpowiedzi na leczenie farmakologiczne, a zwłaszcza genetycznie uwarunkowanej predyspozycji do występowania potencjalnego działania niepożądanego leków.

DIAGNOSTYKA GENETYCZNA

Pojęcie diagnostyki genetycznej obejmuje przeprowadzane do celów klinicznych badania DNA, RNA, chromosomów i białek, a także niektórych produktów przemiany materii, które ma na celu wykrycie powiązanych z chorobą dziedziczną genotypów, mutacji, kariotypów lub fenotypów. W tym rozumieniu cele kliniczne obejmują: określenie ryzyka wystąpienia choroby w przyszłości, identyfikację nosicieli, ustalenie rozpoznania lub rokowania klinicznego. Definicja zawęża diagnostykę genetyczną do badań przeprowadzanych do celów klinicznych i nie obejmuje badań naukowych. Badania molekularne stosowane w ramach badawczych prac naukowych często mają niepotwierdzoną wartość diagnostyczną, co sprawia, że zastosowanie ich do celów klinicznych może wiązać się z nadmiernym ryzykiem popełnienia błędu diagnostycznego.

Z definicji wykluczono również badania molekularne przeprowadzane w celu wykrycia niedziedzicznych mutacji pojawiających się w komórkach somatycznych, co oznacza, że diagnostyka genetyczna nie obejmuje badań przeprowadzanych na materiale genetycznym komórek nowotworowych, nawet jeśli wyniki tych badań służą celom klinicznym, lecz obejmuje badania mające na celu stwierdzenie dziedzicznych predyspozycji do nowotworzenia.

Metodyka badań genetycznych obejmuje bezpośrednie badania DNA lub RNA (testy bezpośrednie), oznaczanie genetycznych markerów sprzężonych z genem choroby (testowanie pośrednie), badania kariotypu i oznaczanie metabolitów metodami biochemicznymi. Metody biochemiczne uwzględnia się jako badanie genetyczne tylko wówczas, gdy wynik takiego badania pozwala z dużym prawdopodobieństwem wykazać obecność mutacji w pojedynczym genie.

Należy podkreślić, że w odróżnieniu od pozostałych badań laboratoryjnych wynik badania genetycznego może mieć istotne znaczenie nie tylko dla danego pacjenta (probanta), lecz również dla jego krewnych, gdyż może wskazywać na podwyższone ryzyko wystąpienia u nich choroby.

Zastosowanie badań genetycznych

W zależności od wskazań do przeprowadzenia badania genetycznego można wyróżnić następujące jego rodzaje:

- genetyczne badania diagnostyczne,
- badania predykcyjne (przewidywalności),
- badania na nosicielstwo,
- badania prenatalne,
- badania preimplantacyjne,
- badania przesiewowe noworodków.

Genetyczne badanie diagnostyczne przeprowadza się w celu potwierdzenia lub wykluczenia choroby genetycznie uwarunkowanej u osoby z objawami choroby, np. poszukiwanie delecji w genie dla dystrofiny u chłopca z podejrzeniem dystrofii mięśniowej Duchenne'a. Coraz częściej takie badanie jest przeprowadzane, zanim zostanie wykonana biopsja mięśniowa. Ustalenie rozpoznania w wyniku przeprowadzonego badania genetycznego zmienia sposób leczenia pacjenta i umożliwia zaplanowanie kompleksowej opieki. Badanie genetyczne nie zawsze musi być najlepszym sposobem na ustalenie rozpoznania klinicznego, tak jak jest to w przypadku nerwiakowłókniakowatości typu 1. W związku ze zjawiskiem heterogenności *locus* lub heterogenności allelicznej (patrz dalej) ustalenie rozpoznania może wymagać więcej niż jednego badania genetycznego. Z tego samego powodu nie zawsze negatywny wynik badania genetycznego wyklucza rozpoznanie kliniczne choroby.

Testowanie predykcyjne przeprowadzane jest u osób bez objawów choroby, lecz z pozytywnym wywiadem rodzinnym w kierunku choroby genetycznie uwarunkowanej, i pozwala na określenie ryzyka wystąpienia choroby w przyszłości. Wyróżnia się dwa typy genetycznego badania predykcyjnego:

- badanie przedobjawowe,
- badanie predyspozycji.

O **badaniu przedobjawowym** mówimy, gdy potencjalne stwierdzenie obecności mutacji wiąże się z bardzo wysokim, graniczącym z pewnością, ryzykiem wystąpienia objawów. W przypadku choroby Huntingtona po stwierdzeniu patogennej mutacji, jeśli badana osoba dożyje odpowiedniego wieku, ryzyko wystąpienia objawów choroby wynosi 100%.

W przypadku genetycznego **badania predyspozycji** stwierdzenie obecności mutacji koreluje z podwyższonym, lecz względnie niskim ryzykiem wystąpienia objawów choroby. Dotyczy to badań przeprowadzanych w chorobach uwarunkowanych wieloczynnikowo, np. oznaczanie allelu APOE4 w celu określenia ryzyka wystąpienia choroby Alzheimera. Uważa się, że wskazania kliniczne do testowania predykcyjnego istnieją tylko wtedy, gdy wczesne postawienie rozpoznania wpłynie na postępowanie lekarskie w ten sposób, że zmniejszy się ryzyko wystąpienia tej choroby w ogóle, lub gdy występuje ryzyko śmierci. Wynik badania predykcyjnego może wpłynąć na ważne życiowo decyzje poddających mu się osób i dlatego pacjenci mogą chcieć przeprowadzić takie badanie, pomimo braku wskazań klinicznych. Wydane w 1994 roku przez Międzynarodowe Towarzystwo Choroby Huntingtona i Światową Federację Neurologii wytyczne do testowania przedobjawowego zakładają przeprowadzenie poradnictwa przedtestowego oraz potestowego, a także staranną pomoc psychologiczną. Zaleca się, aby testowanie odbywało się w warunkach poradni genetycznej. W przypadku chorób nieuleczalnych, w których wczesne rozpoznanie nie wpływa na zmianę postępowania lekarskiego, testowanie przedobjawowe dzieci nie jest wykonywane do momentu, gdy osoba zainteresowana będzie mogła podejmować samodzielne decyzje (zwykle 18. rż.). Istotne jest, aby w przypadku badań predykcyjnych badanie genetyczne poprzedzone było uzyskaniem uświadomionej zgody (zwykle poświadczonej pisemnie), co wiąże się z przeprowadzeniem poradnictwa przedtestowego.

Genetyczne badanie na nosicielstwo przeprowadzane jest w celu stwierdzenia mutacji warunkującej występowanie choroby dziedziczonej recesywnie autosomalnie lub związanej z chromosomem X. Osoby będące nosicielami zwykle nie mają objawów choroby. Badanie na nosicielstwo przeprowadza się u osób z dodatnim rodzinnym wywiadem w kierunku chorób genetycznie uwarunkowanych lub nosicielstwa mutacji warunkujących takie choroby, a także u osób pochodzących z grup etnicznych o wysokim odsetku nosicieli. Stwierdzenie nosicielstwa mutacji może niewątpliwie wpłynąć na decyzje dotyczące posiadania potomstwa, a także na inne ważne życiowo decyzje, co oznacza, że powinno towarzyszyć mu poradnictwo genetyczne i poradnictwo przedtestowe. Badanie na nosicielstwo może wymagać dostępu do materiału genetycznego pochodzącego od innych członków rodziny.

Pozostałe wskazania do badań genetycznych – badania prenatalne, badania preimplantacyjne i badania przesiewowe noworodków, z wyjątkiem badania w kierunku fenyloketonurii – mają mniejsze znaczenie w neurologii klinicznej.

Badania cytogenetyczne

Wykryciu mutacji chromosomowych służą badania cytogenetyczne. Klasycznie chromosomy badane są podczas metafazy, kiedy są skondensowane i stanowią struktury widoczne w mikroskopie optycznym po barwieniu metodą Giemzy. Kariotyp stanowi fotograficzną reprezentację chromosomów pojedynczej komórki, ułożonych w pary na podstawie ich rozmiaru i wzorca prążkowego. Przeciętna liczba prążków widocznych w chromosomach metafazowych wynosi 400–600. Badanie kariotypu przeprowadzane jest rutynowo w limfocytach krwi obwodowej, rzadziej w fibroblastach skóry lub komórkach innych narządów.

Istnieje grupa chorób spowodowana submikroskopowymi delecjami chromosomów, niewidocznymi w rutynowym badaniu kariotypu (mikrodelecja). Zespół mikrodelecji jest zespołem chorobowym spowodowanym niewielką, obejmującą kilka-, kilkanaście genów, delecją chromosomu, która jest zbyt mała, aby wykryć ją klasycznymi metodami diagnostyki cytogenetycznej. Mikrodelecje stanowią podstawę etiologiczną takich chorób, jak polineuropatia z nadwrażliwością na ucisk (85% przypadków), zespół Agelmana i zespół Pradera-Willego oraz (rzadko) nerwiakowłókniakowatość typu 1 (5% przypadków) czy dystrofia mięśniowa Duchenne'a. Do wykrywania mikrodelecji stosuje się m. in. metodę FISH (fluorescent *in situ* hybridization), która polega na hybrydyzacji znakowanych fluorescencyjnie sond DNA chromosomów. Badanie mikroskopowe w świetle fluorescencyjnym pozwala stwierdzić obecność sondy połączonej z badanym fragmentem chromosomu lub jej brak. Do wykrycia mikrodelecji stosuje się również techniki prążkowania o wysokiej rozdzielczości (high resolution banding technique – HRBT), w których chromosomy barwione są w fazie prometafazy, zamiast w fazie metafazy, co pozwala na ujawnienie większej liczby prążków i zwiększenie rozdzielczości badania.

Nowszą metodą wykrywania mutacji chromosomowych jest porównawcza hybrydyzacja genomowa z zastosowaniem mikromacierzy (array comparative genomic hybridization – CGH), która umożliwia badanie całego genomu z wysoką rozdzielczością: od tysiąca par zasad (pz) do pojedynczej pz, bez konieczności hodowli komórek pacjenta. Metoda CGH nie pozwala jednak na wykrywanie aberracji zrównoważonych.

Zastosowanie metody CGH przyczyniło się również do wykrycia, że w genomie człowieka występuje znaczna zmienność polegająca na duplikacjach lub delecjach stosunkowo dużych fragmentów genomu, obejmujących fragmenty wielkości od tysiąca do kilku milionów pz. Zmienność tę określa się zmiennością liczby kopii (copy number variation – CNV). Ocenia się, że CNV obejmuje od 4 do 13% całego genomu człowieka. Obecność większości nie wiąże się z negatywnymi skutkami, niektóre mogą jednak prowadzić do wystąpienia nieprawidłowych fenotypów chorobowych w różnych mechanizmach. Przykłady neurologicznych chorób spowodowanych zmiennością liczby kopii to: duplikacja 17p12 powodująca chorobę Charcot-Marie-Tooth typu 1A lub triplikacja genu synukleiny, która prowadzi do wystąpienia choroby Parkinsona.

GENETYCZNE BADANIA MOLEKULARNE

Genetyczne badania molekularne, nazywane również testami DNA, wykorzystują techniki genetyki molekularnej do analizy DNA w celu wykrycia obecności mutacji. Genetyczne badania molekularne pozwalają na bezpośrednią lub pośrednią diagnostykę genetyczną.

Diagnostyka bezpośrednia (testy DNA)

Diagnostyka bezpośrednia ma na celu wykrycie mutacji w genie przez badania DNA pochodzącego od pacjenta. Warunkiem diagnostyki bezpośredniej jest uprzednie sklonowanie genu i wykazanie, że mutacje w tym genie wiążą się z wystąpieniem choroby dziedzicznej. Do badania potrzebne jest tylko DNA od osoby mu poddawanej. W celu wykrycia mutacji wykorzystuje się różnorodne metody biologii molekularnej.

Do stwierdzenia obecności mutacji stosowane są metody przesiewowe wykrywania mutacji, metody identyfikacji mutacji oraz sekwencjonowanie DNA. Metody przesiewowe, takie jak DGGE (denaturing gradient gel electrophoresis), CSGE (conformation-sensitive gel electrophoresis) lub SSCP (single-stranded conformational-polymorphism), pozwalają na wykrycie obecności zmienionej sekwencji DNA w badanym jego fragmencie przez porównanie prędkości migracji w żelu w odpowiednich warunkach fragmentów DNA zmutowanego z fragmentami prawidłowymi. Konieczne jest dalsze przeprowadzenie bardziej swoistych badań (identyfikacji mutacji metodą sekwencjonowania), które sprecyzują rodzaj mutacji.

Najdroższą i najpełniejszą metodą wykrywania mutacji jest pełne sekwencjonowanie genu, którego wynikiem jest pełna sekwencja zasad regionów kodujących oraz odcinków połączenia intron/ekson. Sekwencjonowanie może dotyczyć tylko wybranych eksonów, o których wiadomo, że często występują w nich mutacje; wówczas brak stwierdzenia obecności mutacji nie wyklucza jej obecności w pozostałych niesekwencjonowanych eksonach.

Metody identyfikacji mutacji wymagają uprzedniej wiedzy o mutacjach prowadzących do wystąpienia choroby. Za wystąpienie niektórych chorób odpowiadają nieliczne mutacje i ich wykazanie wiąże się z potwierdzeniem rozpoznania. Metody powszechnie stosowane w diagnostyce genetycznej dystrofii mięśniowej Duchenne'a pozwalają na stwierdzenie patogennej mutacji w 70% przypadków; chorobę Huntingtona powoduje tylko jedna mutacja w genie HD. W niektórych chorobach konieczne jest przeprowadzenie całego panelu badań w celu wykrycia najczęstszych mutacji.

Zmianę sekwencji w genach kodujących białka można wykryć za pomocą analizy produktów tych genów, czyli analizy białek. W przypadku mutacji powodujących podstawienie w białku aminokwasu o innym ładunku elektrycznym można wykorzystać metodę rozdziału elektroforetycznego z izoogniskowaniem, połączoną z techniką Western blotting. Wykazanie odmiennego od prawidłowego punktu izoelektrycznego badanego białka wskazuje na obecność zmiany aminokwasowej w badanym białku, która jest konsekwencją zmiany sekwencji genu. Technika Western blotting bez izoogniskowania stosowana jest do wykrywania skróconego białka w dystrofii mięśniowej Duchenne'a (analiza skróconego produktu białkowego – protein truncation test). Również metody immunohistochemiczne stosowane w diagnostyce dystrofii Duchenne'a stanowią przykład analizy białek pozwalającej na postawienie rozpoznania choroby genetycznej.

Diagnostyka pośrednia (analiza sprzężeń)

Zmapowanie genu, czyli ustalenie jego względnej pozycji na nici DNA (na chromosomie) pozwala na przeprowadzenie diagnostyki pośredniej, zwanej też analizą sprzężeń. Zaletą analizy sprzężeń jest możliwość przeprowadzenia jej wtedy, gdy gen nie został sklonowany ani też nie jest znany produkt genu. Zmapowanie genu oznacza, że znamy jego położenie względem innych genów i tzw. *loci* markerowych. Markery genetyczne są identyfikowalnymi fragmentami DNA o ustalonej pozycji na mapie genetycznej i o dość dużej zmienności pomiędzy poszczególnymi osobnikami. Dzięki Projektowi Poznania Genomu Człowieka dostępne są liczne polimorficzne markery molekularne zapewniające informatywność w każdym przypadku.

Analiza sprzężeń obejmuje badania DNA osoby chorej i jej krewnych. Polega na śledzeniu jednoczesnego dziedziczenia allelu markerowego i genu choroby. Istnieje ryzyko, że pomiędzy *locus* markerowym i *locus* genu choroby wystąpi zjawisko

Rycina 4.1.

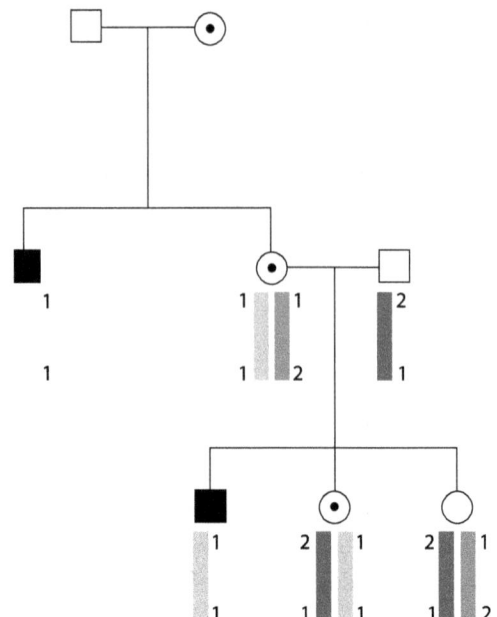

Analiza sprzężeń. W rodzinie występuje choroba dziedziczona recesywnie sprzężona z płcią (np. dystrofia Beckera). Do analizy zastosowano 2 markery genetyczne, znajdujące się na chromosomie X, flankujące gen choroby; allele markerów oznaczone są cyframi 1 i 2. Gen choroby dziedziczy się w tej rodzinie z allelem 1 pierwszego *locus* markerowego i allelem 1 drugiego *locus* markerowego. Na tej podstawie można odpowiedzieć, że jedna z kobiet w trzecim pokoleniu jest nosicielką genu, natomiast druga nie odziedziczyła chromosomu z genem choroby.

crossing-over (wymiana fragmentów chromosomów pomiędzy chromosomami homologicznymi, która zachodzi podczas mejozy), lecz ryzyko to można obliczyć na podstawie odległości genetycznej tych dwóch *loci* lub zmniejszyć przez zastosowanie markerów flankujących (markerów znajdujących się poza genem w pobliżu jednego z jego końców, czyli flankujących gen) lub wewnątrzgenowych – w przeciwieństwie do markerów flankujących znajdują się one w obrębie genu. W związku z możliwością wystąpienia crossing-over pomiędzy *locus* markera a *locus* genu choroby muszą one wykazywać sprzężenie genetyczne w stopniu wystarczającym do precyzyjnego ustalenia ryzyka choroby. We wspomnianej już dystrofii mięśniowej Duchenne'a-Beckera analizę sprzężeń stosuje się w celu określenia ryzyka nosicielstwa, jednak wielkość genetyczna samego genu wynosząca około 12 centymorganów oznacza, że w każdej mejozie istnieje 12% ryzyko wystąpienia crossing-over tylko w obrębie samego genu. Analiza DNA od krewnych potrzebna jest do ustalenia, który allel markerowy segreguje (dziedziczy się) razem z genem choroby. W analizie sprzężeń allel markerowy wskazuje pośrednio, który chromosom został odziedziczony: czy ten z genem choroby, czy ten z genem prawidłowym.

Trudności związane z interpretacją wyników badań genetycznych

Nie każda zmiana stwierdzana w sekwencji DNA genu jest mutacją. Niektóre z tych zmian mają charakter polimorfizmów, które są wynikiem naturalnej zmienności, nie mają szkodliwego wpływu na zdrowie osoby i występują w populacji ogólnej u stosunkowo wysokiego odsetka osób. Oznacza to, że nie każda zmiana sekwencji DNA stwierdzona w wyniku przeprowadzonych badań molekularnych u osoby chorej jest przyczyną wystąpienia tej choroby; konieczne jest potwierdzenie patogenności mutacji dalszymi badaniami.

Pomimo wysokiej, bliskiej 100%, swoistości bezpośrednich badań DNA (pod

warunkiem, że stwierdzana mutacja była opisaną mutacją związaną z fenotypem chorobowym), w wielu przypadkach zastosowana metoda może nie wykazywać dostatecznej czułości. W przypadku dystrofii mięśniowej Duchenne'a rutynowo stosowana metoda daje wynik fałszywie ujemny w 30–40%. Czułość badania genetycznego zależy od zastosowanej metody, stąd konieczność podania przez laboratorium genetyczne rodzaju metody. Wynik ujemny nie wyklucza podłoża genetycznego, co ma znaczenie w badaniu członków rodziny. W takich wypadkach możliwe jest zastosowanie analizy sprzężeń.

Niektóre choroby genetyczne charakteryzują się zmiennością nasilenia objawów u różnych osób, pomimo że choroba spowodowana jest tą samą mutacją w tym samym genie. Zjawisko to określa się mianem **zmiennej ekspresji**. W takim przypadku określenie rodzaju mutacji nie pozwala na przewidzenie ciężkości choroby. Zmienna ekspresja zmniejsza dodatnią wartość predykcyjną testu. Jeśli zaś choroba nie rozwija się u wszystkich osobników mających zmutowany gen, to mówimy o **obniżonej penetracji** danego genu. Penetracja opiera się na zasadzie „wszystko albo nic" i jest obliczana jako odsetek osób, które zachorują, mając zmutowany gen. Stopień penetracji może być związany z wiekiem: w dziedziczonej autosomalnie dominująco wczesnej uogólnionej pierwotnej dystonii uwarunkowanej mutacjami w genie *DYT1* u większości osób posiadających mutacje w tym genie choroba rozwija się do 30. rż., jednak tylko 30–40% osób mających gen choroby zachoruje w ogóle. Oznacza to, że stwierdzenie w *DYT1* mutacji powodującej chorobę nie pozwala na ostateczne przewidzenie, czy osoba zachoruje, co należy uwzględnić w poradnictwie genetycznym.

Wybór testu genetycznego utrudnia zjawisko **heterogenności *locus***, o którym mówi się, jeżeli wystąpienie objawów choroby spowodowane jest mutacjami w różnych genach, znajdujących się w różnych *loci*. Przykład stanowią dziedziczne ataksje móżdżkowe, które będąc nierozróżnialnymi lub prawie nierozróżnialnymi klinicznie, spowodowane są mutacjami w kilku różnych genach. Podobnie heterogenność *locus* dotyczy choroby Charcota-Mariego-Tootha typu 1 (CMT 1), która może być spowodowana mutacjami w genie *PMP22* (gen białka 22 mieliny obwodowej, *locus* 17q11), białka mieliny 0 (gen *MPZ*), genie *LITAF*, *EGR2* lub *NEFL*.

Polineuropatie dziedziczne również doskonale ilustrują zjawisko **heterogenności allelicznej**, o której mówimy, jeśli różne mutacje w tym samym genie powodują różne choroby: CMT 1A spowodowana jest duplikacją genu *PMP22*, a dziedziczna neuropatia z nadwrażliwością nerwów na ucisk spowodowana jest jego delecją. W niektórych przypadkach ta sama mutacja może wiązać się z występowaniem odmiennych fenotypów w tej samej rodzinie. Przykładem są tu mutacje w genie dla L1 CAM (L1 cell adhesion molecule – cząsteczka adhezyjna L1 komórek nerwowych) zlokalizowanym w Xq28. Mutacje w tym genie powodują wystąpienie różnych fenotypów chorobowych: zespołu MASA (mental retardation, aphasia, shuffling gait, adducted thumbs, czyli niedorozwój umysłowy, afazja, szurający chód i przywiedzione kciuki; zespół ten określany też jako rodzinna spastyczna paraplegia typu 1 [SPG1]; MIM 303350), wodogłowia sprzężonego z chromosomem X związanego ze zwężeniem wodociągu mózgu (HSAS, MIM 307000) oraz częściowego niedorozwoju ciała modzelowatego związanego z X (MIM 304100). Zaproponowano nazwę CRASH, obejmującą wszystkie te zespoły kliniczne (corpus callosum hypoplasia, retardation, adducted thumbs, spastic paraplegia, hydrocephalus). Co ciekawe, opisywano rodziny, w których u różnych członków występowały różne fenotypy chorobowe, pomimo istnienia tej samej mutacji.

TYPY DZIEDZICZENIA

Zasadniczym elementem diagnostyki neurogenetycznej, pozwalającym na zawężenie badań genów, jest określenie sposobu dziedziczenia danej choroby. Należy przy tym pamiętać, że brak dodatniego wywiadu rodzinnego nie wyklucza genetycznego podłoża choroby u danego pacjenta.

Dziedziczenie autosomalne dominujące

Choroba autosomalna dominująca w dużym stopniu lub w pełni ulega ekspresji u heterozygot. Fenotyp pojawia się w każdym pokoleniu, a każda chora osoba ma chorego rodzica, z wyjątkiem sytuacji, gdy choroba jest wynikiem nowej mutacji lub gdy gen zmutowany nie uległ ekspresji albo tylko nieznaczna ekspresja genu była przyczyną niezbyt nasilonego fenotypu. Każde dziecko chorego rodzica ma 50% szans na odziedziczenie cechy (choroby). Fenotypowo prawidłowi członkowie rodziny nie przekazują choroby swojemu potomstwu, poza sytu-

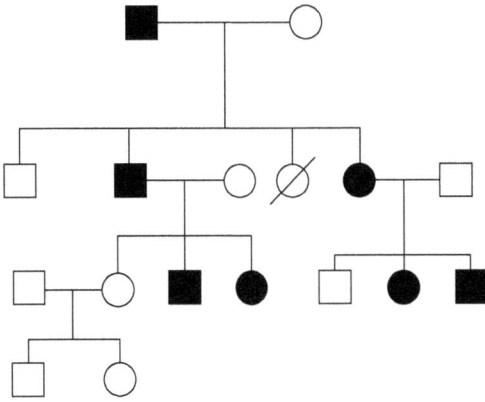

Rycina 4.2.
Przykładowy rodowód rodziny, w której występuje choroba dziedziczona autosomalnie dominująco.

acjami braku penetracji genu lub tak nieznacznej, że niezauważalnej ekspresji genu. Kobiety i mężczyźni mają jednakowe szanse na przekazanie choroby dzieciom każdej płci, w szczególności zaś występuje przekazywanie choroby z ojca na syna i z ojca na córkę (ryc. 4.2). Przykładami neurologicznych chorób dziedziczonych autosomalnie dominująco są: choroba Huntingtona, choroba von Recklinghausena typ I i II, dystrofia miotoniczna, stwardnienie guzowate, drżenie samoistne, miotonia wrodzona Thomsena, choroba von Hippla-Lindaua, częstsze postacie dziedzicznej paraplegii spastycznej, CMT l.

Dziedziczenie autosomalne recesywne

Choroba ujawnia się u homozygot. Jeśli występuje u więcej niż jednego członka rodziny, zwykle dotyczy to rodzeństwa probanta, a nie rodziców, potomstwa lub innych krewnych, przy czym nie dotyczy to sytuacji, gdy jedno z rodziców jest heterozygotą, a drugie homozygotą pod względem patologicznego genu. Ryzyko wystąpienia choroby dla rodzeństwa wynosi 25% w przypadku pełnej

penetracji genu. Niekiedy rodzice probanta mogą być ze sobą spokrewnieni zwłaszcza, jeśli dotyczy to rzadkiej w populacji choroby. Mężczyźni i kobiety są jednakowo narażeni na zachorowanie (ryc. 4.3). Przykładami częstych chorób neurologicznych dziedziczonych w sposób autosomalny recesywny są miotonia wrodzona Beckera, ataksja Friedreicha, choroba Wilsona czy rdzeniowy zanik mięśni Werdniga-Hoffmanna.

Dziedziczenie sprzężone z chromosomem X

W przypadku dziedziczenia autosomalnego recesywnego sprzężonego z płcią chorują, poza nielicznymi wyjątkowymi sytuacjami, wyłącznie mężczyźni. Zmutowany gen przekazywany jest przez chorego ojca na wszystkie jego córki, które stają się nosicielkami. Każdy z synów tych córek ma 50% szans na odziedziczenie zmutowanego genu. Gen nigdy nie jest dziedziczony bezpośrednio z ojca na syna, a tylko z chorego mężczyzny na jego córki. Gen może być jednak dziedziczony przez szereg nosicielek; jeśli tak się dzieje, wówczas chorzy mężczyźni

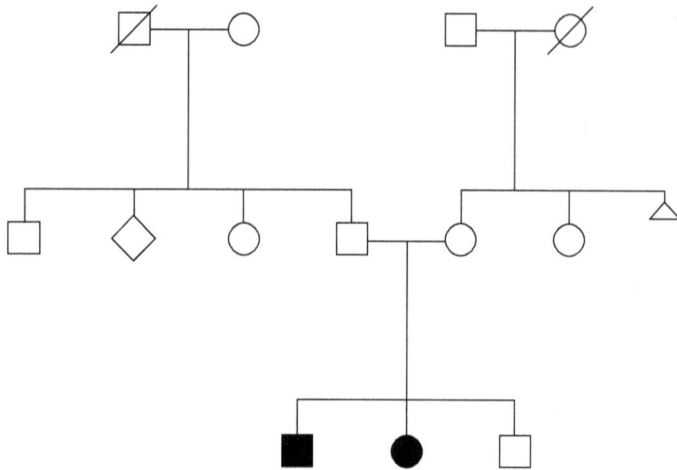

Rycina 4.3.
Przykład rodowodu rodziny, w której występuje choroba dziedziczona autosomalnie recesywnie.

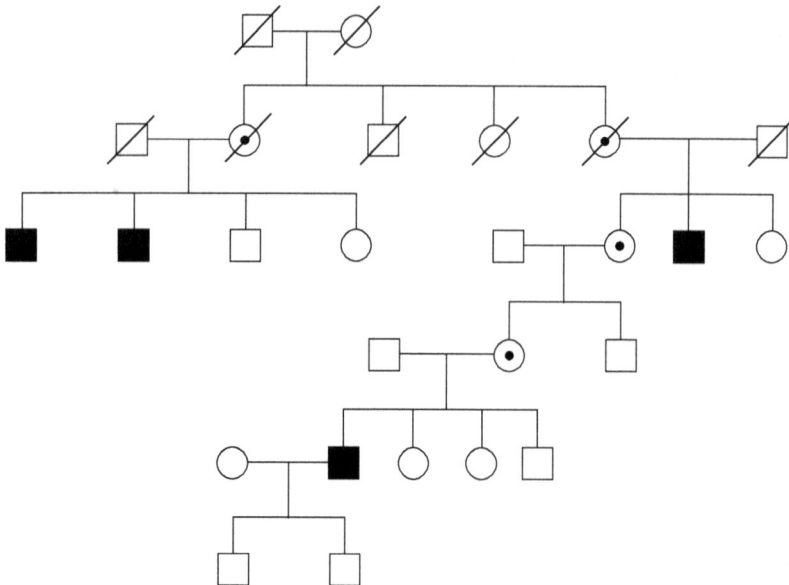

Rycina 4.4.
Przykładowy rodowód rodziny, w której występuje choroba dziedziczona recesywnie sprzężona z płcią.

spokrewnieni są w linii żeńskiej. Hetero-zygotyczne kobiety są zwykle niedotknięte chorobą, lecz u niektórych gen może ulegać ekspresji w niewielkim stopniu, powodując obecność niewielkich objawów chorobo-wych. Przykładami choroby autosomalnej recesywnej sprzężonej z chromosomem X są dystrofia mięśniowa Duchenne'a-Beckera oraz wspomniany powyżej zespół CRASH. O wiele rzadziej występują choroby dzie-dziczone jako cechy dominujące sprzężone z chromosomem X. W ten sposób dziedzi-czy się choroba Charcota-Mariego-Tootha sprzężona z chromosomem X (CMTX), która jest drugą pod względem częstości demielinizacyjną dziedziczną polineuropa-tią czuciowo-ruchową. Chorują na nią za-równo kobiety, jak i mężczyźni, chociaż u kobiet nasilenie objawów jest mniejsze.

Dziedziczenie wieloczynnikowe

W patogenezie chorób uwarunkowanych wieloczynnikowo biorą udział zarówno czynniki genetyczne, jak i czynniki środo-wiskowe, a w chorobach uwarunkowanych wielogenowo – wyłącznie czynniki gene-tyczne. Cechą charakterystyczną dziedzi-czenia wieloczynnikowego jest wyraźne rodzinne występowanie choroby, lecz w po-jedynczej rodzinie nie można ustalić wzorca dziedziczenia. Ryzyko dla krewnych I stop-nia jest równe w przybliżeniu pierwiastko-wi kwadratowemu z ryzyka populacyjnego. Ryzyko dla krewnych II stopnia jest dużo niższe niż dla krewnych I stopnia, lecz dla dalszych członków rodziny nie spada już tak znacznie. Ryzyko rośnie wraz ze wzro-stem liczby chorych członków rodziny i wraz ze wzrostem nasilenia fenotypu

(ciężkości choroby). Przykładami chorób uwarunkowanych wieloczynnikowo są, po wykluczeniu przypadków dziedzicznych jednogenowo, w pewnej części choroba Parkinsona, choroba Alzheimera oraz nie-dokrwienny udar mózgu.

Dziedziczenie mitochondrialne

Choroby uwarunkowane mutacjami wystę-pującymi w genomie mitochondrialnym dziedziczą się wyłącznie po matce. Nie obserwuje się dziedziczenia choroby przez dzieci chorych mężczyzn i nie są też one nosicielami choroby. Kobiety mogą być bezobjawowymi nosicielkami i potencjalnie dotyczy to zdrowych córek chorych kobiet. Obie płcie zazwyczaj chorują równie często, może jednak istnieć przewaga jednej z płci. Dokładny stosunek płci osób chorych jest zmienny dla różnych chorób; np. zanik nerwu wzrokowego Lebera jest częstszy u mężczyzn. Charakterystyczne dla genomu mitochondrialnego jest jego występowanie w wielu kopiach w jednej komórce, co pro-wadzić może do występowania w jednej komórce genomów mitochondrialnych pra-widłowych obok nieprawidłowych, zmuto-wanych. Zjawisko takie nosi nazwę **hete-roplazmii** i wpływa na ekspresję choroby, której objawy występują po tym, gdy w ko-mórce osiągnięta zostanie dostatecznie wy-soka liczba mitochondriów o zmutowanym genomie (ryc. 4.5). Choroby mitochondrial-ne są dużo bardziej powszechne, niż uwa-żano do tej pory; są to m.in.: zanik nerwu wzrokowego Lebera, padaczka mioklo-niczna z obecnością włókien szmatowa-tych (myoclonus epilepsy with ragged red fibers – MERRF, MIM 545000), encefalo-

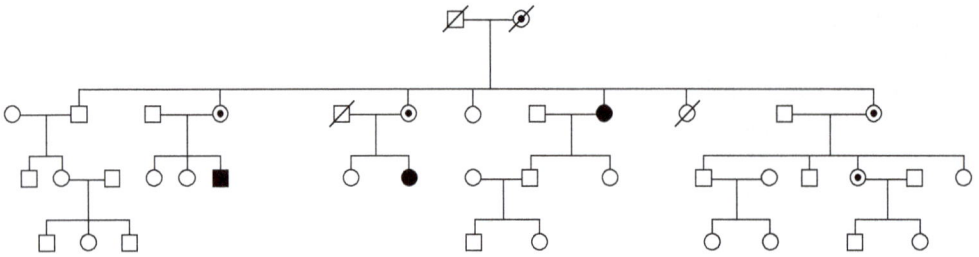

Rycina 4.5.
Przykładowy rodowód rodziny, w której występuje choroba dziedziczona mitochondrialnie.

patia mitochondrialna z kwasicą mleczanową i epizodami udaropodobnymi (mitochondrial encephalopathy lactic acidosis and stroke-like episodes – MELAS, MIM 540000), przewlekła postępująca oftalmoplegia zewnętrzna (chronic progressive external ophtalmoplegia – CPEO).

Nie wszystkie białka i kwasy nukleinowe zawarte w mitochondriach kodowane są przez genom mitochondrialny, co sprawia, że niektóre mitochondriopatie dziedziczą się w sposób mendlowski. Przykładem choroby dziedziczonej w sposób autosomalny recesywny jest zespół mitochondrialnej encefalopatii z objawami nerwowo-żołądkowo-jelitowymi (mitochondrial neurogastrointestinal encephalopathy syndrome – MNGIE).

PORADNICTWO GENETYCZNE

Poradnictwo genetyczne jest nieodzowną składową rozpoznawania chorób uwarunkowanych genetycznie. Po ustaleniu rozpoznania należy poinformować chorego o cechach klinicznych choroby, jej przebiegu, jak też o skutkach dla rodziny, uwzględniając zwłaszcza sposób dziedziczenia i penetrację. Jeśli lekarz leczący nie ma doświadczenia w poradnictwie genetycznym, zaleca się, aby skierował chorego do poradni genetycznej. Poradnictwo genetyczne ma zapewnić osobie chorej lub rodzinie,

której udzielana jest porada, wystarczającą informację, która pozwoli samodzielnie podejmować decyzję o posiadaniu potomstwa lub decyzje związane z ryzykiem rozwoju choroby w przyszłości. Zasadą poradnictwa genetycznego jest nieudzielanie jakichkolwiek wskazówek lub sugestii odnośnie do decyzji, jakie powinien podjąć pacjent lub rodzina (tzw. zasada niedyrektywności).

Badania neurogenetyczne (przykłady)

W celu przedstawienia złożoności problemu badań genetycznych wybrano dwie choroby. Pierwsza z nich, choroba Wilsona, jest chorobą uwarunkowaną genetycznie, w której diagnostyka genetyczna oparta jest na badaniach biochemicznych, a diagnostyka bezpośrednia nie odgrywa znaczącej roli.

Drugą chorobą jest choroba Parkinsona, która jest heterogenna genetycznie. Większość jej przypadków, z punktu widzenia genetyki, uwarunkowana jest wieloczynnikowo.

Choroba Wilsona (MIM 277900)

Choroba Wilsona jest dziedziczonym autosomalnie recesywnie zaburzeniem metabolizmu miedzi skojarzonym z marskością wątroby, zmianami zwyrodnieniowymi jąder podstawnych mózgu oraz zaburzeniami psychopatologicznymi. Jedyny znany aktualnie gen, którego mutacje powodują wystąpienie tej choroby, to gen *ATP7B* zmapowany do 13q14.3-q21.1 i kodujący transportującą jony miedzi ATP-azę 2 (ATP-azę typu P).

Objawy występują zwykle w wieku od 11. do 25. rż.

Rozpoznanie choroby Wilsona u osoby z objawami można postawić na podstawie: obecności pierścienia Kaysera-Fleischera, nieprawidłowych wyników badań metabolizmu miedzi: niskiego stężenia ceruloplazminy, podwyższonego wydalania jonów miedzi z moczem i(lub) podwyższonego stężenia jonów miedzi w wątrobie. Stężenie ceruloplazminy we krwi osób dorosłych z objawami neurologicznymi jest prawidłowe u 5% badanych oraz u 40% osób z objawami uszkodzenia wątroby. Podstawowe wydalanie jonów miedzi z moczem (oznaczane w dobowej zbiórce moczu) u osób z chorobą Wilsona niemal zawsze jest podwyższone. Wątroba osób z chorobą Wilsona zwykle zawiera ponad 250 mikrogramów miedzi na gram suchej masy, jednak u osób z innymi przewlekłymi chorobami wątroby stężenie jonów miedzi może osiągać równie wysokie wartości, w stadiach zaawansowanych zaś stężenie jonów miedzi w wątrobie jest różne w różnych jej częściach, co sprawia, że oznaczanie stężenia przestaje być wiarygodnym badaniem do postawienia rozpoznania. U heterozygot stwierdza się niskie stężenie jonów miedzi i ceruloplazminy w osoczu, podwyższony wskaźnik wydalania jonów miedzi z moczem i/lub nieznacznie podwyższone stężenie miedzi w tkance wątroby. Znanych jest ponad 300 mutacji genu *ATP7B*.

Wskazania kliniczne do badań genetycznych w przypadku choroby Wilsona obejmują genetyczne badanie diagnostyczne, badanie predykcyjne, badanie na nosicielstwo i badanie prenatalne. Diagnostyka bezpośrednia DNA polegać może na wykrywaniu mutacji, jednak tylko mutacja zmiany sensu H1069Q jest pojedynczą, względnie często występującą mutacją w populacji pochodzenia europejskiego i występuje w 35–45% alleli powodujących chorobę.

Postęp technik molekularnych sprawia, że sekwencjonowanie ma szansę stać się podstawową metodą diagnostyki molekularnej (sekwencjonowanie nowej generacji), pomimo że gen jest długi (4,1 tysięcy par zasad) i składa się z 21 eksonów. W populacji brytyjskiej mutacje w eksonach 8, 14 i 18 stanowią około 60% alleli chorobowych. Opisano przypadek powodowany mutacją w niepodlegającym translacji regionie promotorowym genu *ATP7B*.

W sytuacji gdy mutacja nie zostanie wykryta lub gdy wykryta zostanie tylko jedna mutacja (osoba z chorobą Wilsona może być heterozygotą złożoną, czyli każdy z alleli ma inną mutację), można przeprowadzić analizę sprzężeń w celu określenia nosicielstwa, badań prenatalnych lub w celu wczesnej interwencji. W przypadku choroby Wilsona, pomimo że znamy gen, którego mutacje powodują wystąpienie objawów i pomimo dostępności badania genetycznego, bardziej przydatne i zwykle prowadzące do ostatecznego rozpoznania klinicznego są badania biochemiczne. Badania genetyczne mogą być przeprowadzane w przypadkach wątpliwych.

Choroba Parkinsona

Choroba Parkinsona (ChP) jest chorobą genetycznie heterogenną: w większości przypadków jest ona uwarunkowana wieloczynnikowo, choć w niektórych rodzinach może się ona dziedziczyć jako cecha autosomalna dominująca lub autosomalna recesywna. Ocenia się, że ryzyko dla krewnych I stopnia osoby chorej jest 2,7–3,5 razy wyższe niż dla osób bez pozytywnego wywiadu rodzinnego.

Do tej pory sklonowano 8 genów – geny związane z postaciami choroby Parkinsona dziedziczonej autosomalnie dominująco, natomiast w przypadku postaci dziedziczonych autosomalnie recesywnie sklonowano 5 genów (patrz tab. 4.4).

Połowa przypadków dziedziczonych autosomalnie recesywnie spowodowana jest mutacjami w genie kodującym parkinę (*PARK2*), które powodują wystąpienie młodzieńczej postaci choroby Parkinsona. Ogółem mutacje w genie parkiny są przyczyną 10–20% przypadków rodzinnych postaci choroby Parkinsona, w genie *LRRK2* 5–10%, a w genie *PINK1* 2–7%.

Odkryto kilka genów, w których obecność mutacji lub polimorfizmów powiązano z podwyższonym ryzykiem wystąpienia późnej postaci ChP. Stwierdzono, że mutacje w genie kodującym glukocerebrozydazę (*GBA*) – enzym, którego obniżona aktywność występuje w chorobie Gauchera – stanowią genetyczny czynnik ryzyka wystąpienia ChP. Inne geny podatności to *MAPT* (kodujący białko tau powiązane z mikrotubulami), *MC1R*, *ADH1C* i geny w *locus* HLA. Również mutacje w genach mitochondrialnych podejrzewane są o udział w patogenezie choroby.

Pomimo znanych kilku genów biorących udział w etiologii choroby Parkinsona diagnostyka genetyczna jest w praktyce klinicznej mało przydatna. Testy genetyczne nie są potrzebne do postawienia rozpoznania ChP, potencjalnie mogą one służyć do testowania predykcyjnego, należy jednak pamiętać, że nie istnieje leczenie zapobiegające rozwinięciu się choroby.

Tabela 4.4.
Znane geny i *loci* genowe związane z chorobą Parkinsona (nie wymieniono *locus* PARK4, gdyż wykazano, że mieści on ten sam gen co *locus* PARK1, przy czym choroba spowodowana jest triplikacją genu alfa-synukleiny)

Nazwa *locus*	Symbol genu	*Locus* genowe	Białko	Dziedziczenie
PARK1	SNCA	4q21–q23	alfa-synukleina	AD
PARK2	PARK2	6q25.2–q27	parkina	AR
PARK3	-	2p13	-	AD
PARK5	UCHL1	4p14	hydrolaza końca C ubikwityny L1	AD
PARK6	PINK1	1p36	kinaza indukowana PTEN 1	AR
PARK7	DJ-1	1p37	DJ-1	AR
PARK8	LRRK2	12p12	dardaryna (bogata w leucynę kinaza 2)	AD
PARK9	-	1p36	-	AD
PARK10	-	1p3432	-	AD
PARK11	GIGYF2	2q37	białko GYF interagujące z GRB10	AD
PARK12	-	Xq21-25	-	XR
PARK13	HTRA2	2p12	peptydaza serynowa, białko mitochondrialne	AD
PARK14	PLA2G6	22q13	fosfolipaza A2	AR
PARK15	FBXO7	22q12-13	białko F-box	AR
PARK16	-	1q32	-	-
PARK17	VPS35	16q12	białko 35 powiązane z wakuolarnym sortowaniem białek	AD
PARK18	EIF4G1	3q27	eukariotyczny czynnik inicjacji translacji 4 gamma	AD

Piśmiennictwo uzupełniające – źródła internetowe

GeneTests. Opisy chorób, które można rozpoznać za pomocą badań genetycznych oraz katalog laboratoriów genetycznych: http://www.genetests.org/

On-Line Inheritance in Men. Katalog chorób uwarunkowanych genetycznie i genów związanych z tymi chorobami: http://www.ncbi.nlm.nih.gov/omim/

Polskie Towarzystwo Genetyki Człowieka: http://www.ptgc-med.pl/

Genetyczne Centrum Edukacyjne Uniwersytetu w Kansas: http://www.kumc.edu/gec/

Strona Stowarzyszenia Charcot-Marie-Tooth: http://www.cmtausa.org/

Strona Polskiego Stowarzyszenia Choroby Huntingtona: http://huntington.pl/

Strona Międzynarodowego Konsorcjum Sekwencjonowania Genomu Człowieka: http://www.genome.gov/

Strona projektu 1000 Genomes mającego na celu sekwencjonowanie bardzo dużej liczby genomów ludzkich w celu stworzenia wszechstronnego źródła na temat zmienności genetycznej człowieka: http://www.1000genomes.org/

BADANIA ELEKTROFIZJOLOGICZNE W PRAKTYCE NEUROLOGICZNEJ
Adam Niezgoda

Badania laboratoryjne z zakresu elektrofizjologii neurologicznej obejmują następujące badania podstawowe:

- **elektromiografię (EMG),**
- **elektroneurografię (ENG),**
- **elektroencefalografię (EEG),**
- **potencjały wywołane (PW).**

Elektronystagmografia (obiektywne badanie ruchów gałek ocznych, szczególnie oczopląsu) i elektroretinografia (badanie potencjałów generowanych przez siatkówkę) nie wchodzą w skład badań stricte neurologicznych i stanowią część arsenału diagnostycznego odpowiednio otorynolaryngologów oraz okulistów.

Badania elektrofizjologiczne są badaniami czynnościowymi – informują o **funkcjonowaniu** układu nerwowego, nie dając wglądu w morfologię ocenianych struktur. Różnią się więc zasadniczo od metod neuroobrazowych (np.: tomografii komputerowej – TK, tomografii rezonansu magnetycznego – MRI), gdzie sytuacja jest dokładnie odwrotna: badania wnoszą dane o budowie, nie informując o stanie czynnościowym. Obie metody diagnostyczne wzajemnie się uzupełniają.

Badania elektrofizjologiczne należy traktować raczej jako uzupełnienie neurologicznego badania klinicznego lub jego „obiektywne przedłużenie", a nie jak jego zamiennik.

Przykładem sytuacji klinicznej, gdzie to badanie elektrofizjologiczne właściwie rozstrzyga o ciężkości choroby w sposób obiektywny, jest wypadnięcie jądra miażdżystego krążka międzykręgowego: w badaniu MRI można stwierdzić przepuklinę jądra miażdżystego, a badanie EMG może nie wykazywać odchyleń od stanu prawidłowego. Informacja ta jest o tyle istotna, iż wobec braku deficytu neurologicznego, szczególnie jeśli deficytu tego nie ma również w badaniu przedmiotowym, leczenie operacyjne neurochirurgiczne nie jest wskazane. Pozytywny wynik badania obrazowego traktuje się wówczas jako przejaw dyskorelacji morfologiczno-czynnościowej.

Działanie układu nerwowego oraz jego bezpośredniego efektora, jakim jest układ mięśniowy, opiera się na przepływie prądu czynnościowego wzdłuż błon komórkowych odpowiednio neuronów i miocytów. Wszystkie elektrofizjologiczne badania czynnościowe zatem polegają na analizie różnic potencjałów pola elektromagnetycznego generowanego w tych dwóch układach.

ELEKTRONEUROGRAFIA (ENG)

Przewodzenie ruchowe (czynność włókien ruchowych)

Polega na ocenie przewodzenia w nerwach obwodowych pod wpływem zewnętrznego pobudzenia elektrycznego ortodromowego (proksymalnego, które powoduje szerzenie się potencjału czynnościowego wzdłuż nerwu w kierunku obwodowym, czyli zgodnie z kierunkiem przewodzenia włókien ruchowych), dostarczanego za pośrednictwem elektrody powierzchniowej pobudzającej. Elektroda pobudzająca, zwykle dwubiegunowa, ma postać krótkich widełek o rozstawie ok. 3,5 cm – metalowych lub zakończonych filcowymi wkładkami. Elektrodę tę przykłada się do skóry nad nerwem, który

ma być pobudzany, równolegle do jego przebiegu. Wybiera się w tym celu okolice, gdzie nerwy leżą stosunkowo powierzchownie, np. środek brzusznej powierzchni nadgarstka w przypadku pobudzania nerwu pośrodkowego. Wystarczające natężenie prądu stymulującego jest zwykle rzędu kilkunastu miliamperów; można i należy płynnie je zwiększać, począwszy od wartości ledwie wyczuwalnych przez pacjenta, w celu osiągnięcia pobudzenia supramaksymalnego, tzn. pobudzającego wszystkie dostępne w danym nerwie włókna ruchowe, czyli należy uzyskać z mięśnia odpowiedź o możliwie najwyższej amplitudzie.

Elektrodę odbiorczą (zwykle w postaci samoprzylepnego paska lub krążka połączonego przewodem miedzianym z elektromiografem) umieszcza się na brzuścu mięśnia unerwianego przez nerw, który podlega badaniu (np. w przypadku nerwu pośrodkowego mięśniem standardowo traktowanym jako „odbiornik" jest odwodziciel krótki kciuka).

Potencjał ruchowy otrzymywany bezpośrednio z mięśnia nazywamy falą lub odpowiedzią M. Ocenie podlega amplituda potencjału ruchowego tego mięśnia (rzędu kilku **mili**woltów) oraz jego latencja, czyli czas, po którym pojawia się początek wychylenia linii izoelektrycznej (rzędu kilku milisekund).

W celu określenia prędkości przewodzenia we włóknach ruchowych wystarczy pobudzić w wyżej opisany sposób dany nerw ruchowy w dwu różnych miejscach (np. nerw pośrodkowy na poziomie nadgarstka oraz w zgięciu łokciowym) oraz odmierzyć odległość pomiędzy nimi (nawet za pomocą np. zwykłej miary krawieckiej). Iloraz odległości i różnicy latencji, po jakiej pojawia się wychylenie linii izoelektrycznej (pojawia się wcześniej po pobudzeniu odsiebnym, później po pobudzeniu dosiebnym – ze względu na różnicę odległości, jaką ma do pokonania bodziec elektryczny wzdłuż nerwu) jest poszukiwaną wartością prędkości przewodzenia. Prawidłowe prędkości przewodzenia ruchowego w nerwach obwodowych są rzędu kilkudziesięciu metrów na sekundę, np. ok. 50 m/s (patrz ryc. 4.6).

Przewodzenie czuciowe (czynność włókien czuciowych)

Elektroda pobudzająca (taka sama jak przy badaniu przewodzenia ruchowego) może stymulować nerw dystalnie (stymulacja orto-dromowa) lub proksymalnie (stymulacja antydromowa), natomiast elektroda odbiorcza umieszczona jest odpowiednio proksymalnie lub dystalnie na badanym nerwie czuciowym. Podobnie jak przy badaniu przewodzenia ruchowego oceniamy wielkość amplitudy potencjału czuciowego (który tym razem jest rzędu kilku **mikro**woltów, a więc 1000 razy mniejszy niż w przypadku przewodzenia ruchowego) oraz mierzymy czas, po jakim potencjał pojawił się od momentu wyzwolenia bodźca pobudzającego. Prędkość przewodzenia we włóknach czuciowych określa się, dzieląc odległość między elektrodą pobudzającą a elektrodą odbiorczą przez czas, jaki upłynął od wyzwolenia bodźca do wychylenia się linii izoelektrycznej (porównaj ryc. 4.7).

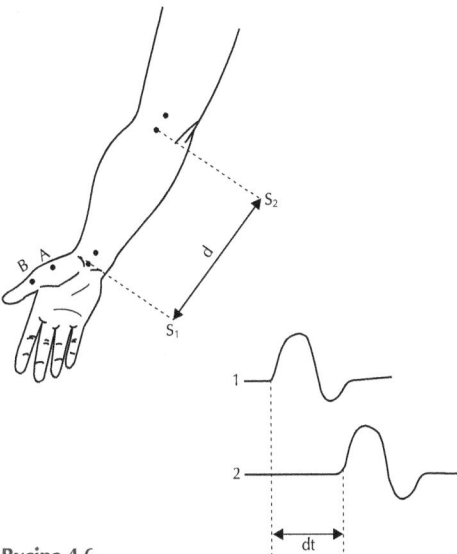

Rycina 4.6.
Sposób wyznaczania prędkości przewodzenia ruchowego: $V_{cm} = d/dt$, V – *velocitas* (prędkość); cm – *conductio motorica* (przewodzenie ruchowe); S1 – stymulacja dystalna, S2 – stymulacja proksymalna; A – elektroda odbiorcza aktywna, B – elektroda odbiorcza referencyjna. (Rycinę wykonała Małgorzata Niezgoda).

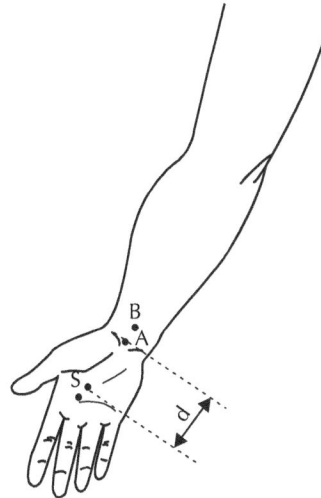

Rycina 4.7.
Sposób wyznaczania prędkości przewodzenia czuciowego: $V_{cs} = d/dt$, V – prędkość przewodzenia czuciowego, cs – przewodzenie czuciowe (*conductio sensorica*), S – elektroda stymulująca, A – elektroda odbiorcza aktywna, B – elektroda odbiorcza referencyjna. (Rycinę wykonała Małgorzata Niezgoda).

W warunkach prawidłowych prędkość przewodzenia czuciowego jest o kilka metrów na sekundę wyższa od prędkości przewodzenia ruchowego w tym samym segmencie danego nerwu.

Należy pamiętać, iż prędkości przewodzenia zależą odwrotnie proporcjonalnie od średnicy włókna nerwowego – są wyższe we włóknach grubych, niższe we włóknach cienkich; i w związku z tym wyższe w częściach proksymalnych pni nerwowych, niższe w częściach odsiebnych. Prędkości przewodzenia wykazują również silną zależność od temperatury – im zimniej, tym niższa jest prędkość przewodzenia – obniżenie o 1°C powoduje zwolnienie przewodzenia o ok. 2 m/s.

Przewodzenie w odcinkach proksymalnych

Wydzielone tutaj jako odrębna kategoria jedynie w celu utrzymania przejrzystości tekstu przewodzenie w odcinkach proksymalnych oznacza badanie w sposób pośredni odcinków nerwów leżących pomiędzy miejscem obwodowej stymulacji a rdzeniem kręgowym. W tym celu korzystamy z dwóch różnych zjawisk występujących fizjologicznie: fali f oraz odruchu H.

Fala f jest rejestrowana podczas zwykłego badania przewodzenia ruchowego jako późny potencjał ruchowy (występuje kilkanaście milisekund po właściwym potencjale ruchowym M i jej amplituda jest kilka razy mniejsza od amplitudy fali M). Fala f powstaje w wyniku antydromowego (w kierunku rdzenia kręgowego) szerzenia się pobudzenia elektrycznego, które przykłada się do nerwu obwodowego wzdłuż jego włókien ruchowych. Po osiągnięciu rdzenia kręgowego pobudzenie to wywołuje depolaryzację ciał części motoneuronów w rogach przednich i zejście tej depolaryzacji z po-

wrotem na obwód (ortodromowo) wzdłuż tych samych włókien ruchowych aż do mięśni – stąd opóźnienie i relatywnie niska amplituda fali f w porównaniu do fali M.

Badanie fali f pozwala na prześledzenie stanu czynnościowego drogi ruchowej, począwszy od motoneuronu w rdzeniu kręgowym do efektora, jakim jest mięsień.

Odruch H rejestruje się również podczas pobudzania włókien ruchowych. Podobnie jak fala f, odruch H jest potencjałem późnym, różni się od niej jednak morfologią oraz inną reaktywnością na siłę prądu stymulującego.

Odruch H jest odpowiednikiem elektrofizjologicznym odruchu rozciągowego, np. ze ścięgna Achillesa.

Uważa się, że mechanizm powstania odruchu H jest następujący:
1) pobudzenie elektryczne ruchowe dociera do mięśnia i wywołuje bezpośrednią falę M,
2a) to samo pobudzenie szerzy się również w kierunku proksymalnym do rdzenia kręgowego wzdłuż włókien czuciowych typu 1a, prowadzących bodźce proprioceptywne,
2b) ulega przełączeniu przez komórki pośredniczące rdzenia na motoneurony i drogą ruchową dociera znów do mięśnia. Fizjologią odruchu H jest zjawisko kolizji, w którym uczestniczy m.in. zwrotny sygnał wygenerowany przez bezpośrednią odpowiedź M, wiedziony z powrotem do rdzenia kręgowego i dalej znów na obwód. Omówienie jednak tego zjawiska przekracza ramy niniejszego rozdziału.

Badanie odruchu pozwala ocenić stan czynnościowy całego łuku odruchowego – ramienia wstępującego oraz zstępującego.

ELEKTROMIOGRAFIA (EMG)

EMG z użyciem igły

Czynność samych mięśni ocenia się, wprowadzając do badanego mięśnia igłę, która jest elektrodą (zwykle dwubiegunową). Elektroda ta jest połączona zarówno z ekranem oscyloskopu (pozwala na ocenę wizualną zjawisk elektrycznych), jak i z głośnikiem (co pozwala na ocenę słuchową zjawisk elektrycznych).

Wprowadzaniu igły do mięśnia towarzyszą trzaski, które są naturalną reakcją tkanki na uszkodzenie mechaniczne. Ocenia się stan mięśnia w spoczynku – powinna być rejestrowana wówczas cisza elektryczna (w głośniku) i linia izoelektryczna (na ekranie) oraz w stanie skurczu dowolnego – wówczas zapis w zależności od siły skurczu powinien wahać się od ubogiego (przy śladowym, bardzo słabym skurczu, który uruchamia tylko jedną lub kilka jednostek ruchowych) do interferencyjnego (przy rozwijaniu maksymalnej siły dla danego mięśnia). Badanie to umożliwia stwierdzenie:

- **zaburzeń mięśniowych pochodzenia nerwowego z powodu odnerwienia mięśnia** (zapis neurogenny, charakteryzujący się zubożeniem, czyli zmniejszeniem liczby czynnych jednostek ruchowych oraz – przy zmianach zaawansowanych – zwykle zwiększeniem ich amplitudy oraz długości trwania potencjału – tzw. potencjały olbrzymie). W spoczynku zamiast ciszy elektrycznej będzie obecna czynność spontaniczna w postaci fibrylacji, fascykulacji.
- **zaburzeń pochodzenia mięśniowego** (zapis miogenny) – obserwuje się wówczas najczęściej prawidłowy zapis spoczynkowy (zwykle cisza bioelektryczna), ale nieprawi-

dłową morfologię potencjałów w zapisie wysiłkowym (zmniejszenie amplitudy, „zazębienia" potencjałów, będące wyrazem ich polifazowości), nadmiernie interferencyjny zapis przy rozwijaniu relatywnie niewielkiej siły mięśniowej. Badanie EMG z użyciem igły pozwala również na stwierdzenie innych zaburzeń mięśniowych, np. ciągów miotonicznych, rzekomomiotonicznych, miokimii itd.

EMG pojedynczego włókna

Odmianą badania elektromiograficznego jest EMG pojedynczego włókna (upowszechnił się skrót – SF-EMG od nazwy angielskiej single fibre). Wykorzystuje się tu specjalny rodzaj igły, która posiada niewielkie okienko na bocznej powierzchni (a nie na szczycie, jak w przypadku elektrody igłowej klasycznej). Budowa taka umożliwia zbieranie potencjałów elektrycznych tylko z bezpośredniego sąsiedztwa „okienka", a więc ocenę potencjałów ruchowych z pojedynczych włókien mięśniowych do niego przylegających. Można wówczas założyć, że włókna te należą do tej samej jednostki ruchowej, czyli że są unerwione przez zakończenia tego samego motoneuronu. W warunkach fizjologicznych różne włókna mięśniowe tej samej jednostki ruchowej powinny (w przypadku skurczu mięśnia) wykazywać zsynchronizowane potencjały, to znaczy potencjał czynnościowy jednego włókna powinien zachodzić w stałej odległości czasowej od potencjału drugiego włókna (odległość czasowa tych dwóch potencjałów, czyli interwał interpotencjalny, może wahać się od zera – jeśli włókna leżą jedno przy drugim i wyładują się absolutnie w tym samym czasie – do 4–5 milisekund – jeśli chodzi o dwa włókna skrajne tej samej jednostki ruchowej). Dopuszcza się niewielką fluktuację interwału interpotencjalnego – zjawisko to nosi nazwę „jitter" i jest wyrazem pewnej minimalnej fizjologicznej desynchronizacji pomiędzy włóknami wewnątrz tej samej jednostki ruchowej; jitter nie powinien jednak przekraczać 35–40 μs.

Stwierdzenie większej niż podana desynchronizacji potencjałów ruchowych jest zjawiskiem patologicznym.

Patologiczny jitter jest wiązany w literaturze najczęściej z zaburzeniami złącza nerwowo-mięśniowego, dla których jest bardzo czułym wskaźnikiem. Niestety jest to wskaźnik również bardzo nieswoisty – nieprawidłowy jitter można stwierdzić poza chorobami złącza nerwowo-mięśniowego zarówno w chorobach neuronu ruchowego, polineuropatiach, jak i miopatiach.

Badanie złącza nerwowo-mięśniowego

Nie zawsze należy je wykonywać w rutynowym badaniu elektromiograficznym. Opiera się ono na stymulacji powtarzalnej (zamiast pojedynczego pobudzenia nerwu ruchowego stosuje się serię zwykle dziesięciu pobudzeń o częstotliwości 3–40 Hz i więcej). Metoda ta opiera się na założeniu, że pobudzany w odstępach milisekundowych mięsień powinien wykazywać:

■ elektrofizjologiczne cechy zmęczenia, tj. **spadek** amplitudy (decrement) w przypadku zaburzeń postsynaptycznych, charakterystyczne dla miastenii, ale występujące również w zaburzeniach części presynaptycznej,

■ **wzrost** amplitudy (torowanie) przy kolejnych pobudzeniach danego ciągu (przy stymulacji powtarzalnej wysokiej częstotliwości – 20 Hz i więcej – w chorobach części presynaptycznej), charakterystyczne np. dla zespołu Lamberta-Eatona.

Szeroko pojęte badanie elektromiograficzne powinno obejmować rutynowo:
■ badanie przewodzenia ruchowego,
■ przewodzenia czuciowego oraz
■ EMG z użyciem igły,
■ badanie złącza nerwowo-mięśniowego (w uzasadnionych przypadkach).

Elektromiografia w szerokim pojęciu (a więc i ENG) nie jest badaniem ściśle zestandaryzowanym i elektromiografista, najlepiej neurolog, wybiera na bieżąco u danego pacjenta tylko te nerwy i mięśnie, które wymagają analizy w zależności od podejrzewanej patologii i ubytku klinicznego (z tego prostego względu, że badanie wszystkich dostępnych nerwów u każdego chorego zajęłoby zbyt dużo czasu i niewielu pacjentów byłoby w stanie zaakceptować tę najczęściej niebolesną, ale również i mało przyjemną metodę diagnostyczną). Wyjątkiem są przypadki mnogich mononeuropatii, które z definicji zajmują nerwy obwodowe w sposób nieuporządkowany w czasie i przestrzeni, co powoduje, że elektromiografista powinien w zasadzie ocenić każdy dostępny badaniu nerw obwodowy (wtedy długość badania może znacznie przekroczyć nawet 2 godziny). Zwykle jednak badanie elektromiograficzne trwa kilkadziesiąt minut.

W tym zakresie EMG zajmuje pozycję szczególną i różni się zasadniczo od EEG czy potencjałów wywołanych, których procedury są ściśle zestandaryzowane i mogą być przeprowadzone przez przeszkolonego technika, dopiero analizy końcowej wyniku dokonuje lekarz.

ELEKTROENCEFALOGRAFIA (EEG)

Badanie czynności bioelektrycznej mózgu przeprowadza się z użyciem elektrod (zwykle powierzchniowych) mocowanych na głowie badanego najczęściej za pomocą elastycznego czepka i rozmieszczonych według ustalonego schematu zgodnego z międzynarodowym układem 10–20. Schemat układu 10–20 przedstawia rycina 4.8.

Badanie standardowe EEG u dorosłego pacjenta trwa co najmniej 20 min i obejmuje badanie w czasie czuwania (pacjent nie powinien zasnąć); badany przyjmuje pozycję półleżącą, z oczyma zamkniętymi – technik wykonujący badanie prosi chorego o kilkakrotne otwarcie i zamknięcie oczu oraz pod koniec badania o 3–4 min głębokiego oddychania (próba hiperwentylacji). Ma ona wywołać przejściową hipokapnię, która z kolei powoduje zwężenie naczyń mózgowych. Zwężenie naczyń może ujawnić zaburzenia niewidoczne przy „zwykłym" zapisie lub nasilić te, które widać już przy zapisie spoczynkowym – chodzi tu szczególnie o zaburzenia natury padaczkowej.

Badanie standardowe może obejmować inną próbę podnoszącą jego czułość – stymulację stroboskopową (ciągi pobudzeń świetlnych o częstotliwości od 1 do 25 Hz). W przypadku chorego nieprzytomnego EEG stosuje się w celu sprawdzenia jego reaktywności na pobudzenie dotykowe, bólowe, słuchowe.

Lektura zapisu EEG obejmuje ocenę częstotliwości, amplitudy, dystrybucji przestrzennej i symetrii rytmu podstawowego, jego reaktywność na otwarcie oczu (reakcja zatrzymania).

Najważniejszym wskazaniem do badania EEG jest diagnostyka w kierunku padaczki. EEG znajduje również zastosowanie w diagnostyce (również etiologicznej) chorych nieprzytomnych, np. encefalopatii wątrobowej, opryszczkowego zapalenia mózgu, w zaburzeniach snu (elektroencefalograficzna analiza struktury snu). EEG w bólach głowy może mieć pewne uzasadnienie w przypadkach bólów migrenowych, których pa-

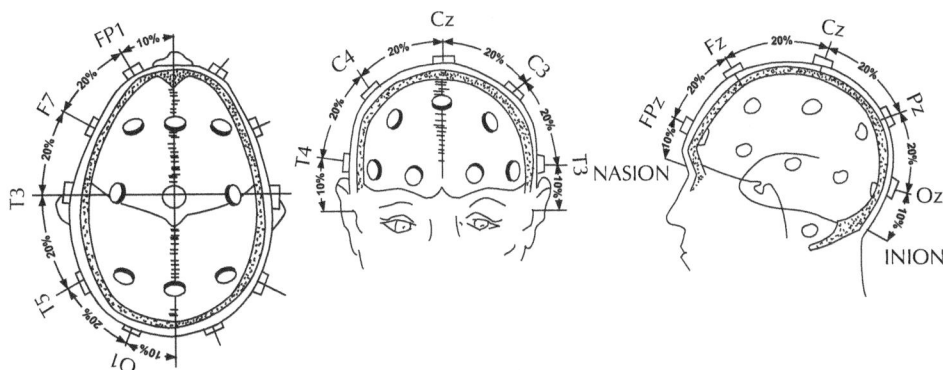

Rycina 4.8.

Schemat układu 10–20. (Rycinę wykonała Małgorzata Niezgoda).

tomechanizm jest w myśl teorii szerzącej się depresji korowej na pograniczu zaburzeń epileptoidalnych. Nowe metody neuroobrazowe obniżyły znacznie rangę EEG w diagnostyce wewnątrzczaszkowych procesów rozpierających czy udarów mózgu.

W zapisie EEG wyróżnia się następujące rodzaje czynności bioelektrycznej:

■ czynność podstawowa – czynność mniej lub bardziej uogólniona, ciągła i przeważająca, „tło" zapisu (nie jest synonimem czynności alfa),

■ wyładowanie – grupa fal o nagłym początku i końcu, wyraźnie się odróżniająca od tła przez swoją częstotliwość, amplitudę czy morfologię, miejscowe lub rozlane,

■ zespół – sekwencja dwóch lub więcej fal, mająca charakterystyczną morfologię i powtarzająca się w identyczny sposób, wyróżniająca się z tła czynności podstawowej,

■ depresja (spłycenie) – zmniejszenie amplitudy czynności podstawowej z jednej strony w porównaniu z drugą lub z jednego odprowadzenia w porównaniu z innym,

■ ognisko – ograniczony obszar głowy, znad którego „zbiera się" czynność wyraźnie odgraniczoną od otoczenia,

■ napad – zjawisko o gwałtownym początku, szybko osiągające swój szczyt i równie szybko zanikające, wyraźnie różne od czynności podstawowej, zwykle o charakterze padaczkowym,

■ okresowość – charakteryzuje fale lub zespoły pojawiające się w mniej (pseudookresowość) lub bardziej regularnych odstępach; w przypadku braku jakiejkolwiek regularności mówi się o sporadyczności,

■ **iglica** – fala odcinająca się wyraźnie od tła czynności podstawowej, zwykle o wy-

sokiej amplitudzie, jej czas trwania nie przekracza 80 ms,

■ fala wolna – podobna do iglicy, lecz o dłuższym czasie trwania 80 ms < × < < 200 ms,

■ iglica/fala – zespół złożony z dwóch figur: iglicy (< 80 ms) oraz fali (120–150 ms).

Podstawowe rytmy elektroencefalograficzne
(ryc. 4.9–4.13)

■ Rytm alfa – częstotliwość 9–12 Hz, wyraźny w okolicach potylicznych, szczególnie przy zamkniętych oczach, zwykle o morfologii sinusoidalnej; ulega stłumieniu przy otwarciu oczu (reakcja zatrzymania).

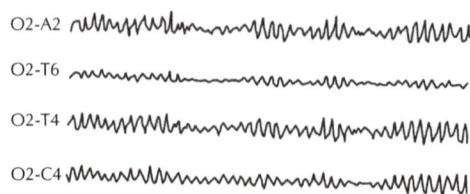

Rycina 4.9.
Rytm alfa.

■ Rytm beta – częstotliwość powyżej 13 Hz; zwykle nałożony na czynność alfa, lepiej widoczny po otwarciu oczu.

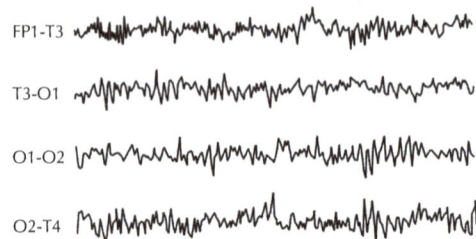

Rycina 4.10.
Rytm beta.

- Rytm theta – częstotliwość 4–7 Hz.

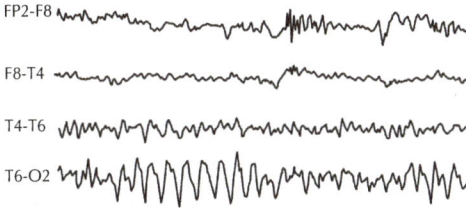

Rycina 4.11.
Rytm theta.

- Rytm delta – częstotliwość poniżej 3 Hz:

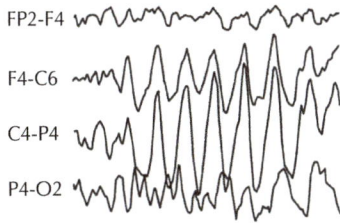

Rycina 4.12.
Rytm delta.

○ monomorficzny: regularne fale wolne, 1,5–3 Hz, zwykle o dużej amplitudzie,
○ polimorficzny: bardzo nieregularne fale wolne, zwykle o mniejszej amplitudzie i wolniejsze niż poprzednie.

- Rytm mi – częstotliwość 7–11 Hz, „arkadowy", najwyraźniejszy w okolicach rolandycznych, ulega wygaszeniu przy aktywności ruchowej.

Hipsarytmia – całkowita dezorganizacja rytmu podstawowego wraz z utratą synchronizacji międzypółkulowej, złożona z czynności wysokonapięciowej, nieregularnych fal wolnych oraz iglic we wszystkich odprowa-

dzeniach; obserwuje się ją w ciężkich uszkodzeniach o.u.n. w przebiegu niektórych zespołów wrodzonych, jak **zespół Westa**.

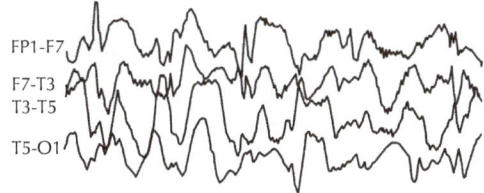

Rycina 4.13.
Przykład hipsarytmii.

Badania pochodne klasycznego EEG:
- Wideo-EEG (chory jest filmowany w czasie zapisu EEG, co pozwala weryfikować naturę zaburzeń ruchowych i skorelować je z zarejestrowaną czynnością bioelektryczną mózgu; szczególnie przydatny w diagnostyce zaburzeń niepadaczkowych).
- EEG-Holter – zapis EEG może być rejestrowany zdalnie (chory może być u siebie w domu) nawet przez kilka dni, co zwiększa szanse „wyłowienia" rzadkiego napadu.
- Kartografia EEG (brain mapping) to odwzorowanie rozkładu przestrzennego potencjałów z powierzchni głowy zarejestrowanych za pomocą wielokanałowych odprowadzeń, co pozwala na dokładne określenie ogniska padaczkorodnego.
- Magnetoencefalografia – opiera się na tej samej zasadzie co elektroencefalografia, z tą różnicą, iż mierzone jest natężenie pola magnetycznego, a nie potencjał pola elektrycznego. Istotną wadą magnetoencefalografii jest trudna mierzalność pola magnetycznego, zaletą natomiast to, iż pole magnetyczne penetruje różne środowiska na duże odległości bez istotnej utraty energii; metoda nie jest wykorzystywana na co dzień w praktyce klinicznej.

POTENCJAŁY WYWOŁANE

Potencjały wywołane są metodą badawczą polegającą na analizie potencjału elektrycznego wybranej struktury nerwowej po zadziałaniu bodźca, który fizjologicznie przebiega przez daną drogę wstępującą lub zstępującą. Potencjały wywołane charakteryzują się możliwością oceny całej drogi wstępującej lub zstępującej, począwszy od kory mózgu do efektorów obwodowych (mięśnie) i tym różnią się zasadniczo od elektromiografii, w zasięgu której jest tylko obwodowy układ nerwowy.

Wzrokowe potencjały wywołane (WPW) – potencjały odpowiedzi korowej na bodźce wzrokowe

Rodzaj stymulacji: bodźce wzrokowe – najczęściej stosuje się stymulację każdego oka z osobna za pomocą naprzemiennej biało-czarnej szachownicy na ekranie monitora; stosuje się też bodźce stroboskopowe (u chorych nie współpracujących lub źle widzących).

Odbiór: elektrody (np. igłowe śródskórne) umieszczone w okolicy potylicznej.

Wynik: w warunkach prawidłowych występują fale N70, P100, N140 (nazwa fal pochodzi od kierunku wychylenia: ujemne, czyli w górę, oznacza się symbolem N, a wychylenie dodatnie, czyli w dół, oznacza się symbolem P; symbole liczbowe oznaczają przybliżoną latencję danej fali w warunkach normalnych wyrażoną w milisekundach; tak więc fali P100 spodziewamy się po około 100 ms od zadziałania bodźca); najważniejszą z wymienionych fal jest fala P100.

Analizie podlega latencja oraz amplituda uzyskanych fal. Wydłużona latencja świadczy o zwolnieniu przewodzenia w drodze wzrokowej, obniżona amplituda natomiast o utracie aksonów w obrębie badanej drogi. Najczęstszym wskazaniem do wykonywania WPW jest podejrzenie rozsianych zmian

demielinizacyjnych o.u.n., dla których zaburzenia WPW są bardzo charakterystyczne.

Słuchowe potencjały wywołane – potencjały odpowiedzi korowej i pnia mózgu na bodźce słuchowe

Rodzaj stymulacji: dźwięk o standardowej amplitudzie, wysokości i natężeniu podawany przez słuchawki.

Odbiór: elektroda (np. igłowa śródskórna) w punkcie *vertex*, elektroda na płatku ucha tożstronnego do stymulacji, elektroda uziemiająca na środku czoła.

Wynik: w warunkach prawidłowych występują fale (podano miejsce ich powstawania oraz przybliżoną latencję):
I – ślimak (1,5 ± 0,3 ms),
II – jądra ślimakowe (2,6 ± 0,3 ms),
III – (3,8 ± 0,3 ms) składowa P3 (jądra oliwki górne przeciwstronne) oraz składowa N3 (wstęga boczna),
IV – (5,0 ± 0,3 ms) składowa N4 (wstęga boczna), składowa P4 (boczna część mostu),
V – wzgórki dolne (5,8 ± 0,3 ms),
VI – ciała kolankowate boczne,
VII – kora słuchowa.

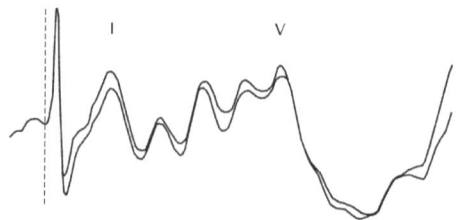

Rycina 4.14.
Przykład zapisu potencjałów wywołanych słuchowych.

Dzięki wyodrębnieniu wielu fal, których geneza zależy od funkcji różnych pięter drogi słuchowej, istnieje możliwość dość dokładnego umiejscowienia uszkodzenia tej drogi na podstawie zaniku lub zniekształcenia jednej lub kilku z wymienionych fal.

Somatosensoryczne potencjały wywołane – potencjały rdzenia kręgowego, pnia mózgu oraz kory mózgu w odpowiedzi na stymulację czuciowych nerwów obwodowych
(np. pośrodkowego czy piszczelowego)

Rodzaj stymulacji – pobudzenia elektryczne na poziomie brzusznej powierzchni nadgarstka (n. pośrodkowy) lub do tyłu od kostki przyśrodkowej (n. piszczelowy).

Odbiór – dla kończyn górnych elektroda powierzchniowa w punkcie Erba, nad wyrostkiem kolczystym C7, C2, w okolicy ciemieniowej (nad korą czuciową) po stronie przeciwnej oraz tożstronnie do pobudzenia; dla kończyn dolnych – elektroda powierzchniowa w dole podkolanowym, nad wyrostkiem kolczystym L1, L5 oraz w punkcie *vertex*.

Wynik – w warunkach normalnych występują następujące fale dla kończyn górnych (podano miejsce powstawania fal):
N9, N10 – punkt Erba (generowana przez neurony nerwu pośrodkowego),
N11 – C7/C2 – sznury tylne aż do poziomu jądra klinowatego,
N13 – C7/C2 – neurony postsynaptyczne rogu tylnego,
P14, N18, – połączenie rdzenia szyjnego i pnia mózgu,
N20 – pierwotna kora czuciowa (pole 3b),

P14, N18, N20, P22, P27, N30, P45 i N60 rejestruje się znad kory mózgu.

Podobnie jak w przypadku słuchowych potencjałów wywołanych, również dla potencjałów somatosensorycznych istnieje możliwość prześledzenia drogi impulsu stymulującego w obrębie części obwodowej układu nerwowego (latencja N13) oraz w o.u.n. (interwał między N13 a N20).

Zaletą potencjałów wywołanych jest brak szczególnych wymagań w zakresie współpracy pacjenta. Można je przeprowadzić u chorych nieprzytomnych, co stanowi dodatkowy element diagnostyczny lokalizacyjny, np. w śpiączkach.

Ruchowe potencjały wywołane

Opierają się one na pobudzaniu magnetycznym kory mózgu oraz rdzenia kręgowego i ocenie odpowiedzi przeciwstronnych mięśni kończyn.

Rodzaj stymulacji – pobudzenie magnetyczne za pomocą cewki indukcyjnej (w postaci pierścienia) nad pobudzaną korą ruchową lub szyją chorego.

Odbiór – elektrody powierzchniowe na mięśniu np. ręki.

Wynik – ocenie podlega próg pobudliwości kory, latencja oraz amplituda odpowiedzi mięśniowych, ich symetria, a także czas przewodzenia ośrodkowego i obwodowego (różnica latencji po pobudzeniu kory oraz po pobudzeniu rdzenia szyjnego przedstawia obraz prędkości przewodzenia ośrodkowego).

Potencjały wywołane związane z wydarzeniem poznawczym

Jest to grupa zjawisk elektrycznych późnych, tzn. o bardzo długiej latencji (nazywane również potencjałami endogennymi, latencja przekracza 150 ms), rejestrowanych przez odprowadzenia korowe. Charakterystyka ich bardziej zależy od sposobu przetwarzania informacji przez pacjenta niż od rodzaju zastosowanego bodźca, stąd również pochodzi nazwa „potencjały poznawcze".

Najważniejszym elementem tych potencjałów jest potencjał P300 – dodatnia fala o największej amplitudzie rejestrowanej przez odprowadzenia z linii środkowej okolicy centralno-ciemieniowej. Sposób stymulacji polega na podawaniu np. różnych dźwięków pacjentowi, którego zadaniem jest „wyłowienie" tylko pewnego ściśle określonego rodzaju dźwięku (np. dźwięk o innej wysokości). Podobnie można testować dyskryminacyjne rozpoznawanie bodźców somatosensorycznych itd.

Potencjały związane ze zdarzeniem poznawczym nie mają na razie szerokiego zastosowania klinicznego w codziennej praktyce; są istotnym elementem badań naukowych, szczególnie z dziedziny zaburzeń poznawczych.

Piśmiennictwo uzupełniające

ENG i EMG:

Hursh J.B.: Conduction velocity and diameter of nerve fibers. Am. J. Physiol., 1939, 127, 131–139.

Hoffmann P.: Untersuchungen über die Eigenreflexe (Sehnenreflexe) Menschlicher Muskeln. Springer, Berlin 1922.

Johnson E.W., Pease W.S.: Practical Electromyography. 1997.

Kaeser H.E.: Nerve conduction velocity measurements. W: Handbook of Clinical Nerology, red. P. J. Vinken, G.W. Bruyn, tom 7, część 1. North Holland Publ. Com., Amsterdam 1970, 116–196.

Lapicque L.: Définition expérimentale de l'excitabilité. C. R. Soc. Biol., 1909, 67, 280–283.

Lenman J.A.R., Ritchie A.E.: Clinical Electromyography. 1987.

EEG:

Ebersole J.S., Pedley T.A.: Current Practice of Clinical Electroencephalography. Lippincott Williams and Wilkins, Philadelphia 2003.

Crespel A., Gélisse P.: Atlas d'électroencéphalographie. John Libbey Eurotext, Montrouge 2005.

Potencjały wywołane:

Chiappa K.H.: Evoked potentials in clinical medicine. Raven Press, New York 1990.

Mauguière F., Fischer C.: Les potentiels évoqués en neurologie, Éditions techniques, Encycl. Méd. Chir (Paris – France), Neurologie, 1990.

Guérit J.M.: Les potentiels évoqués, Masson, Paris 1991.

BADANIA ULTRASONOGRAFICZNE W NEUROLOGII (NEUROSONOLOGIA)

Radosław Kaźmierski

Neurosonologia kliniczna zajmuje się badaniem naczyń zapewniających prawidłowe ukrwienie mózgu, a więc tętnic szyjnych, kręgowych i tętnic śródczaszkowych, przy użyciu metod ultrasonograficznych.

BADANIE ULTRASONOGRAFICZNE TĘTNIC SZYJNYCH

Badanie tętnic szyjnych pozwala na:
- obrazowanie struktur ścian naczyniowych – wykorzystuje się do tego celu, dobrze znane z innych działów ultrasonografii, obrazowanie w prezentacji B, czyli obrazowanie dwuwymiarowe (B-modalne) (ryc. 4.15);
- określenie parametrów przepływu krwi w naczyniu za pomocą obrazowania przepływu kodowanego w kolorze (kolorowe kodowanie częstotliwości dopplerowskiej – Color Doppler) oraz przeprowadzenie oceny sonoangiograficznej z wykorzystaniem opcji tzw. Dopplera Mocy (Power Doppler) (ryc. 4.16);
- pośrednią ocenę czynności śródbłonka.

Ultrasonografia dwuwymiarowa (B-modalna) połączona z oceną spektrum przepływu krwi przeprowadzoną za pomocą Dopplera impulsowego nosi nazwę Duplex Doppler,

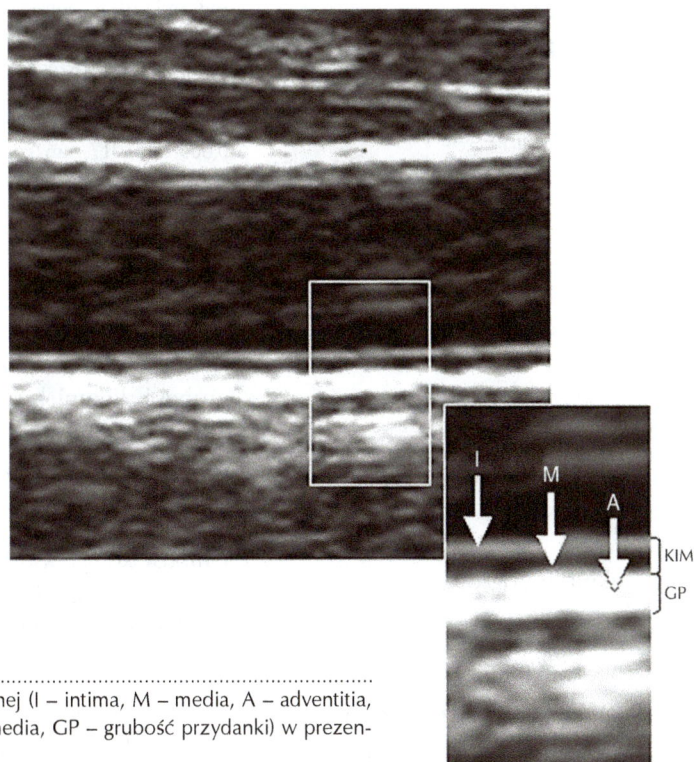

Rycina 4.15.

Obrazowanie tętnicy szyjnej (I – intima, M – media, A – adventitia, KIM – kompleks intima–media, GP – grubość przydanki) w prezentacji B.

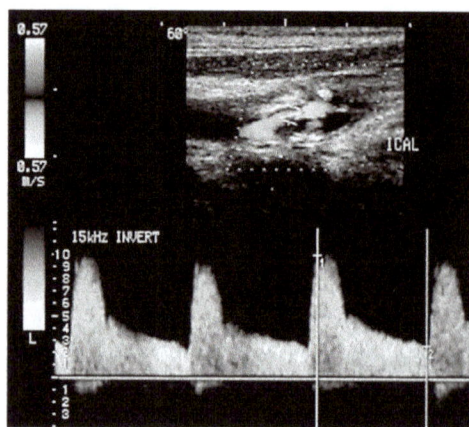

Rycina 4.16.
Ocena sonoangiograficzna z wykorzystaniem opcji Duplex Doppler.

gdyż pozwala na jednoczesną ocenę dwuwymiarowego obrazu naczynia i spektrum przepływu krwi w dowolnym miejscu naczynia uwidocznionego na monitorze ultrasonografu (ryc. 4.16).

Szacuje się, że nawet połowa udarów niedokrwiennych mózgu spowodowana jest zmianami miażdżycowo-zakrzepowymi w tętnicy szyjnej wspólnej oraz szyjnej wewnętrznej i jej odgałęzieniach. Dzieje się tak dlatego, że najczęstszym mechanizmem udaru niedokrwiennego mózgu jest zatorowość tętniczo-tętnicza, albo też wytworzenie się zakrzepu, powodującego zamknięcie światła naczynia lub jego hemodynamicznie istotne zwężenie.

Z tego powodu w ostatnich latach duże zainteresowanie neurologów wzbudziła możliwość nieinwazyjnego, przyżyciowego obrazowania ścian naczyniowych tętnic szyjnych przy użyciu ultrasonografii wysokiej rozdzielczości.

Ocena struktur (morfologii) ścian tętnic szyjnych

Pomiar grubości kompleksu intima-media

Tętnice szyjne, podobnie jak wszystkie inne tętnice, wykazują trójwarstwową strukturę.

W ścianach tych naczyń można wyróżnić:
- błonę wewnętrzną (*tunica intima*),
- błonę środkową (*tunica media*),
- błonę zewnętrzną (przydankę – *tunica adventitia*).

Stwierdzono, że łączna grubość błony wewnętrznej i środkowej (czyli **kompleksu intima-media**), mierzonej za pomocą ultrasonografii wysokiej rozdzielczości na ścianie dalszej tętnicy szyjnej, odpowiada grubości tych struktur w badaniu histologicznym. (Ściana dalsza to ściana położona przeciwlegle do miejsca przyłożenia głowicy do szyi badanej osoby, czyli „dalsza" od głowicy) (ryc. 4.15).

Wiadomo, że grubość kompleksu błony wewnętrznej i środkowej tętnic szyjnych wzrasta liniowo wraz z wiekiem i w związku z tym jest ona dobrym wyznacznikiem biologicznego wieku tętnic szyjnych.

Na podstawie przeglądu literatury można stwierdzić, że przyrost grubości kompleksu intima-media zawiera się u osób bez chorób naczyniowych od 0,005 do 0,017 mm/rok. Jednak osoby obciążone czynnikami ryzyka miażdżycy mogą wykazywać nawet kilkakrotnie szybszy przyrost grubości kompleksu błony wewnętrznej i środkowej, co w konsekwencji prowadzi do szybkiego tworzenia się blaszek miażdżycowych.

Obecnie uważa się, że prawidłowa średnia grubość kompleksu intima-media w tętnicach szyjnych nie powinna przekraczać 0,9 mm niezależnie od wieku.

Grubość kompleksu intima-media i obecność blaszek miażdżycowych koreluje z występowaniem czynników ryzyka miażdżycy

Wiele uwagi poświęcono dotychczas badaniom wykazującym istotną zależność pomiędzy zmianami strukturalnymi ściany naczyniowej tętnic szyjnych, głównie wyrażającymi się pogrubieniem kompleksu błony wewnętrznej i środkowej oraz obecnością blaszek miażdżycowych, a występowaniem czynników ryzyka miażdżycy.

Stwierdzono, że występowanie praktycznie wszystkich poznanych czynników ryzyka rozwoju miażdżycy wpływa na wzrost grubości kompleksu intima-media, a w dalszej fazie rozwoju choroby na występowanie blaszek miażdżycowych.

Szczególnie silny wzrost grubości tego kompleksu wykazano u osób z nadciśnieniem tętniczym, hipercholesterolemią, paleniem tytoniu, cukrzycą lub zwiększoną insulinoopornością, podwyższonym stężeniem homocysteiny w osoczu, a także u osób z niektórymi przewlekłymi zakażeniami bakteryjnymi i wirusowymi. Wykazano także korelację grubości kompleksu intima-media i występowania blaszek miażdżycowych z czynnikami ryzyka uwarunkowanymi genetycznie.

Grubość kompleksu błony wewnętrznej i środkowej wykazywała dodatnią korelację nie tylko z występowaniem pojedynczych czynników ryzyka miażdżycy, ale też silnie korelowała z ogólną liczbą wszystkich zidentyfikowanych u pacjentów czynników ryzyka. To znaczy, że osoby, u których stwierdzono np. występowanie 4 czynników ryzyka wykazywały szybszy wzrost grubości kompleksu niż osoby z 3 lub 2 czynnikami ryzyka.

Zmiany w obrębie ściany naczyniowej tętnic szyjnych a ryzyko udaru niedokrwiennego mózgu

W badaniach prospektywnych stwierdzono, że wykrycie wczesnych, niemych klinicznie, zmian miażdżycowych – wyrażonych jako pogrubienie kompleksu intima-media, w tętnicach szyjnych – ma istotną wartość rokowniczą w odniesieniu do ryzyka wystąpienia udaru niedokrwiennego mózgu i zawału serca.

W licznych badaniach prospektywnych i przekrojowych stwierdzono zgodnie, że nawet niewielki wzrost grubości kompleksu intima-media (rzędu 0,2 mm) związany był z istotnym zwiększeniem ryzyka wystąpienia udaru niedokrwiennego mózgu.

Blaszki miażdżycowe

Pogrubienie kompleksu błony wewnętrznej i środkowej jest wyrazem mniej zaawansowanych, początkowych zmian miażdżycowych. Wyrazem bardziej zaawansowanych zmian są blaszki miażdżycowe.

Pomiaru grubości kompleksu intima-media dokonujemy od linii granicznej przydanka––błona środkowa do linii granicznej błona wewnętrzna–światło naczynia (ryc. 4.15). Zgodnie z obowiązującymi ustaleniami o kompleksie intima-media mówimy, gdy błona wewnętrzna i środkowa ściany naczyniowej nie przekraczają łącznie grubości 1,5 mm. Struktury równe lub grubsze niż 1,5 mm definiujemy natomiast jako **blaszki miażdżycowe**. Także małe struktury wpuklające się do światła naczynia na co najmniej 0,5 mm lub przekraczające o minimum 50% grubość otaczającego kompleksu błony wewnętrznej i środkowej – definiujemy jako blaszki miażdżycowe.

Najczęściej stosowanymi parametrami opisującymi wielkość blaszki miażdżycowej są jej maksymalna grubość lub pole przekroju poprzecznego. Nowsze aparaty pozwalają także na obliczanie objętości blaszki.

Z punktu widzenia klinicznego najbardziej niebezpiecznymi powikłaniami blaszki miażdżycowej są: jej pęknięcie, wytworzenie owrzodzenia i powstanie zakrzepu na powierzchni blaszki oraz krwotok do blaszki. Powikłania te mogą skutkować

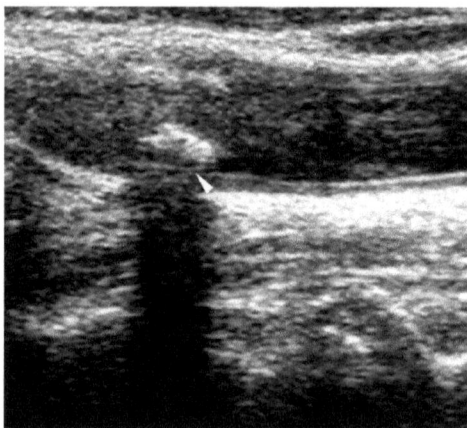

Rycina 4.17.
Blaszka miażdżycowa (widoczny „cień akustyczny"
poniżej uwapnionej blaszki).

tętniczo-tętniczą zatorowością mózgową lub wytworzeniem hemodynamicznie istotnej skrzepliny na powierzchni blaszki, a nawet niedrożnością naczynia.

Blaszki z dużą zawartością lipidów są w badaniu ultrasonograficznym hipoechogeniczne (ciemne) i często są widoczne dopiero po zastosowaniu opcji obrazowania przepływu krwi w kolorze. Blaszki uwapnione są natomiast hiperechogeniczne (jasne) i powodują powstawanie cienia akustycznego poniżej blaszki (ryc. 4.17).

W ocenie ryzyka zachorowania na udar niedokrwienny mózgu nie bez znaczenia jest także rodzaj powierzchni blaszki miażdżycowej. Wykazano, że blaszki o gładkiej powierzchni związane są z mniejszym ryzykiem wystąpienia udaru niż blaszki o powierzchni nieregularnej lub z owrzodzeniami. Właśnie z tego względu owrzodzenie blaszki, powodujące lokalne turbulencje przepływu krwi często współistniejące z osłabieniem lub lokalnym zniesieniem zdolności antykoagulacyjnych śródbłonka, uznawane jest za bardzo niekorzystne powikłanie związane z obecnością blaszki w tętnicy szyjnej.

Ocena morfologii ściany naczyniowej a profilaktyka i leczenie zmian miażdżycowych

Dzięki metodzie ultrasonografii w prezentacji B uzyskano możliwość śledzenia wpływu czynników ryzyka miażdżycy (oraz wpływu ich modyfikacji) na dynamikę zmian morfologicznych tętnic szyjnych w odcinku zewnątrzczaszkowym. Lekarz leczący może monitorować efektywność leczenia przez powtarzanie badania ultrasonograficznego. Gdy mimo leczenia grubość kompleksu intima-media zwiększa się istotnie lub dochodzi do powstawania nowych i/lub powiększania się już istniejących blaszek miażdżycowych – oznacza to, że albo leczenie jest nieefektywne, albo też istnieją inne, niezidentyfikowane dotąd czynniki ryzyka miażdżycy. Seryjne pomiary grubości kompleksu i wielkości blaszek miażdżycowych mają znaczenie w dłuższych odstępach czasu – jeden raz na 2–3 lata, choć u osób z istotnymi hemodynamicznie zwężeniami kontrole zalecane są nawet co 6 miesięcy.

Badanie tętnic szyjnych metodą ultrasonografii wysokiej rozdzielczości jest techniką nieinwazyjną, powtarzalną, porównywalną i możliwą do standaryzacji oraz relatywnie niedrogą.

Badanie kompleksu intima-media i blaszek miażdżycowych umożliwia także śledzenie wpływu różnego typu interwencji terapeutycznych na szybkość rozwoju zmian miażdżycowych w tych tętnicach, dlatego też ocena grubości błony wewnętrznej i środkowej tętnic szyjnych była punktem końcowym wielu szeroko zakrojonych epidemiologicznych badań interwencyjnych. Między innymi wykazano, że leczenie statynami może zahamować, a nawet spowodować regresję zmian miażdżycowych w tętnicach szyjnych.

Badanie spektrum przepływu krwi

Badanie morfologii ścian naczyniowych oddaje olbrzymie usługi w ocenie zaawansowania miażdżycy, jednak do precyzyjnego określenia stopnia rozległych zmian miażdżycowych – powodujących zwężenia światła naczynia rzędu 30–40% i większe – konieczne jest badanie spektrum przepływu krwi. Badanie metodą ultrasonografii dopplerowskiej tętnic szyjnych jest tym bardziej istotne, że pozwala na nieinwazyjną kwalifikację pacjentów do leczenia operacyjnego zwężeń tętnic szyjnych.

Spektrum przepływu badamy w odcinkach zewnątrzczaszkowych tętnic szyjnych i kręgowych. Badamy przepływ krwi w dolnym i środkowo-górnym odcinku tętnicy szyjnej wspólnej, w tętnicy szyjnej wewnętrznej – tuż za opuszką (zatoką tętnicy) oraz w dystalnym odcinku tego naczynia, a także w środkowym odcinku tętnicy szyjnej zewnętrznej. W badaniu uwzględniamy również wszystkie miejsca, w których podejrzewamy istnienie zwężeń, np. stwierdzamy blaszki miażdżycowe.

Podstawowymi parametrami hemodynamicznymi wykorzystywanymi do oceny stopnia zwężenia tętnicy są prędkości: skurczowa (szczytowo-skurczowa) i końcowo-rozkurczowa oraz wskaźniki pulsacji i oporowy – te ostatnie informują nas pośrednio o zmianach oporu przepływu krwi w łożysku naczyniowym mózgu.

Wykorzystywane są też bardziej szczegółowe parametry, takie jak poszerzenie okna widmowego – świadczące o zaburzeniach laminarności przepływu, czy też czas narastania fazy skurczu, którego wydłużenie świadczy o utrudnieniu napływu krwi do miejsca badanego.

Należy jednak pamiętać, że w krytycznych, bliskich niedrożności zwężeniach tętnic szyjnych wewnętrznych często obserwujemy bardzo zwolniony, turbulentny przepływ krwi – spowodowany wąskim, często dość długim i krętym kanałem, przez który przepływa krew.

Dzięki swej nieinwazyjności i powtarzalności otrzymywanych wyników metoda ultrasonograficznej oceny przepływu krwi znakomicie nadaje się do badania tętnic po zabiegach operacyjnych (endarterektomii lub angioplastyce), a szczególnie do wykrywania remisji zwężenia (restenozy).

Należy dodać, że oprócz zwężeń miażdżycowych badanie ultrasonograficzne typu Duplex pozwala na wykrywanie rzadziej występujących niemiażdżycowych schorzeń tętnic szyjnych, które także istotnie zwiększają ryzyko wystąpienia udaru mózgu. Wśród najistotniejszych wymienić należy:

- rozwarstwienie tętnicy szyjnej wewnętrznej (spontaniczne lub pourazowe),
- zwyrodnienie włóknisto-mięśniowe tętnic,
- zmiany popromienne – objawiające się pogrubieniem ściany naczyniowej zlokalizowanym w miejscu naświetlania nowotworów szyi, krtani lub gardła,
- zmiany zapalne (m.in. zapalenie naczyń Takayashu),
- tętniaki tętnic szyjnych.

Badania czynnościowe

Badania te pozwalają na określenie wydolności czynnościowej śródbłonka. Najczęściej stosowanym testem jest badanie zdolności naczynia (tętnicy ramiennej) do poszerzania i następowego zwężania się w reakcji na zmiany przepływu krwi – jest to tzw. metoda Flow Mediated Dilatation (FMD). Stosowane są także inne testy czynnościowe. Próby te, choć czułe, niestety są czasochłonne i wymagają dużej dokładności, jak i doświadczenia zespołu wykonującego te badania.

BADANIE TĘTNIC KRĘGOWYCH

Tętnice kręgowe w odcinku szyjnym mogą być ocenione metodą ultrasonografii Duplex z dostępu przedniego. Badając tętnice kręgowe zwracamy uwagę na ich przebieg i szerokość, a następnie oceniamy parametry przepływu krwi.

Tętnice te oceniamy w miejscu odejścia od tętnicy podobojczykowej, gdyż w tym miejscu często można spotkać zmiany miażdżycowe, następnie przed wejściem tętnicy do otworu wyrostka poprzecznego kręgu C6 (do tego miejsca mówimy, że tętnica przebiega w odcinku V1), dalej w odcinkach, gdzie tętnica przebiega przez otwory wyrostków poprzecznych kręgów szyjnych (odcinek V2), u osób szczupłych z długą szyją udaje się czasem prześledzić przebieg tętnicy kręgowej do poziomu C2, a czasem nawet ocenić pętlę naczyniową (odcinek V3 na wysokości łuku kręgu C1).

Badanie tętnic kręgowych w odcinku wewnątrzczaszkowym (odcinek V4) oraz tętnicy podstawnej można dokonać przy użyciu głowicy przeczaszkowej (patrz dalej).

Hipoplazję tętnicy kręgowej rozpoznaje się, jeżeli średnica naczynia nie przekracza 2 mm, nie jest to zjawisko rzadkie, gdyż szacuje się, że występuje u ok. 5% populacji, rzadziej mamy do czynienia z aplazją tętnicy kręgowej.

Badanie przepływu krwi przeprowadzamy w odcinkach V1, V2 oraz, gdy umożliwiają to warunki anatomiczne, także w odcinku V3 tętnic. W odcinku V2 badanie przepływu możliwe jest tylko pomiędzy wyrostkami poprzecznymi. Wykorzystujemy tutaj technikę obrazowania przepływu w kolorze, w badaniu odcinka V2 tętnicy pomocne może być także badanie Dopplerem Mocy.

Przyjmuje się, że prawidłowa prędkość skurczowa w tętnicy kręgowej wynosi od 30 do 60 cm/s, natomiast rozkurczowa 9 do 25 cm/s.

Spotykany czasem kręty przebieg tętnic kręgowych najczęściej nie powoduje istotnych zaburzeń przepływu dogłowowego.

Najczęstsze patologie tętnic kręgowych to zmiany miażdżycowe (często spotykane w miejscu odejścia naczynia od tętnicy podobojczykowej) oraz ucisk kostny spowodowany przez zmiany zwyrodnieniowo-wytwórcze kręgosłupa, jak na przykład osteofity penetrujące do światła otworów wyrostków poprzecznych przy zmianie pozycji głowy (skręt, odchylenie). W celu potwierdzenia występowania zjawiska ucisku kostnego można przeprowadzić badanie przepływu krwi przy zmianach ułożenia głowy. Poprawne wykonanie takiego testu wymaga dużego doświadczenia i nie jest łatwe technicznie, szczegóły omawiają podręczniki ultrasonografii naczyń.

PRZEZCZASZKOWA ULTRASONOGRAFIA DOPPLEROWSKA

Do badań tętnic wewnątrzczaszkowych stosuje się sondy przeczaszkowe o niskiej częstotliwości 2–2,5 MHz.

W praktyce klinicznej wykorzystuje się aparaty do konwencjonalnej ultrasonografii dopplerowskiej, pozwalające tylko uzyskać zapis spektrum przepływu krwi, oraz aparaty pozwalające na badanie typu Duplex, umożliwiające także obrazowanie przepływu krwi w kolorze.

Konwencjonalna metoda dopplerowska

W konwencjonalnej metodzie dopplerowskiej badane naczynie identyfikuje się na podstawie głębokości próbkowania, tzn. odległości czoła sondy od miejsca, z którego uzyskuje się pomiar spektrum przepływu, kąta insonacji, kierunku przepływu krwi, a także lokalizacji miejsca pomiaru w stosunku do rozwidlenia tętnicy szyjnej wewnętrznej.

Jako że znaczna część fal ultradźwiękowych (do 80%) rozpraszana jest i pochłaniana przez kości pokrywy czaszki, badanie przeprowadzamy przez tzw. okna kostne, czyli miejsca, gdzie kości są cieńsze, lub przez naturalne otwory w jamie czaszki. Badania przezczaszkowe można wykonać przez:
■ okno skroniowe (przednie, środkowe i tylne), z tego dostępu można ocenić końcowy odcinek i rozwidlenie tętnicy szyjnej wewnętrznej, tętnicę środkową, przednią i tylną mózgu oraz tętnice łączące,
■ oczodół, co pozwala ocenić przepływ przez tętnicę oczną oraz trzy segmenty syfonu tętnicy szyjnej wewnętrznej,
■ okno potyliczne czyli otwór wielki kości potylicznej – z tego dostępu można ocenić odcinek V4 tętnic kręgowych oraz tętnicę podstawną.

Przezczaszkowa ultrasonografia dopplerowska z obrazowaniem przepływu w kolorze (metoda Duplex)

Metoda ta istotnie różni się od obrazowania konwencjonalną metodą dopplerowską, gdyż umożliwia wizualizację przepływu krwi w obrębie koła tętniczego w kolorze (zob. ryc. 4.17a na www.neurologia.pzwl.pl). Pozwala ona także na dwuwymiarowe (B-modalne) czarno-białe obrazowanie niektórych struktur wewnątrzczaszkowych, jak np. górna krawędź piramidy kości skroniowej, zbiorniki podstawy, zatoki prosta i strzałkowa, komory boczne i komora IV.

Istotą badania jest uzyskanie obrazu spektrum przepływu i interpretacja parametrów krzywej spektralnej (najistotniejsze parametry zostały wymienione powyżej przy omawianiu badania przepływu w tętnicach szyjnych).

Badanie to pozwala na:
■ określenie zwężenia tętnic wewnątrzczaszkowych, które charakteryzuje się istotnym przyspieszeniem prędkości przepływu w miejscu zwężenia, turbulentnym charakterem przepływu w miejscu zwężenia i tuż za zwężeniem oraz zwolnieniem prędkości przepływu dystalnie od zwężenia;
■ określenie wydolności krążeń obocznych (przydatne są tutaj testy uciskowe),
■ dodatkowo niedawno doniesiono o stwierdzeniu zwiększenia efektywności leczenia trombolitycznego (przy użyciu rtPA) przez oddziaływanie impulsowej wiązki ultradźwięków na zmiany zakrzepowe w zwężonych naczyniach;
■ rozpoznawanie i monitorowanie leczenia skurczu naczyniowego w przypadkach krwotoków podpajęczynówkowych;
■ badanie reaktywności naczyń śródczaszkowych – wykorzystuje się tutaj zmiany parametrów przepływu krwi w zależności od zmiany prężności gazów oddechowych (O_2, CO_2);
■ monitorowanie mikrozatorowości mózgowej, w przypadku zmian miażdżycowych w tętnicach szyjnych lub zatorowości sercowopochodnej;
■ monitorowanie przepływu mózgowego podczas zabiegów chirurgicznych na tętnicach szyjnych;
■ wstępne rozpoznawanie wewnątrzczaszkowych malformacji naczyniowych (w tych przypadkach konieczne są dalsze badania naczyniowe, np. DSA).

Piśmiennictwo uzupełniające:

Małek G. (red.): *Ultrasonografia dopplerowska. Zastosowania kliniczne*, t. 1. Medipage, Warszawa 2003.

Krzanowski M., Plichta A.: *Atlas ultrasonografii naczyń*. Wydawnictwo Medycyna Praktyczna, Kraków 2000.

Kaźmierski R. (red.): *Podręcznik diagnostyki ultrasonograficznej w neurologii*. Wydawnictwo Czelej, Lublin 2011.

Krejza J.: *Przezczaszkowa ultrasonografia dopplerowska*. W: *Neuroradiologia* (red. J. Walecki). Upowszechnianie Nauki – Oświata, Warszawa 2000, 63–80.

Touboul P.-J., Hennerici M.G., Meairs S. i wsp.: *Mannheim Intima-Media Thickness Consensus*. Cerebrovasc Dis., 2004; 18: 346–349.

Grant E.G., Benson C.B., Moneta G.L. i wsp.: *Carotid artery stenosis: gray-scale and Doppler US diagnosis – Society of Radiologists in Ultrasound Consensus Conference*. Radiology, 2003; 229: 340–346.

TECHNIKI NEUROOBRAZOWE W DIAGNOSTYCE NEUROLOGICZNEJ

Mikołaj Pawlak

Obrazowanie tomograficzne na przestrzeni ostatnich trzydziestu lat stało się niezbywalnym elementem diagnostyki neurologicznej. W niektórych chorobach, takich jak udar niedokrwienny mózgu czy stwardnienie rozsiane, badanie tomograficzne stanowi podstawę rozpoznania, oceny postępu choroby oraz wyboru metody leczenia. Stąd znajomość techniki obrazowania stała się kluczowa dla każdego adepta nauk o mózgu, jego funkcjonowaniu i chorobach.

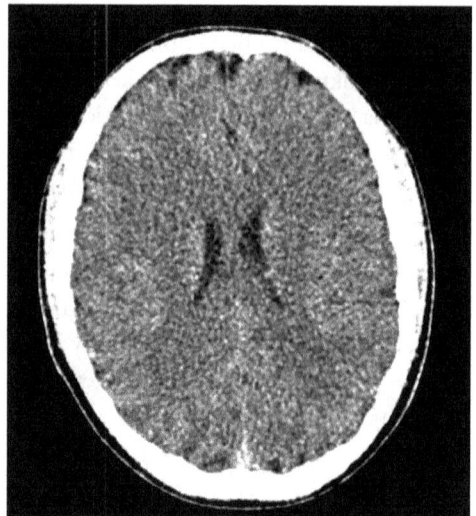

Rycina 4.18.
Prawidłowy obraz TK głowy.

Techniki tomograficzne to: tomografia komputerowa (TK) (Computed Tomography – CT), tomografia rezonansu magnetycznego – MR (Magnetic Resonance Imaging – MRI), pozytonowa tomografia emisyjna (Positron Emission Tomography – PET) oraz tomografia emisyjna pojedynczego fotonu (Single-photon Emission Computed Tomography – SPECT).

Tomografia komputerowa to technika najpowszechniej stosowana i dostępna ze względu na relatywnie niską cenę i uniwersalne zastosowanie (ryc. 4.18).

Technika ta jest powszechnie wykorzystywana w przypadku urazów głowy, gdzie jej wykorzystanie definiują wytyczne międzynarodowych towarzystw neurologicznych.

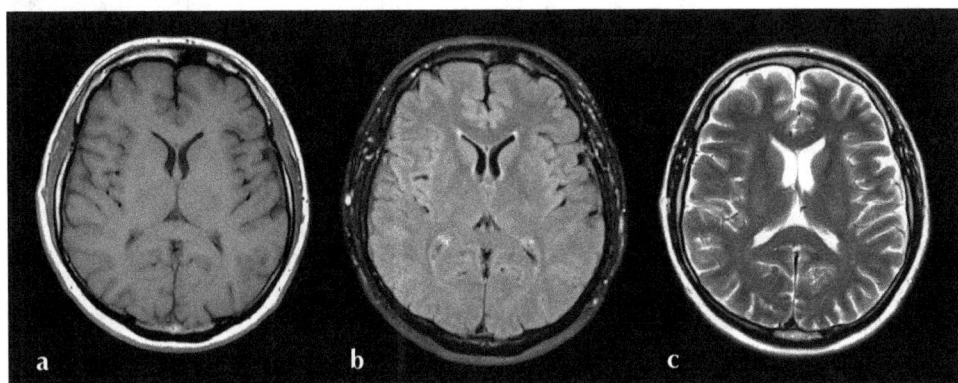

Rycina 4.19.
Prawidłowy obraz MRI głowy (sekwencja FLAIR); **a** – obraz T_1-zależny, **b** – sekwencja FLAIR, **c** – sekwencja T_2.

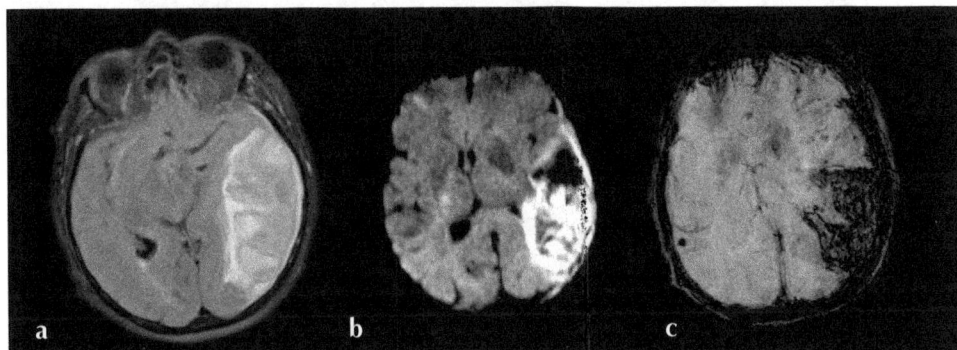

Rycina 4.20.
Krwotok śródmózgowy w badaniu MRI; **a** – sekwencja FLAIR, **b** – sekwencja DWI, **c** – sekwencja SWI (susceptibility weighted imaging – obrazowanie podatności magnetycznej).

Podobnie szybka i powszechnie dostępna diagnostyka udaru mózgu wymaga wykonania badania TK w celu potwierdzenia krwawienia śródmózgowego i rozpoznania udaru krwotocznego.

Tomografia komputerowa jest szczególnie przydatna do monitorowania dynamiki krwawienia śródmózgowego, co jest konieczne do oceny zmian objętości krwawienia śródmózgowego.

OBRAZ KRWAWIENIA W TK

Udar niedokrwienny mózgu w fazie ostrej, tj. do 4,5 godziny od wystąpienia objawów klinicznych, jest zwykle niewidoczny w badaniu TK, natomiast po kilku minutach od wystąpienia objawów widoczny jest w sekwencji dyfuzyjnej (Diffusion Weighted Imaging – DWI), gdzie widać obszar głębokiego niedokrwienia. Obszar zaburzeń perfuzji zagrożony krytycznym niedokrwie-

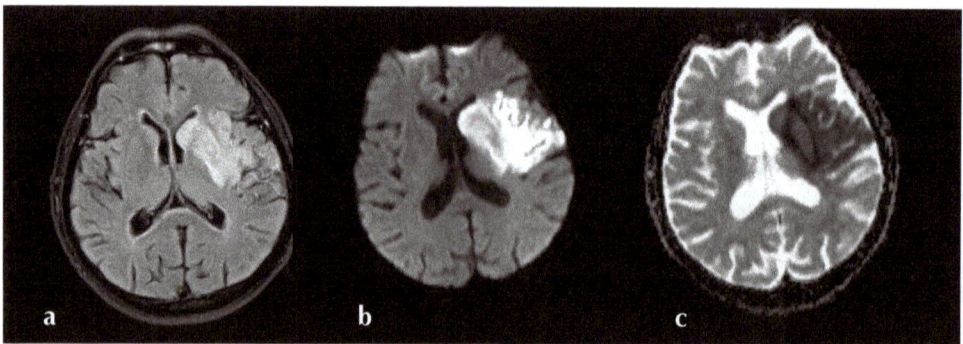

Rycina 4.21.

Udar niedokrwienny w MRI po sześciu godzinach od wystąpienia; **a** – sekwencja FLAIR, **b** – sekwencja dyfuzyjna (DWI), **c** – obraz ADC (apparent diffusion coefficient).

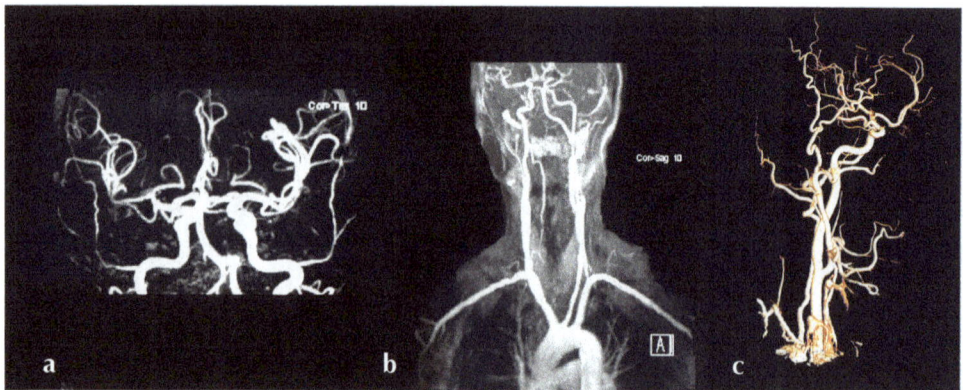

Rycina 4.22.

Rekonstrukcja naczyń doprowadzających krew do mózgu; **a** – angiografia MRA naczyń mózgowych, **b** – angiografia MRA naczyń szyjnych, **c** – angiografia naczyń szyjnych w tomografii komputerowej.

niem uwidacznia się w dynamicznej sekwencji perfuzyjnej podczas podania gadolinowego środka kontrastowego (ryc. 4.23).

Tomografia rezonansu magnetycznego w udarze niedokrwiennym mózgu pozwala na szybką ocenę lokalizacji i rozległości zmian niedokrwiennych już kilkanaście minut po wystąpieniu objawów niedokrwienia mózgu. Jest to kluczowe posunięcie diagnostyczne w precyzyjnej diagnostyce i kwalifikacji do leczenia trombolitycznego w udarze niedokrwiennym mózgu (ryc. 4.21).

OBRAZOWANIE NACZYŃ SZYJNYCH I MÓZGOWYCH

Od czasu wprowadzenia inwazyjnej angiografii naczyń mózgowych w pierwszej połowie XX wieku wizualizacja naczyń mózgowych stała się standardową procedurą w ocenie różnorodnych zmian naczyniowych i stanów patologicznych naczyń: tętniaków, naczyniaków, malformacji tętniczo--żylnych i skrzeplin w naczyniach wewnątrz-

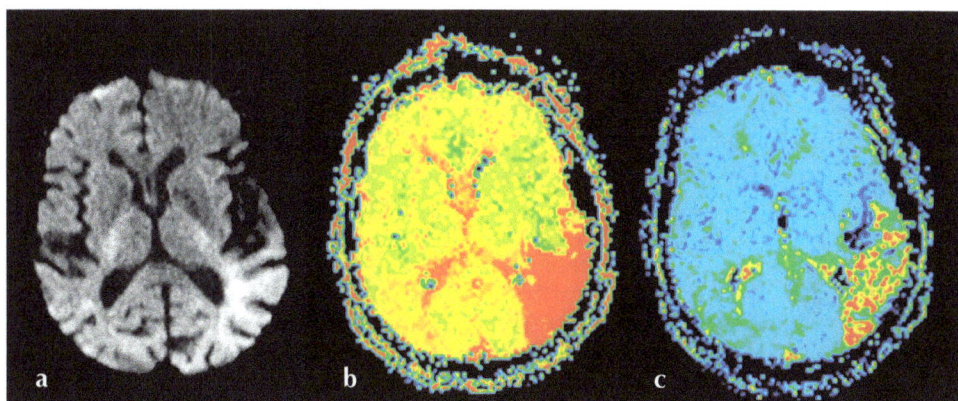

Rycina 4.23.
Udar niedokrwienny mózgu – obrazowanie perfuzji (dynamic susceptibility contrast); **a** – sekwencja dyfuzyjna (DWI), **b** – mapa time-to-peak (TTP), **c** – mapa mean transit time (MTT – średni czas przepływu).

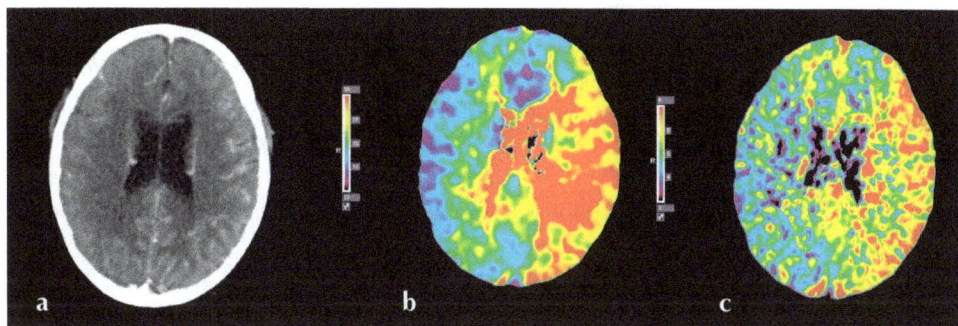

Rycina 4.24.
Udar niedokrwienny mózgu – perfuzja w tomografii komputerowej; **a** – surowy obraz po dożylnym podaniu środka kontrastowego, **b** – mapa time-to-peak (TTP), **c** – mapa średniego czasu przepływu (MTT).

czaszkowych. Obecnie dostępne techniki tomograficzne pozwalają na wizualizacje naczyń mózgowych oraz ocenę perfuzji tkankowej bez konieczności wprowadzania cewnika do tętnic wewnątrzczaszkowych.

W badaniu TK dynamiczne dożylne wstrzyknięcie środka kontrastowego pozwala na wizualizację nawet niewielkich naczyń krwionośnych. Technika ta to angiografia-TK (angio-TK) (ryc. 4.22). Metoda pozwala w niektórych przypadkach zastąpić inwazyjne badanie diagnostyczne w klasycznej angiografii naczyń mózgowych. Otrzymanie wartościowego wyniku wymaga szybkiego uzyskania obrazu, pozwalającego na ocenę całego zakresu naczyń mózgowych w czasie przepływu podawanej objętości środka kontrastowego. Ograniczenie tej techniki stanowi konieczność podawania względnie dużej dawki nefrotoksycznego środka kontrastowego. Jednak wysoka jakość pozyskiwanych obrazów pozwala często uniknąć stosowania inwazyjnych metod diagnostycznych, takich jak subtrakcyjna angiografia cyfrowa (Digital Subtraction Angiography – DSA), która jest optymalnym rozwiązaniem przy wewnątrznaczyniowych procedurach inwazyjnych, takich jak wszczepianie stentów, implantacja spirali do tętniaka oraz ewakuacja skrzeplin wewnątrznaczyniowych. (Patrz strona internetowa: www.neurologia.pzwl.pl).

Badaniem alternatywnym do angiografii w tomografii komputerowej jest angiografia w oparciu o MR, pozwalająca na wizualizacje naczyń szyjnych i mózgowych zarówno ze środkiem kontrastowym, jak i bez podania środka kontrastowego. Technika time-of-flight umożliwia nieinwazyjną identyfikację naczyń, gdzie krew przemieszcza się prostopadle do płaszczyzny obrazowania.

OBRAZOWANIE PERFUZJI TKANKOWEJ

Badanie TK umożliwia również ocenę perfuzji w mózgu. Wynik informuje o średnim czasie przepływu środka kontrastowego przez naczynia (Mean Transit Time – MTT) oraz lokalnym przepływie mózgowym. Pozwala to na pośrednią ocenę stanu naczyń w badanym obszarze mózgu. Wynik badania informuje o obszarach, do których środek kontrastowy dociera z opóźnieniem; jest to przydatne w ocenie lokalizacji i rozległości obszaru niedokrwienia (ryc. 4.23).

Ocena perfuzji jest również oceniana w badaniu MR. Pozwala ona na identyfikację obszaru zaburzeń dopływu krwi do mózgu w udarze niedokrwiennym mózgu oraz oceny unaczynienia zmian rozrostowych, co może wskazywać na stopień złośliwości guza mózgu (ryc. 4.24).

OBRAZOWANIE METABOLICZNE

Dane o strukturze mózgowia są czasem niewystarczające do postawienia rozpoznania, ponieważ brakująca informacja dotyczy metabolizmu mózgowia. Ocena metabolizmu mózgowia jest oceniana za pomocą badania PET. Do tego celu wykorzystywane są znaczniki radioaktywne emitujące pozytrony, których anihilacja jest źródłem fotonów o energii wykrywanej przez skaner PET. Najczęściej wykorzystywanym znacznikiem jest fluorodeoksyglukoza (FDG), będąca markerem metabolizmu glukozy

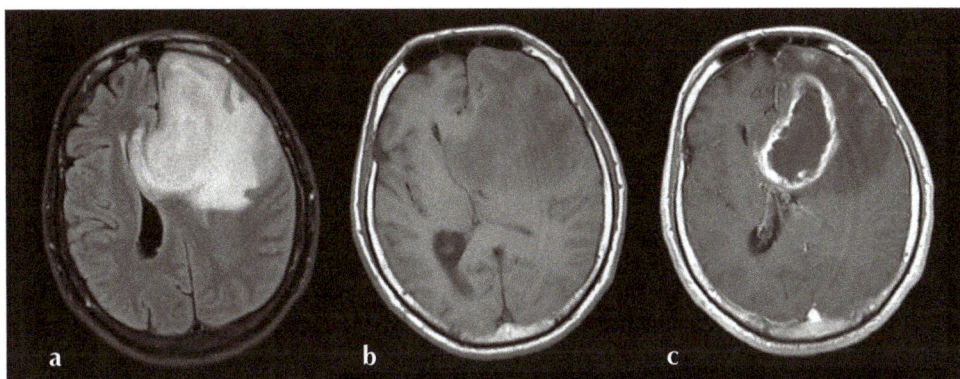

Rycina 4.25.

Tomografia rezonansu magnetycznego z kontrastem gadolinowym u pacjenta z guzem astrocytoma III stopnia złośliwości; **a** – sekwencja FLAIR, **b** – sekwencja T_1-zależna, **c** – sekwencja T_1-zależna po podaniu kontrastu gadolinowego.

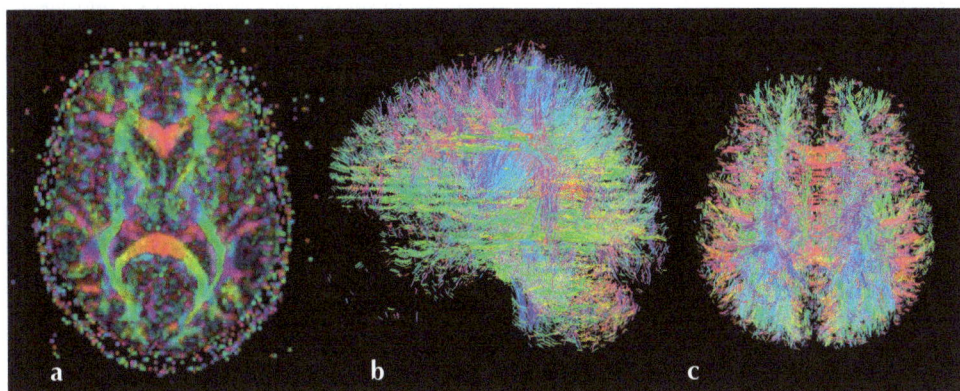

Rycina 4.26.

Zaawansowane techniki obrazowania mózgu – obrazowanie tensora dyfuzji (DTI – diffusion tensor imaging); **a** – mapa kierunku szlaków i anizotropii frakcyjnej: kolor czerwony wizualizuje szlaki w kierunku prawo-lewo, niebieski – góra-dół, zielony – przód-tył; **b** – przestrzenna wizualizacja szlaków istotny białej za pomocą traktografii deterministycznej rzut z boku; **c** – przestrzenna wizualizacja szlaków istotny białej za pomocą traktografii deterministycznej – rzut z góry.

w mózgu. Rzadziej stosowane są inne znaczniki, takie jak fluoroetylotyrozyna (FET) w celu identyfikacji cech wznowy po resekcji guzów astrocytarnych mózgu. (Patrz strona internetowa: www.neurologia.pzwl.pl).

ZASTOSOWANIE ŚRODKÓW KONTRASTOWYCH

Identyfikacja obszarów mózgowia, gdzie następuje uszkodzenie bariery krew–mózg stanowi kluczowy element diagnostyki różnicowej w chorobach zapalnych i rozrostowych mózgu. Do tego celu wykorzystywane są środki kontrastowe, które w prawidłowych warunkach nie przenikają bariery krew–mózg, natomiast w obszarze uszkodzonym przechodzą przez ścianę naczynia i modyfikują sygnał pochodzący z tkanek mózgowia. W przypadku TK środki kontrastowe ograniczają przenikalność promieni X, natomiast w przypadku MR są to związki zawierające gadolin – pierwiastek ziem rzadkich w formie chelatu, który zmienia właściwości magnetyczne obszaru mózgu, gdzie się znajduje (ryc. 4.25).

ZAAWANSOWANE TECHNIKI OBRAZOWANIA STRUKTURALNEGO I CZYNNOŚCIOWEGO MÓZGU

Na przestrzeni ostatnich dwóch dekad postęp w dziedzinie obrazowania mózgu zaowocował wieloma technikami obrazowania, które pozwalają na bardzo szczegółowe zrozumienie struktury istoty białej oraz czynnościowej specjalizacji kory mózgowej. Najważniejsze są metody obrazowania tensora dyfuzji (Diffusion Tensor Imaging – DTI) (ryc. 4.26) do oceny szlaków istoty białej oraz BOLD fMRI (Blood Oxygenation Level Dependent), które umożliwia lokalizację struktur korowych o zmienionej podatności magnetycznej, wskutek procentowego wzrostu stężenia nieutlenowanej hemoglobiny wynikającego z lokalnego wzrostu metabolizmu. Obie te techniki są stosowane w sytuacjach, w których precyzyjna informacja lokalizacyjna może wpływać na diagnozę i wyniki leczenia. Przykładowo wykorzystywane są one do planowania zabiegów neurochirurgicznych w celu zachowania obszarów zaangażowanych w kluczowe funkcje poznawcze.

Fizyczne podstawy obrazowania mózgu

Obrazy powstające w wyniku badania składają się z najmniejszych elementów dwuwymiarowego obrazu – **pikseli**. Ich wielkość zależy od ustawienia rozdzielczości aparatu oraz rozmiaru badanej struktury. Uwidocznienie przestrzeni, w której znajduje się przedmiot badania, wymaga uwzględnienia trzeciego wymiaru, a zatem najmniejszy element obrazu w TK i MR ma trzy wymiary i nazywany jest **wokselem**.

Kiedy używamy pojęcia tomografia pochodzącego od greckich slow tomos ($\tau o \mu o \sigma$) – przekrajać i graphos ($\gamma \rho \alpha \pi \eta$) – rysować, odnosimy je do metody akwizycji danych obrazowych. Istnieją różne metody uzyskiwania obrazów przekrojów mózgu. Najczęściej stosowana metoda to TK oparta na rekonstrukcjach obrazów pochodzących z detektora promieni X z lampy obracającej się wokół pacjenta spoczywającego nieruchomo wewnątrz pierścienia stanowiącego tor obrotu lampy.

Technika uzyskiwania obrazu w TK oparta jest na obliczeniu stopnia pochłaniania promieni X przez badany obiekt. Na podstawie około 800 000 wartości uzyskiwanych w czasie obrotu lampy obliczana jest wartość pochłaniania promieni X dla każdego punktu znajdującego się w płaszczyźnie badanej warstwy. Intensywność poszczególnych wokseli jest wyrażana w jednostkach Hounsfielda (Hounsfield Unit – HU), które obliczane są na podstawie kalibracji sygnału z wody (O HU) i powietrza (–1000 HU).

Więcej materiału ilustracyjnego na stronie internetowej: www.neurologia.pzwl.pl

Piśmiennictwo uzupełniające

Bitar R., Leung G., Perng R., Tadros S. i wsp.: *MR pulse sequences: what every radiologist wants to know but is afraid to ask.* Radiographics., 2006; 26: 513–537.

Postma A.A., Hofman P.A., Stadler A.A., van Oostenbrugge R.J. i wsp.: *Dual-energy CT of the brain and intracranial vessels.* AJR Am. J. Roentgenol., 2012; 199 (5 supl.): 26–33.

ROZDZIAŁ 5

WIELISŁAW PAPIERZ ▪ PAWEŁ P. LIBERSKI

WPROWADZENIE DO NEUROPATOLOGII

Neuropatologia jest dziedziną medycyny, która zajmuje się diagnostyką zmian patologicznych w ośrodkowym i obwodowym układzie nerwowym oraz w mięśniach szkieletowych. Diagnostyka neuropatologiczna obejmuje badania przyżyciowe (biopsyjne) oraz badania pośmiertne (sekcyjne).

BADANIE POŚMIERTNE MÓZGOWIA I RDZENIA KRĘGOWEGO (TECHNIKA SEKCJI STOSOWANA W NEUROPATOLOGII)

Mózgowie i rdzeń kręgowy wydobyte ze zwłok utrwalone zostają w 10% buforowanym roztworze formaliny. Tkanki w procesie utrwalania stają się spoiste, a to ułatwia makroskopową ocenę topografii zmian patologicznych podczas autopsji.

W trakcie makroskopowych oględzin mózgowia i rdzenia kręgowego w pierwszej kolejności oceniane są nieprawidłowości widoczne na powierzchni zewnętrznej (ryc. 5.1. a).

Następnie od mózgu odcięty zostaje pień wraz z móżdżkiem (ryc. 5.1. b).

Po ułożeniu półkul mózgu powierzchnią podstawną ku górze wykonuje się ich przekroje. Cięcia, w płaszczyźnie czołowej, prowadzone są przez następujące punkty orientacyjne: opuszki węchowe; w połowie pasm węchowych; trójkąty węchowe; skrzyżowanie nerwów wzrokowych (ryc. 5.1. c); ciała

suteczkowate; krawędź dolną istoty czarnej oraz płat spoidła wielkiego, a następnie najpierw w $1/3$, a potem w połowie pozostałej części półkul (płatów potylicznych).

Później oddziela się móżdżek od pnia mózgu, prowadząc cięcie przez robak i konary (cięcie w kształcie odwróconej litery Y). Pień pocięty zostaje w poprzeczne plastry szerokości około 5 mm (podobnie postępuje się z rdzeniem kręgowym). Przekroje półkul móżdżku wykonuje się w taki sposób, aby ukazać ich największą powierzchnię poprzeczną.

Ze zmian patologicznych stwierdzonych podczas oględzin makroskopowych pobierane są wycinki do badań mikroskopowych.

W przypadkach, w których makroskopowo nie stwierdza się zmian, lekarz wykonujący autopsję zobowiązany jest do pobrania licznych wycinków. Umożliwią one ocenę mikroskopową wszystkich struktur istoty szarej, a także ocenę istoty białej ośrodkowego układu nerwowego (o.u.n.). Wycinki takie określa się mianem **wycinków standardowych**, pobierane są bowiem zawsze z tych samych okolic mózgowia i rdzenia kręgowego.

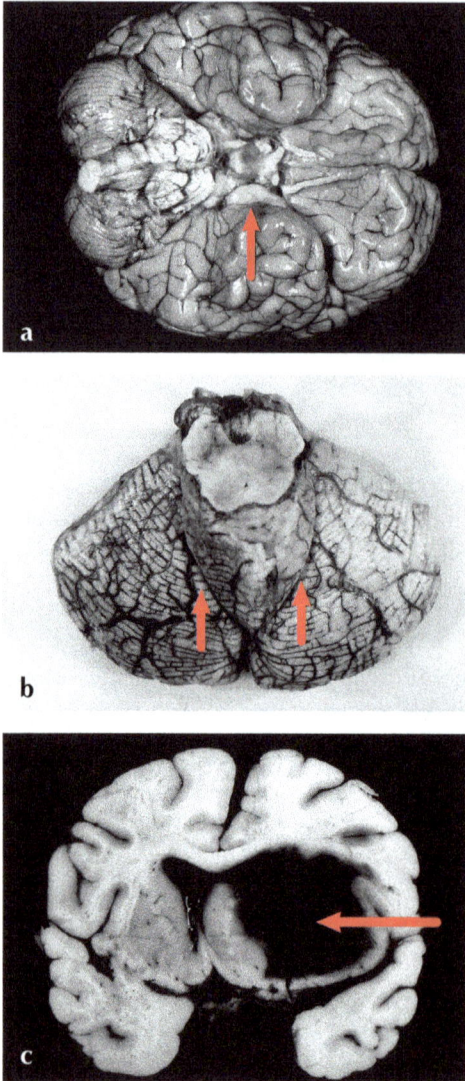

Rycina 5.1.

Makroskopowy obraz mózgowia. **a** – podstawna powierzchnia mózgowia. Strzałka wskazuje bruzdę po wgłobieniu podnamiotowym haka zakrętu hipokampa w następstwie obrzęku półkuli mózgu; **b** – pień mózgu wraz z móżdżkiem. Strzałkami oznaczono bruzdy po nadnamiotowym wgłobieniu robaka móżdżku (przypadek nowotworu – rdzeniaka, zajmującego część robaka i IV komory); **c** – przekrój półkul mózgu na wysokości skrzyżowania nerwów wzrokowych. W prawej półkuli widoczne jest rozległe ognisko krwotoczne (strzałka).

Standard wycinków obejmuje:

■ korę i istotę białą płata czołowego (wycinek w kształcie trójkąta pobierany z przekroju poprowadzonego w połowie długości pasm węchowych),

■ korę i istotę białą płata ciemieniowego wraz ze spoidłem wielkim (wycinek w kształcie prostokąta pobierany z przekroju przez ciała suteczkowate),

■ jądra podstawy i korę wyspy (wycinek pobierany z przekroju przez ciała suteczkowate),

■ korę i istotę białą płata skroniowego wraz z rogiem Ammona (wycinek z przekroju przez dolną krawędź istoty czarnej),

■ jądra podwzgórza (wycinek pobierany z przekroju przez dolną krawędź istoty czarnej),

■ korę i istotę białą płata potylicznego wraz z rogiem komory bocznej (wycinek z przedostatniego przekroju przez półkule mózgu),

■ poprzeczny przekrój śródmózgowia z istotą czarną,

■ poprzeczny przekrój mostu z miejscem sinawym,

■ poprzeczny przekrój rdzenia przedłużonego z oliwką,

■ robak móżdżku,

■ przekrój poprzeczny półkuli móżdżku z jądrami móżdżku.

Z rdzenia kręgowego pobierane są wycinki poprzecznych przekrojów z odcinka szyjnego, piersiowego, lędźwiowego i stożka końcowego.

WYBRANE TECHNIKI NEUROPATOLOGICZNE

Podstawową techniką barwienia preparatów histopatologicznych stosowaną w neuropatologii (podobnie zresztą jak w innych dziedzinach patomorfologii) jest barwienie hematoksyliną i eozyną (H & E; ryc. 5.2). Barwienie to umożliwia uwidocznienie wszystkich podstawowych elementów strukturalnych o.u.n. – neuronów, astrocytów, komórek gleju skąpowypustkowego i ependymy, a także zmian zapalnych, ognisk martwicy itp. W wielu wypadkach barwienie H & E jest wystarczające do postawienia rozpoznania (ryc. 5.3).

Dla uwidocznienia osłonek mielinowych oraz komórek nerwowych stosuje się barwienie metodą Klüvera–Barrery. Barwienie to umożliwia m.in. ujawnienie ognisk demielinizacji (ryc. 5.4).

Istotnym elementem obrazu neuropatologicznego wielu chorób jest odczynowy rozrost i przerost gleju gwiaździstego, określany mianem glejozy. Klasycznie, w celu uwidocznienia reaktywnych astrocytów, używano impregnacji solami metali ciężkich

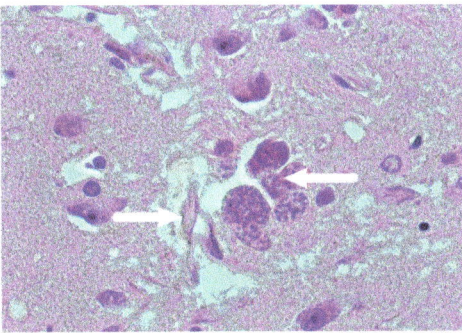

Rycina 5.2.
Fragment mózgu z przypadku toksoplazmozy w przebiegu AIDS. Barwienie H & E. Strzałkami oznaczono trofozoidy pierwotniaka.

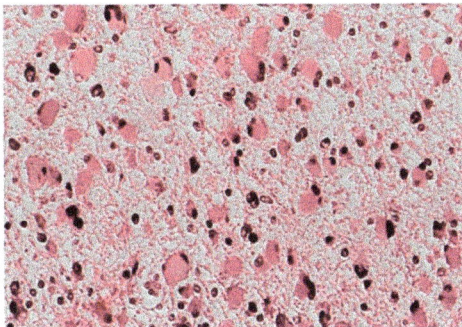

Rycina 5.3.
Wycinek z nowotworu mózgu zabarwiony H & E. Widoczne są nowotworowe astrocyty o obfitej cytoplazmie, co umożliwia ustalenie rozpoznania gwiaździaka gemistocytarnego.

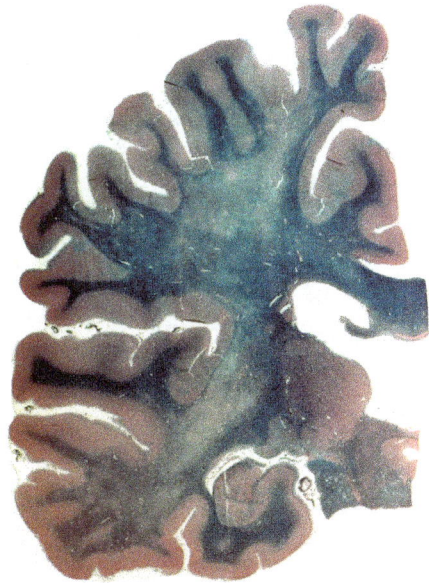

Rycina 5.4.
Przekrój poprzeczny mózgu z przypadku leukoencefalopatii postępującej wieloogniskowej (PML) zabarwiony metodą Klüvera–Barrery. Widoczne są liczne ogniska demielinizacji.

(impregnacja z wykorzystaniem metody Holzera i metody Cajala) (ryc. 5.5). Metody te zastąpiono z powodzeniem barwieniami immunohistochemicznymi z użyciem przeciwciał poli- i monoklonalnych.

W rutynowej diagnostyce neuropatologicznej znaczenie ma wykrywanie kilkunastu antygenów. Do najważniejszych z nich należy kwaśne włókienkowe białko gleju (glial fibrillary acidic protein – GFAP),

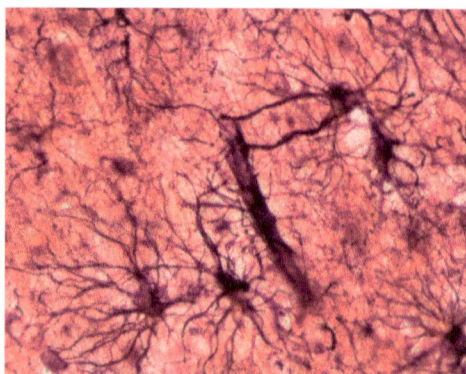

Rycina 5.5.
Wycinek z mózgu chorego na chorobę Creutzfeldta-
-Jakoba. Impregnacja solami złota wg metody Cajala ujawnia liczne przerosłe astrocyty.

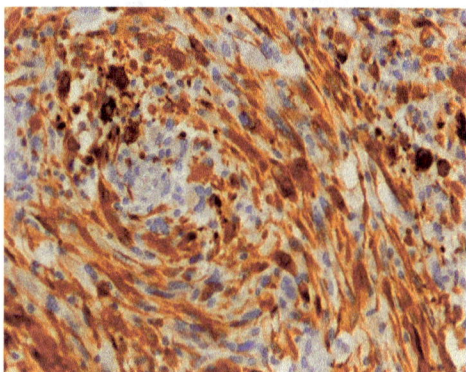

Rycina 5.6.
Immunoreakcja z przeciwciałem przeciw GFAP w gwiaździaku. Produkt reakcji widoczny jest w cytoplazmie nowotworowych astrocytów.

umożliwiające np. definitywne potwierdzenie astrocytarnej natury komórek (ryc. 5.6). Spośród pozostałych wymienić należy: przeciwciało skierowane przeciwko synaptofizynie (ryc. 5.7) (wykrywa komórki o różnicowaniu neuronalnym); przeciw CD-68 (marker makrofagów i komórek mikrogleju), przeciw LCA (wspólny antygen leukocytów – leucocyte common antygen), co umożliwia detekcję komórek układu chłonnego; przeciw białku S-100 i nabłonkowemu antygenowi błonowemu (epithelial membrane antygen – EMA), które są pomocne w diagnostyce różnicowej nowotworów osłonek nerwów i nowotworów opon.

Immunohistochemia odgrywa istotną rolę w ustalaniu molekularnej natury białek amyloidów, np. białka prionu (PrP) (ryc. 5.8), peptydu Aβ, będącego częścią składową blaszek neurytycznych w chorobie Alzheimera (ryc. 5.9); MAP-τ, tworzącego zwyrodnienie włókienkowe Alzheimera (neurofibrillary tangles – NFT) i ciała Picka; synukleiny (w ciałach Lewy'ego i neurytach Lewy'ego); gelsoliny; peptydu Abri (w rodzinnym otępieniu brytyjskim) i wielu innych.

W badaniach mięśni i nerwów ważną rolę odgrywa mikroskopia elektronowa (ryc. 5.10, 5.11). Ma ona także zastosowanie w diagnostyce ciał wtrętowych, np. ciał Picka lub ciał Lewy'ego, oraz w diagnostyce zapaleń wirusowych.

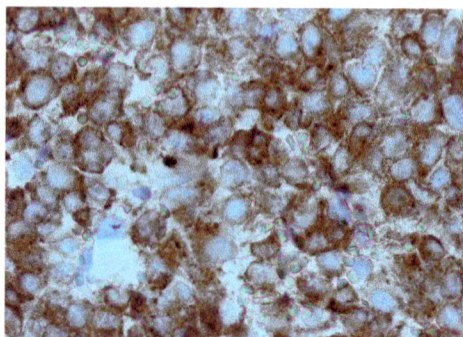

Rycina 5.7.
Wycinek biopsyjny z wewnątrzkomorowo położonego nowotworu (*neurocytoma centrale*). Komórki nowotworu wykazują immunoekspresję synaptofizyny. Nowotwór ten był rozpoznawany w przeszłości jako wewnątrzkomorowy skąpodrzewiak. Badania immunohistochemiczne oraz mikroskopowo-elektronowe ustaliły jego prawdziwą neuronalną histogenezę.

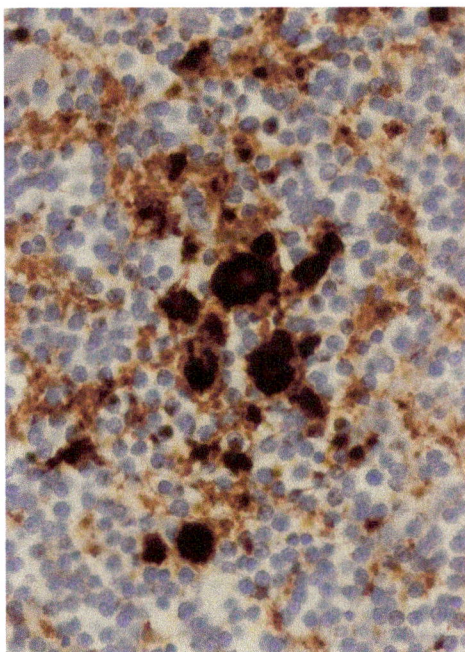

Rycina 5.10.
Przekrój poprzeczny nerwu poprzez węzeł Ranviera w badaniu mikroskopowo-elektronowym. W centrum widoczny jest akson zawierający mikrotubule (na przekroju poprzecznym uwidoczniają się jako małe kółka).

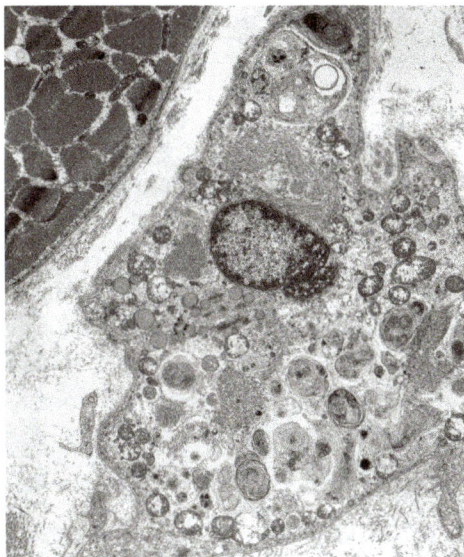

Rycina 5.8.
Fragment móżdżku z przypadku kuru u osobnika z plemienia Fore. Badanie immunohistochemiczne z zastosowaniem przeciwciała przeciw PrP ukazuje blaszki amyloidowe.

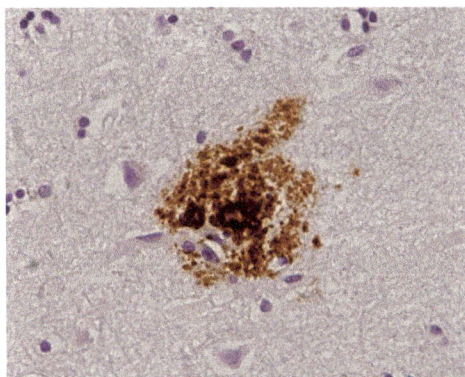

Rycina 5.9.
Wycinek sekcyjny kory mózgu chorego na chorobę Alzheimera z blaszką neurytyczną uwidocznioną za pomocą przeciwciała anty-Aβ.

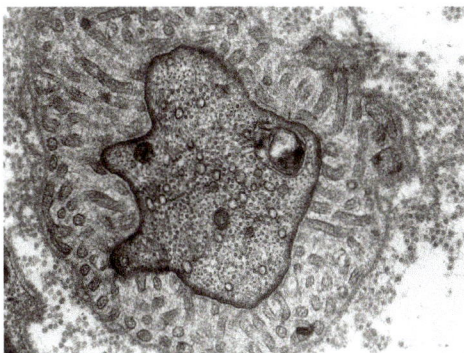

Rycina 5.11.
Obraz mikroskopowo-elektronowy mięśnia z przypadku wtrętowego zapalenia mięśni – widać liczne wakuole autofagiczne.

WYBRANE KATEGORIE ZMIAN NEUROPATOLOGICZNYCH

Zwyrodnienie Wallera (anterograde–Wallerian degeneration) – nazwa pochodzi od nazwiska badacza A. Wallera, który opisał zmiany zachodzące w nerwach podjęzykowym i językowo-gardłowym żaby po ich aksotomii. Dystalny odcinek przeciętego aksonu wyrodnieje, natomiast odcinek proksymalny, połączony z ciałem komórki przeżywa, co wiąże się z transportem niezbędnych substancji troficznych z ciała komórki do aksonu. Już po kilku dniach w mikroskopie świetlnym widać zmiany pod postacią fragmentacji aksonu i tworzenia się wrzecionowatych srebrochłonnych owoidów. W mikroskopie elektronowym fragmenty te odpowiadają rozdętym częściom aksonu wypełnionym lizosomalnymi ciałami elektronowo-gęstymi i masami neurofilamentów. W następnej fazie zwyrodnienia organella subkomórkowe podlegają dysolucji i są zastępowane masami amorficznego elektronogęstego materiału.

Centralna chromatoliza neuronów – jest to zmiana częsta, bardzo charakterystyczna np. dla wczesnej fazy zapalenia rogów przednich rdzenia kręgowego w wyniku infekcji wirusami *picorna*. Następuje obrzmienie ciała komórki oraz dyspersja substancji Nissla i peryferyjne przesunięcie jądra komórkowego.

Inne postacie zwyrodnienia neuronów – z innych postaci zwyrodnienia neuronów należy wymienić **obkurczenie się neuronu** typowe dla chorób zwyrodnieniowych, np. zaniku wieloukładowego, choroby Friedreicha lub choroby Huntingtona, oraz

obrzmienie aksonu, w którym wskutek zaburzeń transportu aksonalnego obserwuje się gromadzenie mas neurofilamentów oraz organelli komórkowych. Takie rozdęcie aksonu komórek Purkinjego nosi w neuropatologii nazwę „torped".

Przerost i rozrost astrogleju o charakterze odczynowym (reaktywnym) nazywany *glejozą* (gliosis) – jest on nieswoistą reakcją gleju gwiaździstego, napotykaną w wielu (praktycznie we wszystkich) chorobach o.u.n. Glejoza ujawnić się może zarówno w istocie szarej, jak i w istocie białej, ogniskowo albo w sposób rozlany, zależnie od przyczyny i rozległości uszkodzenia o.u.n. Można ją porównać do rozplemu fibroblastów i włókien kolagenowych (zwłóknienia), będącego wyrazem odczynu naprawczego w innych tkankach oraz narządach organizmu człowieka.

Komórki Alzheimera typu I i **typu II** – komórki te są postaciami zwyrodniałych komórek astrogleju, które występują w mózgowiu w przypadkach encefalopatii wątrobowej, ale także w innych stanach chorobowych. **Komórki Alzheimera typu II** widuje się najczęściej. Ujawniają się one głównie w ośrodkach istoty szarej mózgu, pnia mózgu i móżdżku. W preparatach zabarwionych hematoksyliną i eozyną przedstawiają obraz dużego, ubogochromatynowego jądra o wyraźnej błonie, niekiedy nieznacznie pofałdowanej, zawierającego jedno lub dwa jąderka. Cytoplazma komórki nie jest widoczna („nagie jądro").

Komórki Alzheimera typu I charakteryzują się obfitą, kwasochłonną cytoplazmą, ujawniającą często niewielkie ziarnistości widoczne zarówno w ciele komórki, jak i w wypustkach. Jądro jest duże, zawiera jąderko i obfituje w chromatynę.

„Dziwaczne astrocyty" – wirus JC (od nazwiska pacjenta Johna Cunninghama chorującego na postępującą leukoencefalopatię wieloogniskową), należący do grupy wirusów *polyoma*, wywołujący postępującą wieloogniskową leukoencefalopatię, chorobę demielinizacyjną, dość częstą obecnie w wyniku pandemii AIDS, wykazuje znaczne powinowactwo do komórek astro- i oligodendrogleju. Niektóre zainfekowane astrocyty przybierają postać upodabniającą je do komórek histologicznie złośliwych gwiaździaków („dziwaczne astrocyty").

Ostre obrzmienie oligodendrocytu – komórka oligodendrogleju w stanie ostrego obrzmienia jest większa od prawidłowej, co wiąże się ze wzrostem objętości cytoplazmy. W preparatach zabarwionych hematoksyliną i eozyną przedstawia się ona jako pozornie pusta przestrzeń otoczona obwódką błony komórkowej. Okrągłe i centralnie ułożone jądro staje się piknotyczne i ukazuje chromatynę skupioną w grudy, w przeciwieństwie do równomiernego jej rozłożenia w jądrze niezmienionego oligodendrocytu.

Komórki mikrogleju i makrofagi. Komórki mikrogleju biorą udział w reakcjach immunologicznych w obrębie o.u.n. i wykazują ekspresję antygenów zgodności tkankowej klasy II (MHC II).

W zależności od obrazu histologicznego komórek mikroglejowych wyróżnia się:
- mikroglej ameboidalny, obecny w tkankach płodowych i niedojrzałych,
- mikroglej rozgałęziony,
- mikroglej aktywny,
- mikroglej fagocytujący (makrofagi mózgowe).

Reakcja mikroglejowa jest nieswoista i towarzyszy praktycznie wszystkim stanom patologicznym o.u.n. Komórki mikrogleju biorą udział w stanach patologicznych bądź jako komórki żerne, bądź komórki wydzielające substancje biologicznie czynne – np. cyto- i chemokiny, wolne rodniki tlenowe, pochodne kwasu arachidonowego i wiele innych. Zgrupowania komórek mikroglejowych noszą nazwę **grudek mikroglejowych** i są charakterystyczne dla bardzo wielu wirusowych procesów zapalnych, np. zapalenia rogów przednich rdzenia kręgowego. Charakterystycznie, komórki mikroglejowe współtworzą blaszki amyloidowe niezależnie od molekularnego składu amyloidu zarówno w chorobie Alzheimera, jak i w chorobach wywołanych przez priony.

Neuronofagia – jest końcowym etapem śmierci komórki, kiedy to komórka niszczona jest przez makrofagi (ryc. 5.12). To zjawisko typowe dla infekcji wirusowych, np. infekcji wirusami *picorna* wywołującymi chorobę Heinego-Medina.

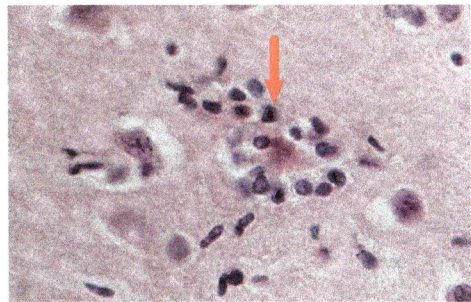

Rycina 5.12.

Wycinek rdzenia kręgowego zabarwiony H & E z przypadku zakażenia wirusem polio (choroba Heinego-Medina). Grudka mikroglejowa (strzałka) wokół obumarłego neuronu (grudka neuronofagiczna).

ROZDZIAŁ 6

TOMASZ SOBÓW

BADANIE NEUROPSYCHOLOGICZNE I JEGO ROLA W PROCESIE DIAGNOSTYCZNYM W NEUROLOGII

Neuropsychologia współcześnie rozumiana jest jako stosowana dziedzina psychologii zajmująca się badaniem relacji między mózgiem (jego strukturą i funkcjonowaniem) a zachowaniem i procesami psychicznymi, zwłaszcza poznawczymi, człowieka. Kluczowym momentem w rozwoju nowoczesnej neuropsychologii były XIX-wieczne badania wyrastające z nurtu lokalizacyjnego, zakładającego, że poszczególne funkcje są związane z danymi strukturami mózgowymi. Poszukiwanie neuroanatomicznych korelacji poszczególnych funkcji doprowadziło m.in. do odkrycia ośrodków mowy (Broki, Wernickego). Jak pokazały późniejsze badania, ani koncepcja czysto lokalizacyjna, ani będąca wobec niej w opozycji teoria ekwipotencjalności (zakładająca, że funkcje psychiczne są związane z mózgiem jako całością) nie wytrzymały próby czasu. Współczesne integracyjne koncepcje funkcjonowania mózgu, wywodzące się z badań Hughlingsa Jacksona i Aleksandra Łurii, wskazują na znaczne możliwości adaptacyjne mózgu i tylko częściową zależność dysfunkcji od miejsca uszkodzeń. Ta swoista „wymienność" funkcji ma kluczowe znaczenie dla możliwości rehabilitacji neuropsychologicznej.
Neuropsychologia dziś rozwija się w dwóch podstawowych obszarach: jako dziedzina eksperymentalna, gałąź „neuronauki", i jako dziedzina stosowana, kliniczna.
Neuropsychologia eksperymentalna analizuje funkcje psychiczne człowieka z wykorzystaniem różnorodnych technik badawczych (np. obrazowa-

nia, neurofizjologiczne, genetyczne) i, jako taka, wpisuje się w nurt tzw. badań translacyjnych.
Neuropsychologia kliniczna realizuje dwa podstawowe zadania: ocenę funkcji (diagnostyka neuropsychologiczna) i możliwość usprawniania funkcji (rehabilitacja neuropsychologiczna).
W rozdziale omówiono podstawy diagnostyki neuropsychologicznej w kontekście jej praktycznego zastosowania w neurologii klinicznej.

BADANIE NEUROPSYCHOLOGICZNE – OGÓLNE ZASADY I ZASTOSOWANIA

Badanie neuropsychologiczne jest z natury badaniem uzupełniającym i jego wyniki muszą być interpretowane w szerszym kontekście klinicznym. Uwzględniać należy nie tylko elementy czysto kliniczne (takie jak wywiad i badanie przedmiotowe), ale też wyniki innych badań laboratoryjnych. Istnieje wiele czynników dodatkowych mogących wpływać na obiektywność oceny neuropsychologicznej, takich jak wiek, poziom wykształcenia, status socjoekonomiczny czy przesłanki kulturowe. Z tego powodu kluczowe jest interpretowanie wyników testów neuropsychologicznych, a nie tylko ich przeprowadzenie i zaraportowanie.

Pamiętać należy, że badanie neuropsychologiczne to nie tylko wykonanie swoistych testów. Sam proces testowania musi być poprzedzony wstępną oceną jego potencjalnej użyteczności u danego pacjenta i w danej sytuacji klinicznej. Istotne są takie elementy jak: **możliwość utrzymania koncentracji uwagi** (częściowo determinuje czas badania, istotne np. u pacjentów depresyjnych czy z uporczywym bólem), **rozumienie instrukcji** (kluczowe są tu kompetencje językowe), **sprawność procesów zmysłowych** (wzroku, słuchu) i **ruchowych** (pisanie) oraz **motywacja chorego** (np. ograniczenie motywacji u chorych z zaburzeniami depresyjnymi czy nasiloną apatią, patologiczne motywacje u chorych mogących uzyskać w wyniku badania wtórne korzyści).

Istnieje wiele typów testów stosowanych w diagnostyce neuropsychologicznej. Można je podzielić na kilka grup:
■ (proste) testy przesiewowe służące do wstępnej, często przyłóżkowej oceny stanu pacjenta,
■ testy celowane na ocenę poszczególnych funkcji,
■ baterie testów służące do bardziej globalnej, wieloaspektowej oceny stanu pacjenta.

Badanie neuropsychologiczne znajduje w praktyce neurologicznej różne zastosowania:
■ globalna ocena funkcjonowania intelektualnego, w tym także przedchorobowego,

Proces oceny neuropsychologicznej obejmuje kilka istotnych etapów:
■ Zebranie informacji od referującego lekarza, w tym uszczegółowienie pytań, na które neuropsycholog ma w toku badania odpowiedzieć.
■ Kliniczna ocena pacjenta, ze szczególnym uwzględnieniem potencjalnych czynników zakłócających interpretację wyników badania.
■ Wywiady z innymi osobami mogącymi udzielić obiektywnych informacji o deficycie i funkcjonowaniu pacjenta, istotne zwłaszcza w przypadku osób ze znacznego stopnia zaburzeniami funkcji poznawczych lub upośledzeniem krytycyzmu.
■ Wybór testów odpowiednich do pytań badawczych oraz charakterystyki pacjenta.
■ Przeprowadzenie formalnego testowania.
■ Ocena i interpretacja wyników z wykorzystaniem norm i z uwzględnieniem indywidualnych cech pacjenta.

■ ocena poszczególnych domen funkcjonowania poznawczego, takich jak pamięć, uwaga i koncentracja, uczenie się, przetwarzanie bodźców wzrokowo-przestrzennych, funkcje językowe, tempo przetwarzania informacji, funkcje wykonawcze,
■ ocena pozapoznawczych aspektów funkcjonowania człowieka, w tym motywacji, cech osobowości, kontroli emocji i innych.

W tabeli 6.1. zestawiono przykładowe, często stosowane w praktyce klinicznej testy neuropsychologiczne (psychometryczne).

Tabela 6.1.
Testy neuropsychologiczne powszechnie stosowane w praktyce klinicznej

Testowana domena/typ testu	Przykładowe testy
Przesiewowe testy do oceny funkcji poznawczych	krótka skala oceny stanu psychicznego (MMSE) montrealska skala oceny funkcji poznawczych (MoCA) test rysowania zegara
Narzędzia do ogólnej oceny funkcjonowania intelektualnego	skale Wechslera
Testy do badania funkcji językowych	bostoński test do badania afazji test żetonów bostoński test nazywania testy fluencji słownej
Testy do oceny funkcji wzrokowo-przestrzennych	figura złożona Reya test pamięci wzrokowej Bentona
Testy do oceny uwagi i koncentracji	powtarzanie ciągów cyfr (wprost i wspak) test łączenia punktów testy wykreślania (liter i symboli) testy labiryntów
Testy do badania werbalnego uczenia się i pamięci	skala pamięci Wechslera kalifornijski test uczenia się językowego (CVLT) test uczenia się słów Reya (AVLT)
Testy do badania uczenia się wzrokowego i pamięci	skala pamięci Wechslera indeks pamięci wzrokowej z testu WMS-III test selektywnego niewerbalnego przypominania odtwarzanie figury złożonej Reya
Testy do badania funkcji wykonawczych	test sortowania kart Wisconsin test Stroopa test łączenia punktów – część B
Testy do oceny tempa procesów przetwarzania informacji	badanie czasu reakcji test symbol–cyfra (ustny lub pisemny)

TYPOWE ZASTOSOWANIA BADANIA NEUROPSYCHOLOGICZNEGO (OCENY PSYCHOMETRYCZNEJ) W NEUROLOGII

Podstawowym zastosowaniem badania neuropsychologicznego w neurologii jest ocena obecności, nasilenia i znaczenia klinicznego deficytu dotyczącego funkcji poznawczych. Z takiego wskazania do badania neuropsychologicznego powinno kierować się chorych:

■ ze skargami na zaburzenia pamięci – do oceny rzeczywistej obecności tych zaburzeń (wykluczanie zaburzeń pamięci wtórnych do zasadniczo funkcjonalnych stanów, takich jak depresja) i ich nasilenia (łagodne zaburzenia poznawcze, otępienie, stopień nasilenia otępienia), a także do oceny profilu deficytu poznawczego. Pomocne w diagnostyce między innymi choroby Alzheimera, otępień czołowo-skroniowych, otępień naczyniopochodnych, otępienia w przebiegu innych chorób, w tym Parkinsona, Huntingtona, neuroinfekcji HIV i innych;

■ dzieci nieosiągające rozwojowych „kamieni milowych" (np. dzieci chore na padaczkę, zespoły tików, ADHD);

■ pacjentów z chorobami, o których wiadomo, że mogą być przyczyną występowania deficytu poznawczego, takiego jak choroba Parkinsona i inne zespoły parkinsonowskie, stan po udarze mózgu, padaczka, stany po intoksykacjach (np. metalami ciężkimi, chemikaliami, długotrwałe nadużywanie alkoholu lub substancji psychoaktywnych, leków), stany po urazie mózgu.

Poza oceną funkcji poznawczych testowanie neuropsychologiczne może mieć znaczenie w ocenie obecności zaburzeń osobowości, w razie podejrzenia symulacji czy agrawacji objawów, podejrzenia obecności zaburzeń funkcjonalnych (czynnościowych), a także może mieć zastosowanie w orzecznictwie i sądownictwie, np. kompetencje do samodzielnego funkcjonowania, zdolność do udziału w procedurach sądowych i podejmowania decyzji, także medycznych, zdolność do powrotu do pracy.

Wykonywane seryjnie baterie testów neuropsychologicznych mogą być przydatne w ocenie następstw udaru, urazu mózgu, a także stanów po zabiegach neurochirurgicznych, progresji deficytu poznawczego, kwalifikacji do działań rehabilitacyjnych i farmakoterapeutycznych i oceny ich efektywności.

PRZESIEWOWE METODY OCENY FUNKCJI POZNAWCZYCH

Istnieje kilka dobrze zbadanych, prostych i szybkich narzędzi do wstępnej, przesiewowej oceny dysfunkcji poznawczych. Narzędzia te są często używane w sposób nieuprawniony do oceny efektywności leczenia, tempa progresji czy nasilenia otępienia, co nie znajduje uzasadnienia w literaturze przedmiotu. Popularność tych narzędzi (a nawet ich nadużywanie) wynika głównie z aspektów praktycznych – są one bowiem proste, tanie, szybkie (badanie nie przekracza kilku–kilkunastu minut), wymagają tylko niewielkiego przygotowania i treningu osoby wykonującej badanie, mogą być wykonane praktycznie w każdych warunkach, także przyłóżkowo. Pamiętać jednak należy, że sam wynik w żadnej z tych skal czy testów nie ma wartości diagnostycznej, a podawane w literaturze numeryczne punkty odcięcia mają jedynie walor orientacyjny, wstępny. A zatem nieprawidłowy wynik w którymkolwiek z tych narzędzi oznacza jedynie konieczność pogłębionej diagnostyki, także neuropsychologicznej. W tabeli 6.2 zestawiono testy przesiewowe najczęściej używane do oceny funkcji poznawczych.

Tabela 6.2.
Przesiewowe testy do oceny zaburzeń funkcji poznawczych

Nazwa testu	Oceniane domeny poznawcze/podtesty	Interpretacja uzyskiwanych wyników
MMSE (Mini Mental State Examination; krótka skala oceny stanu psychicznego)	orientacja, uczenie się i pamięć (krótkotrwała), nazywanie, funkcje wzrokowo-przestrzenne, rozumienie instrukcji werbalnej, uwaga i liczenie, funkcje językowe	maksymalny wynik = 30 punktów wyniki poniżej 26 punktów zwykle są interpretowane jako sygnał do dalszej oceny konieczna jest korekta wyniku pod kątem wieku i poziomu wykształcenia pacjenta
MoCA (Montreal cognitive assessment scale; montrealska skala oceny funkcji poznawczych)	orientacja, pamięć i uczenie się, funkcje wzrokowo-przestrzenne, uwaga, czujność, funkcje językowe, myślenie abstrakcyjne	maksymalny wynik = 30 punktów wyniki poniżej 26 punktów zwykle są interpretowane jako sygnał do dalszej oceny konieczna jest korekta wyniku pod kątem wieku i poziomu wykształcenia pacjenta skala lepsza niż MMSE w ocenie zaburzeń innych niż w przebiegu choroby Alzheimera
Siedmiominutowy test do oceny aktywności poznawczej	składa się z 4 testów: ▪ test rysowania zegara ▪ test orientacji Bentona ▪ test odtwarzania ze wskazówką Buschkego ▪ test fluencji słownej	nie ma wyniku numerycznego narzędzie kalkuluje łączne ryzyko i podaje wynik jako niskie bądź wysokie ryzyko demencji pomimo przebadania w populacji polskiej rzadko stosowane
Test rysowania zegara	procesy wzrokowo-przestrzenne, planowanie i myślenie	najczęściej stosowana ocena jakościowa (prawidłowe lub nieprawidłowe wykonanie) test często stosowany razem z MMSE u pacjentów, co do których są wątpliwości i inkorporowany do MoCA

CZYNNIKI SWOISTE DLA PACJENTA. NORMY A INTERPRETACJA WYNIKÓW BADANIA NEUROPSYCHOLOGICZNEGO

Jak już wspomniano, wynik (tzw. surowy) testu neuropsychologicznego musi być interpretowany z uwzględnieniem niektórych cech indywidualnych pacjenta, takich jak wiek, płeć, poziom formalny wykształcenia czy przesłanki kulturowe. W przypadku wielu testów wprowadzono odpowiednie poprawki pozwalające na uwzględnienie tych czynników. Dla względnie niewielu narzędzi stosowanych w diagnostyce psychometrycznej dostępne są normy opracowane na podstawie dużych badań populacyjnych. Dotyczy to na przykład narzędzi służących do oceny ogólnego poziomu funkcji intelektualnych czy osiągnięć szkolnych. W takim przypadku porównuje się wynik uzyskany przez pacjenta z normą populacyjną. Jest to sytuacja idealna, ale stosunkowo rzadko spotykana. Nawet tam, gdzie takie normy istnieją, spotyka się sytuacje braku norm dostosowanych, np. w populacjach posługujących się różnymi językami lub niedostosowanych do wieku czy wykształcenia.

Istotnymi cechami testów neuropsychologicznych są ich parametry psychometryczne, takie jak:

■ **rzetelność** – powtarzalność wyniku wykonywanego przez tę samą osobę badającą, powtarzalność wyniku uzyskiwanego przez różne osoby badające, powtarzalność wyniku testu wykonywanego więcej niż raz,

■ **ważność** – ważność konstruktu (czy test bada to, do czego jest przeznaczony), ważność porównawcza (czy wyniki testu korelują z wynikami innych testów badających to samo zjawisko), ważność ekologiczna (czy wyniki testu przekładają się na codzienne funkcjonowanie),

■ **czułość** – zdolność do wykrywania odchylenia, patologii tam gdzie, ona rzeczywiście jest),

■ **swoistość** – zdolność do odróżniania od innych patologii, ale też niewykrywanie patologii tam, gdzie jej nie ma.

Dwa ostatnie aspekty mają kluczowe znaczenie, jeśli się uwzględni rodzaj testu. W przypadku testów przesiewowych oczekiwana jest wysoka czułość (tak, aby wykryć, w miarę możliwości, wszystkie przypadki), a w przypadku testów diagnostycznych, różnicujących – istotna jest w pierwszej kolejności swoistość.

ZNACZENIE DIAGNOSTYKI NEUROPSYCHOLOGICZNEJ W NEUROLOGICZNEJ PRAKTYCE KLINICZNEJ

Najbardziej oczywistym zastosowaniem badania neuropsychologicznego w praktyce klinicznej neurologa jest ocena nasilenia i profilu zaburzeń funkcji poznawczych. Współpraca z neuropsychologiem ma zatem kluczowe znaczenie w rozpoznawaniu, różnicowaniu oraz monitorowaniu efektów leczenia zespołów otępiennych (patrz też rozdz. 10). W żadnym razie nie wyczerpuje to aplikacji oceny neuropsychologicznej w neurologii.

U chorych na **padaczkę** zaburzenia funkcji poznawczych i ich wczesne wykrywanie (zwłaszcza u dzieci) mogą mieć bardzo istotne znaczenie w kontekście planowania sposobów leczenia (np. metod neurochirurgicznych, rodzaju leku), a także innych interwencji, w tym psychoedukacyjnych, rehabilitacyjnych czy dostosowawczych. W niektórych przypadkach testy neuropsychologiczne mogą mieć też pomocnicze znaczenie w diagnostyce różnicowej. Dotyczy to zwłaszcza odróżniania przypadków padaczki od napadów psychogennych, ale także napadów czołowych, w przypadku których deficyty wskazujące na dysfunkcje połączeń podkorowo-czołowych mogą pojawiać się zanim wystąpią jakiekolwiek inne.

Ocena neuropsychologiczna ma istotne znaczenie dla chorych z **pourazowym uszkodzeniem mózgu** (traumatic brain injury – TBI). Szczególnie istotna jest ocena najbardziej typowo zaburzonych funkcji, czyli uwagi, pamięci i funkcji wykonawczych. Ocena psychometryczna u osób z pourazowym uszkodzeniem mózgu ma charakter dynamiczny. We wczesnych stadiach po urazie stosuje się proste, przyłóżkowe narzędzia, a także obserwację zachowania i ogólnego stanu psychicznego. W późniejszej, stabilnej fazie używa się precyzyjniejszych narzędzi, zwłaszcza do oceny funkcji wykonawczych, co jest pomocne w planowaniu oddziaływań rehabilitacyjnych oraz w ocenie efektów rehabilitacji.

W **neuroonkologii** tradycyjnie badanie neuropsychologiczne było wykorzystywane do celów lokalizacyjnych. Obecnie, wobec postępów neuroobrazowania, taka ocena ma niewielkie znaczenie. Badanie neuropsychologiczne jest stosowane do oceny wpływu leczenia (neurochirurgicznego, radioterapii, chemioterapii) na funkcje poznawcze oraz, w konsekwencji, do planowania dalszych działań leczniczo-rehabilitacyjnych.

Ocena neuropsychologiczna może być przydatna w różnych **stanach mózgowo-naczyniowych**. Przykłady stanowić mogą badanie funkcji poznawczych (jednorazowe i, co ważniejsze, seryjne) w takich stanach, jak powikłania mózgowe nagłego zatrzymania krążenia czy udar mózgu, ale też ocena funkcji ośrodkowego układu nerwowego (o.u.n.) w sytuacjach z punktu widzenia neurologa bardziej „subklinicznych", takich jak zmiany naczyniopochodne związane z zaburzeniami rytmu serca, chorobą niedokrwienną serca czy niewydolnością krążenia. W przypadku **udaru mózgu**, oprócz ogólnej oceny funkcji poznawczych, istotne znaczenie (zwłaszcza w kontekście wczesnych oddziaływań rehabilitacyjnych) może mieć precyzyjna ewaluacja pojedynczych dysfunkcji, takich jak afazja, zespoły pomijania stronnego, agnozja wzrokowa (w tym prozopagnozja), a także stan emocjonalny i zaburzenia behawioralne.

W ostatnich latach obserwuje się wzrost zainteresowania neuropsychologicznymi aspektami **choroby Parkinsona** i **innych zaburzeń ruchowych** (movement disorders). W przypadku choroby Parkinsona opracowano, z inicjatywy Movement Disorder Society, zestaw testów neuropsychologicznych zalecanych do rozpoznawania otępienia, a także łagodnych zaburzeń poznawczych. Uwzględniają one specyficzny, odmienny niż w otępieniach alzheimerowskich, profil dysfunkcji poznawczych i proponują testy do oceny sprawności ruchowej i tempa procesowania informacji, uwagi, funkcji wykonawczych czy wzrokowo-przestrzennych. Wczesne wykrycie deficytu poznawczego u chorych na chorobę Parkinsona jest istotne w aspekcie możliwości leczenia z wykorzystaniem inhibitorów cholinesterazy, a także rehabilitacji. Wobec braku możliwości leczenia, mniejsze znaczenie praktyczne ma ocena dysfunkcji poznawczych w postępującym porażeniu ponadjądrowym, zaniku wieloukładowym, chorobie Huntingtona czy chorobie neuronu ruchowego. W każdym z powyższych przypadków dostępne są jednak zarówno metody oceny, jak i potencjalne wykorzystania dla planowania i monitorowania oddziaływań rehabilitacyjnych.

Specyficzne narzędzia do oceny zaburzeń funkcji poznawczych opracowano także dla chorych ze **stwardnieniem rozsianym**. Dostępne jest zarówno narzędzie do samooceny (MS Neuropsychological Screening Questionnaire), jak i baterie testów (np. Brief Repeatable Battery) oceniające pamięć, tempo procesowania informacji i uwagę, funkcje wykonawcze oraz fluencję słowną.

Dokładna ocena neuropsychologiczna może być wreszcie pomocna w wielu **chorobach pierwotnie nieneurologicznych**, które tylko u niektórych pacjentów przebiegają z zajęciem i dysfunkcją o.u.n. Należą tu układowe choroby immunologiczne (zwłaszcza neurotoczeń, ale też rzadko rozpoznawane neurologiczne reumatoidalne zapalenie stawów czy zespół Sjögrena), neuroinfekcje (zwłaszcza HIV), encefalopatie wątrobowa i nerkowa lub choroby mitochondrialne, takie jak MELAS czy MERFF.

Piśmiennictwo uzupełniające

Armstrong C. L., Morrow L.: *Handbook of Medical Neuropsychology*. Springer, New York 2010.

Assessment: Neuropsychological testing in adults. Raport of the Therapeutics and Technology Assessment Subcommittee of the American Academy of Neurology. Neurology, 1996; 47: 592–599.

Darby D., Walsh K.: *Neuropsychologia kliniczna*. Gdańskie Wydawnictwo Psychologiczne GWP, Gdańsk 2008.

Domańska Ł., Borkowska A. R.: *Podstawy neuropsychologii klinicznej*. Wydawnictwo UMCS, Lublin 2008.

Hartlage L. C.: *Neuropsychological testing in adults: further considerations for neurologists*. Arch. Clin. Neuropsychol., 2001; 16: 201–213.

Jodzio K.: *Diagnoza neuropsychologiczna w praktyce klinicznej*. Difin, Warszawa 2011.

Pąchalska M.: *Rehabilitacja neuropsychologiczna*. Wydawnictwo UMCS, Lublin 2009.

SKOROWIDZ

www.ingramcontent.com/pod-product-compliance
Lightning Source LLC
Chambersburg PA
CBHW062025210326
41519CB00060B/7071